妇儿疾病中西医诊疗与护理

FUER JIBING ZHONGXIYI ZHENLIAO YU HULI

主　编◎李现令　王玉玲　李善凤　王媛媛　刘春静　李玉

中医古籍出版社
Publishing House of Ancient Chinese Medical Books

图书在版编目（CIP）数据

妇儿疾病中西医诊疗与护理 / 李现令等主编 . — 北京 : 中医古籍出版社 , 2023.10
ISBN 978-7-5152-2769-6

Ⅰ . ①妇… Ⅱ . ①李… Ⅲ . ①妇产科病 – 中西医结合疗法②小儿疾病 – 中西医结合疗法③妇产科病 – 护理 – 中西医结合疗法④小儿疾病 – 护理 – 中西医结合疗法 Ⅳ . ① R71 ② R72 ③ R473.71 ④ R473.72

中国国家版本馆 CIP 数据核字 (2023) 第 185976 号

妇儿疾病中西医诊疗与护理
李现令　王玉玲　李善凤　王媛媛　刘春静　李玉　主编

责任编辑　李美玲
封面设计　侯园
出版发行　中医古籍出版社
社　　址　北京市东城区东直门内南小街 16 号（100700）
电　　话　010-64089446（总编室）010-64002949（发行部）
网　　址　www.zhongyiguji.com.cn
印　　刷　明玺印务（廊坊）有限公司
开　　本　710mm × 1000mm　1/16
印　　张　27.25
字　　数　386 千字
版　　次　2023 年 10 月第 1 版　2023 年 10 月第 1 次印刷
书　　号　ISBN 978-7-5152-2769-6
定　　价　58.00 元

编委会

主　编　李现令　首都医科大学附属北京儿童医院
王玉玲　山东省临沂市中医医院
李善凤　连云港市妇幼保健院
王媛媛　南昌市第三医院
刘春静　首都医科大学附属北京潞河医院
李　玉　山东省临沂市中医医院

副主编　关惠敏　首都医科大学附属北京友谊医院
淡堰璇　北京市西城区妇幼保健院
谭娆华　柳州市中医医院(柳州市壮医医院)
卢博奇　北京市海淀区妇幼保健院
石景喆　广西河池市人民医院
刘　卉　山东中医药大学附属医院
陈　媛　广东省江门市中心医院
林悦欢　广东省江门市中心医院
康丽萍　福建医科大学附属泉州第一医院
王延玲　上海市徐汇区天平街道社区卫生服务中心
梁　潇　沈阳菁华医院有限公司

目录

CONTENTS

第一章 妇科炎症

第一节 外阴炎……1
第二节 前庭大腺囊肿和炎症……18
第三节 滴虫性阴道炎……22
第四节 急慢性宫颈炎……28
第五节 生殖器结核……37

第二章 妊娠并发症

第一节 异位妊娠……44
第二节 高血压……49
第三节 心脏病……58
第四节 糖尿病……69

第三章 盆底及相关疾病

第一节 排尿功能异常……73
第二节 排便功能异常……89
第三节 子宫脱垂……92
第四节 子宫内翻……97
第五节 直肠、膀胱膨出……99
第六节 盆腔淤血综合征……102

第四章 妇科常见肿瘤

第一节 宫颈肿瘤……111
第二节 子宫内膜癌……118
第三节 卵巢癌……126
第四节 子宫平滑肌瘤……138
第五节 中西医微创治疗……149

目录

CONTENTS

第五章 妇产科疾病辨证施治

第一节 月经病……157

第二节 妊娠期病证……171

第三节 产后病……177

第四节 疑难杂症……184

第五节 妇科肿瘤……194

第六章 小儿创伤和常见急重症

第一节 小儿创伤……215

第二节 常见急重症……235

第七章 儿童呼吸系统疾病

第一节 小儿感冒……251

第二节 支气管肺炎……255

第三节 支气管哮喘……268

第八章 儿童消化系统疾病

第一节 腹泻……283

第二节 消化性溃疡……301

第三节 肠套叠……315

第九章 儿童先天性疾病

第一节 心脏病……321

第二节 先天性巨结肠……345

第三节 内分泌疾病……349

第十章 儿科疾病辨证施治

第一节 新生儿疾病……361

第二节 感冒喘嗽……371

第三节 口部感染……375

第四节 儿科杂病……379

第十一章 妇产科及儿科护理

第一节 妇产科护理……389

第二节 儿科护理……415

参考文献

第一章　妇科炎症

第一节 外阴炎

外阴炎是指女性的外生殖器炎症，病原微生物侵袭女性生殖器外露部分，包括耻骨联合至会阴，以及两股内侧之间的皮肤和黏膜组织。临床上表现为红、肿、痛、痒、糜烂等。在解剖学上，女性外阴部与尿道、阴道、肛门邻近，经常受尿液及阴道分泌物浸渍，行动时又受大腿的摩擦，因而为炎症的好发部位。

外阴炎可分为非特异性和特异性两种。非特异性则为非特异性病原体感染所致，特异性以念珠菌、真菌、滴虫感染为主。临床上非特异性感染较多见。

一、非特异性外阴炎

非特异性外阴炎的炎症不是由特异病原体引起，表现为阴道分泌物增多，常见致病菌为葡萄球菌、链球菌及大肠埃希菌等。

中医称本病为“阴痒”“阴疮”“阴痛”。由于湿毒内侵或肝经郁热、脾虚生湿、蕴而化热，湿热下注外阴所致。

（一）致病因素

（1）外阴与尿道、肛门临近，经常受阴道分泌物、尿液、粪便的刺激，如果不注意皮肤清洁，易引起外阴炎。或经血及恶露过多、过久的刺激，分泌物增多的刺激，均可引发不同程度的炎症。

（2）糖尿病患者尿液刺激、粪瘘患者粪便刺激以及尿瘘患者尿液的长期浸渍等。

（3）穿紧身化纤内裤，因通透性差，导致局部潮湿；以及经期使用卫生巾、月经垫等的刺激，或因卫生巾的浸渍，均可引起非特异性外阴炎。

（4）外阴炎还可继发于某些局部或全身性疾病，如宫颈炎、阴道炎、宫颈癌等。

（二）临床表现和检查

1.临床表现

非特异性外阴炎的临床表现大体有以下几方面：

（1）急性炎症。患者首先感到外阴不适，继而出现瘙痒及疼痛，或有灼热感；同时可出现外阴部位（包括大小阴唇、阴蒂）皮肤及黏膜不同程度肿胀充血。严重时病情加剧，还会形成糜烂、溃疡，有浆液状、黏液状或脓性分泌物，易形成湿疹；或出现大片湿疹等，导致湿疹性外阴炎，并伴有排尿痛、性交痛。

炎症还累及大阴唇的毛囊，在外阴部位形成毛囊炎，也可因脓肿的发生而使外阴高度肿胀及疼痛，进而形成疖肿。若炎症向深层发展，可以形成外阴囊肿，疼痛剧烈，并常常伴有腹股沟淋巴结肿大。

（2）慢性炎症。主要表现为外阴瘙痒、皮肤增厚、粗糙、皲裂，可伴排尿痛或性交痛。

2.检查所见

检查见局部充血、肿胀、糜烂，常有抓痕，严重者形成溃疡或湿疹。慢性炎症则使皮肤增厚、粗糙、皲裂，甚至苔藓样变。可从病变部位取标本进行细菌学检查。妇科检查注意着重检查阴道及尿道口、尿道旁腺，并注意有无尿瘘或粪瘘。

此外，患者也需要进行诸如阴道分泌物、尿糖定性、大便虫卵等实验室检查，以排除霉菌、滴虫、淋菌感染，以及糖尿病、蛲虫感染等。

（三）诊断要点

（1）外阴皮肤瘙痒、疼痛或烧灼感，活动、性交、排尿时加重。

（2）局部充血、肿胀，常有抓痕，有时形成溃疡或成片的湿疹，长期慢性炎症可使皮肤增厚，甚至皲裂。

（3）阴道分泌物镜检可找到一般病原菌，无滴虫、念珠菌。

非特异性外阴炎的诊断一般说来并不困难，但也要注意与外阴部的其他病变相区别，如白塞综合征、外阴白色病变等。

（四）治疗

1. 针对性治疗

（1）积极寻找病因，进行针对性治疗。若发现糖尿病时应治疗糖尿病。若有尿瘘、粪瘘，应及时行修补术。

（2）治疗阴道或宫颈炎症，将这些炎症治愈，非特异性外阴炎常可随之而愈。

（3）有过敏因素者，可口服抗过敏药。如：息斯敏 2 ~ 4mg，每天 3 ~ 4 次；阿司咪唑每天 1 片（10mg）等。

2. 治疗局部病症

轻症者可在炎症部位涂抹抗生素软膏，瘙痒较重时可酌情涂抹可的松软膏，有很好的治疗作用。必要时可选用口服消炎药，如磺胺嘧啶、长效磺胺等。

（1）有外阴毛囊炎时，在病灶处涂碘酊。如存在脓头，可用消毒针剔出脓液，局部涂抗生素软膏，如红霉素或硝胺软膏。如 2 ~ 3 天后脓疮不干燥结痂，应排除是否有念珠菌感染，以进一步治疗。

（2）有局部疖肿形成时，敷以 50% 鱼石脂软膏，促使炎症消散；并可加用局部热敷或红外光照射或微波理疗，可减轻疼痛及促进疖肿软化。选用抗生素如青霉素类肌注。同时还可在疖肿周围行青霉素封闭疗法，方法：用 40 万单位青霉素溶于 0.25% 普鲁卡因溶液 10 ~ 20mL，局部封闭囊肿边缘外 2 ~ 3cm 处，效果良好。

当疖肿变软有波动感时，证明已形成脓肿，可手术切开，以利脓液及坏死组织排出，但须注意不要挤压。

3. 慢性和严重者

（1）慢性者可加用 1% ~ 2% 碳酸炉甘石洗剂。慢性炎症还可用丙酸倍氯米松乳膏局部涂搽，每天 1 ~ 2 次。

（2）严重者须卧床休息。以 0.02%（1 ∶ 5000）高锰酸钾液坐浴，每天 2 ~ 3 次，大小便后进行坐浴更好；涂以磺胺类或其他抗生素软膏，同时口服抗生素。或用上述浓度高锰酸钾溶液清洗外阴，每天 1 ~ 2 次，拭干后涂以磺胺类或其他抗生素软膏。

（3）发生腹股沟淋巴结肿大时，可注射抗生素治疗。

（4）感染较重者，可用青霉素肌内注射，皮试阴性后用，每次 80 万单位，每天 3 次。

（5）还可用中医中药治疗。

（五）预防措施

注意个人卫生，保持外阴清洁、干燥，避免搔抓。尽量穿纯棉内裤，并经常更换。

急性期应注意休息，减少外阴部摩擦，禁止性生活。勿滥用擦洗外阴药物。

二、念珠菌性外阴炎

本病是指假丝酵母菌在女性外阴部生长、繁殖并导致外阴部的皮肤产生炎症，为真菌性外阴炎的一种，多继发于念珠菌性阴道炎。

中医称本病为“阴痒”“阴疮”，由湿邪外袭，脾肾两虚，运化失职，湿浊内留，蕴而生虫，流注外阴所致。

（一）病原菌和致病机理

基本上都是由寄居于肠道或阴道内的白色念珠菌或光滑念珠菌感染引起，外阴病变与阴道病变常常同时存在，所以又常被称为外阴、阴道念珠菌病。正常阴道 pH ≤ 4.5，多为 3.8 ~ 4.4，月经后的阴道 pH 接近中性。在正常生理状态下，阴道分泌物等造成的酸性环境可抑制致病菌的活动、繁殖和上行，故对病原体侵入具有自然防御功能，一般不易出现炎症。

当各种原因导致阴道的自然防御功能遭到破坏，阴道分泌物酸碱度发生改变，或有特殊病原体侵入时，即可引起炎症反应。大多数外阴炎并非单纯存在，而是伴随有阴道炎。这使得治疗阴道炎对于本病具有重要意义。不同病因引起的阴道炎，临床表现、治疗是不大相同的。念珠菌性阴道炎是由念珠菌引起的妇科常见病，发病率仅次于滴虫性阴道炎。念珠菌属于真菌，在由真菌引起的阴道炎中，念珠菌性阴道炎占绝大多数。而念珠菌性阴道炎，大部分是由白色念珠菌所致。白色念珠菌镜下呈卵圆形，有芽生孢子及细胞发芽伸长而形成的假菌丝，与孢子相连成链状或分枝状。念珠菌为条件致病菌，在健康人的皮肤、口腔和胃肠道黏膜、外阴、阴道等部位均有存在。最适于念珠菌繁殖的 pH 为 5.5 ~ 6.5。因此，阴道的正常菌群中，乳酸杆菌可抑制念珠菌的生长。

当因某些身体原因引起阴道 pH 下降，酸度增加时，如妊娠、糖尿病、缺乏维生素 B 等原因，造成阴道内糖原增高、乳酸增多，可引起机体内菌群失调，念珠菌可大量繁殖，侵犯阴道浅表上皮细胞，引起念珠菌性外阴炎和阴道炎。长期使用雌激素、抗生素、免疫抑制剂，或是肥胖、卫生习惯不好等，也可使念珠菌感染的机会增加。任何年龄的女性都可感染念珠菌性阴道炎，但多见于

16 ~ 35岁，新生儿很少见。念珠菌性阴道炎多由接触传染，可以通过性接触传染，也可通过患者口腔和肠道而自身传染。许多女性患者通过间接传播，即公共浴池、泳池、浴盆、毛巾、衣物、如厕等途径而感染。

（二）临床表现

念珠菌性外阴炎最常见症状是白带增多，外阴及阴道内有烧灼感，伴有严重的外阴瘙痒以及性交疼痛。体格检查时发现外阴皮肤湿润，常常有抓痕，并有成群存在的小丘疹、水疱或湿疹样糜烂。皮损多见于大阴唇之间及阴蒂部，个别患者有溃疡形成。患者瘙痒症状往往比较严重，影响工作和睡眠，有时还可伴有尿频、尿痛等症状。

1. 症状

外阴、阴道奇痒、灼痛，严重时痒得无法忍受，坐卧不宁，还可伴有尿频、尿痛和性交痛，白带增多，呈白色或黄白色稠厚豆渣样，也有一些女性有阴道念珠菌感染但无症状。

2. 体征

外阴可见到抓痕，外阴和阴道黏膜可见不同程度充血水肿，表面有白色膜状物黏附，容易剥离，其下为受损黏膜的糜烂面或浅表溃疡。

3. 并发症

本病常与滴虫性阴道炎和细菌性阴道炎并存。

（三）诊断要点

1. 外阴瘙痒及灼热感

同时常主诉有性交痛及排尿痛。

2. 妇科检查

外阴红肿，有时发生水疱状丘疹或湿疹样糜烂。病变局限于外阴，或扩展至会阴、肛门周围及阴道皱襞，严重时可形成溃疡。

3. 阴道分泌物湿涂片直接镜检

加温10%氢氧化钾或生理盐水1小滴于玻片上，取少许阴道分泌物混于其中，在光镜下可见成群卵圆形孢子体和假菌丝。如找到较多假菌丝时，说明念珠菌处于致病阶段。

4. 阴道分泌物涂片染色镜检

取分泌物涂片，用革兰、刚果红或糖原（PAS）染色法，染色后镜检，阳性率均比直接镜检法要高。革兰染色，孢子和假菌丝染成蓝色；刚果红和PAS染色，孢子和假菌丝则染成红色。

5. 培养法

若有症状而多次悬滴法检查均为阴性，可用培养法检测。

6. 其他

用免疫双扩法或乳胶凝集法可检出白色念珠菌抗体。

上述诊断要点中，如外阴有严重瘙痒，应考虑是否有念珠菌感染；如分泌物镜检有白色念珠菌孢子和假菌丝，即可确诊。

（四）治疗

念珠菌性外阴炎和阴道炎的治疗并不困难，也有明显效果，但治疗不彻底容易反复。治疗必须针对患者自身具体情况，选择适宜的方法才能获得理想的疗效。原则上要在去除诱因的基础上局部和全身同时用药。因男性生理特点，绝大多数男性即使感染了念珠菌也没有症状，但可通过性交使女方反复感染。因此治疗期间最好暂停性生活或对性行为采取有防护措施，以防止交叉感染；双方有必要同时进行诊治。患病期间应尽量避免游泳、出差、公共浴池洗澡等。具体如下：

1. 去除诱因，改变不良生活习惯

应治疗相关疾病，如糖尿病。注意合理应用广谱抗生素及激素，并及时停用广谱抗生素或激素。在治疗期间要注意保持局部清洁，糖尿病患者尤其应特别注意皮肤及外阴清洁。要勤更换内裤，毛巾和内裤等应煮沸消毒，阳光下暴晒，以防再感染。

日常生活中不良的生活习惯也是导致念珠菌性阴道炎难以治愈的一个主要原因，下面一些情况要注意并避免：穿着不透气的化纤内裤、使用不合格的劣质不洁卫生巾、在洗衣机里生长的真菌在洗衣时污染了内裤、内裤洗涤后放在阴暗潮湿的卫生间阴干、频繁冲洗阴道、大便后擦拭方向是从后面向阴道方向擦拭（应该按从阴道向后面肛门方向从前往后擦拭）。

2.局部治疗

（1）改变阴道 pH，增强阴道的防御能力。用 2% ~ 4% 的碳酸氢钠溶液冲洗外阴及阴道，10 天为 1 个疗程。

（2）使用杀真菌剂。如达克宁栓或制霉菌素阴道栓每晚 1 粒（10 000IU），塞入阴道深部，10 ~ 14 天为 1 个疗程。1 个疗程结束后仍需去医院复查，决定是否需要继续用药。

（3）对于某些阴道壁严重充血或有小面积溃破的患者，可用长棉签蘸上 1% 甲紫溶液涂抹。以上治疗在月经期可以暂停用药。

只有连续 3 个月妇科检查及阴道分泌物显微镜检查均无异常，才算完全治愈。

3.全身用药

对于局部用药效果差或反复发作的念珠菌性阴道炎，在局部治疗的同时，可口服抗真菌药物治疗，如三苯甲咪唑（克霉唑）或氟康唑口服。

（五）预防措施

（1）加强卫生宣教，注意个人卫生，勤换内衣裤。

（2）改善公共卫生设备，避免交叉感染。

（3）定期普查，早日发现，早期治疗。

（4）夫妻双方应同时治疗。

（5）患糖尿病者应积极治疗，合理应用广谱抗生素。

三、外阴溃疡

本病多由于外阴炎症引起，可见于多种疾病，可分为急性和慢性两种。急性外阴溃疡多见于搔抓破损、会阴创伤、药物灼伤等伴发感染所致。慢性外阴溃疡多见于外阴结核、外阴癌，发病较慢，疼痛不剧，病久不愈，溃疡灶可向周围扩展，多认为是白塞综合征发展而来。

中医称本病为“阴疮”，由热毒蕴积于下，伏于肝经，相搏血气，郁结成疮；或寒邪凝滞气血，瘀积于内，邪气不能外出，内陷于肌肉；或平素阳虚，气血失畅，与痰湿凝结成块。

（一）临床表现

1. 急性外阴溃疡

（1）疱疹病毒感染。起病急，初起为多个疱疹，破溃后呈浅表溃疡，有剧痛。多伴有发热、全身不适、腹股沟淋巴结肿大。溃疡大小不一，基底部呈黄灰色，边缘组织略高，有明显充血水肿。多在 1 ~ 3 周自行愈合，但常复发。

（2）白塞综合征。急性外阴溃疡常见于白塞综合征，即眼 – 口 – 生殖器综合征。现多认为急性外阴溃疡是白塞综合征的一个发展阶段，可与眼、口腔病变同时发生或先后发生。

（3）非特异性外阴炎。溃疡多发生于搔抓后，可伴有低热、乏力等症状，局部疼痛严重。溃疡表浅，数目较少，周围有明显炎症。

溃疡可泛发于外阴各部，而以小阴唇内外侧及阴道前庭为多，起病急、常复发。临床上分为三型，可单独存在或混合发生，以坏疽型最严重。分型：①坏疽型。一般是先有全身症状，如发热、乏力等。病变部位红肿显著，溃疡边缘不整齐，有穿掘现象，局部疼痛重。溃疡表面附有多量脓液，或污黄至灰黑色坏死伪膜，除去后可见基底不平。病变发展迅速，可造成小阴唇缺损，外表类似外阴癌，但边缘及基底柔软，无浸润感。②下疳型。较常见，症状轻，病程缓慢，溃疡数目较多、较浅。溃疡周围红肿，边缘不整齐，也可有穿掘现象。常数周内愈合，但多在旧病灶痊愈阶段，附近又有新溃疡出现。③粟粒型。溃疡如针头至米粒大小，数目多、痊愈快。自觉症状轻微。

2. 慢性外阴溃疡

可见于结核及癌症。性病如梅毒、软下疳及性病性淋巴肉芽肿，均可引起外阴溃疡。外阴结核罕见，偶继发于严重的肺、胃肠道、内生殖器官、腹膜或骨结核，好发于阴唇或前庭黏膜。病变发展缓慢，初起常为局限性小结节，不久即溃破为边缘软薄而穿掘的浅溃疡。溃疡形状不规则，基底凹凸不平，覆以干酪样污苔。病变无痛，但受尿液刺激或摩擦后可有剧痛。溃疡经久不愈，并可向周围扩展。外阴恶性肿瘤早期可表现为丘疹、结节或小溃疡。病灶多位于大小阴唇、阴蒂和后联合等处，伴或不伴有外阴白色病变。癌性溃疡与结核性溃疡肉眼难以鉴别，需做活检确诊。

（二）诊断

1. 诊断要点

（1）急性溃疡。多有低热、乏力、局部疼痛等症状，溃疡多发生于小阴唇及大阴唇近小阴唇部位。多发或单发，先为小疱状，呈圆形，迅速溃破、坏死，表面附有坏死物。重者一般 3 ~ 4 周治愈，轻者 7 ~ 10 天自愈。

（2）慢性溃疡。大多无痛、无发热。溃疡边缘清晰，形态不规则，基底部一般高低不平，分泌物不多。溃疡底部可有或无硬结性浸润，腹股沟淋巴结可肿大。溃疡经久不愈，并可向周围发展。

患者多呈体弱、营养不良状，溃疡处分泌物涂片培养可见粗大的革兰氏阳性杆菌。根据外阴病变表现，诊断容易，必要时做分泌物涂片、培养，以明确诊断。

2. 进一步诊断

（1）软下疳。好发于阴道口，溃疡边缘软，锯齿状，触痛。可以发生腹股沟淋巴结脓肿，分泌物培养可发现杜克雷（Ducrey）嗜血杆菌。

（2）外阴结核。溃疡面有黄色干酪样污苔，分泌物培养及涂片可有结核杆菌。

（3）外阴癌。多数患者为绝经后老龄女性，溃疡呈硬性结节状，边缘外翻，病理切片检查可确诊。

（三）治疗

患者应保持外阴清洁、干燥，减少摩擦。可用高锰酸钾坐浴，非特异性外阴炎引起的溃疡还可局部用抗生素软膏。① 0.02% 高锰酸钾液坐浴，拭干后，局部涂以 1% 硝酸银软膏或新霉素软膏。②青霉素 80 万单位 / 次，3 次 / 天，肌内注射，皮试阴性后用。

其他溃疡则应根据不同病因进行治疗。白塞综合征患者须注意改善全身情况，可配合中医中药治疗；症状严重者，在急性期可给予类固醇皮质激素以缓解症状；结核性溃疡需配合抗结核治疗；癌性溃疡需采取手术治疗。

（四）预防措施

（1）卧床休息，多饮水，保持患部清洁干燥，减少摩擦。

（2）急性外阴溃疡患者应注意检查全身皮肤、眼、口腔黏膜等有无病变。

（3）改善饮食结构，忌食辛辣食物。

四、外阴象皮病

本病又称为慢性肥厚性外阴炎，为外阴部皮肤局限性或弥漫性增厚的疾病，多由丝虫病引起。结核、腹股沟淋巴肉芽肿或梅毒等可引起结缔组织纤维化，以致静脉和淋巴回流受阻，也可发生类似病变。

中医无此病名，根据症状可归属于“阴痒”“阴疮”范畴，多因湿热虫毒，结于外阴或内伤脾胃所致。

（一）临床表现

外阴部皮肤（阴蒂、大小阴唇）呈局限性或弥漫性增厚。阴蒂肥大，表面粗糙，可呈腊肠形、圆桶形或乳房形；可凹凸不平，呈结节状、疣状或乳头状。皮肤颜色可变成淡褐色、紫红色，伴有脱屑，容易继发感染。

严重象皮病一侧或整个外阴肿大，有时形如肿瘤，悬垂于两股之间。因外阴皮肤肥厚和肿大，导致患者坐立不安、大小便困难、性生活受影响。又因静脉及淋巴回流受阻，皮肤营养障碍，易引起继发性感染形成溃疡疼痛，有分泌物等。有的患者甚至发生慢性溃疡，经久不愈。淋巴管炎常数月急性发作 1 次，每次发作 1 ～ 2 天不等，少数达 10 天。

（二）诊断要点

1. 病史

多有丝虫病感染及乳糜尿史，病程缓慢。

2. 外阴局限性或弥漫性肿大

阴蒂肥大，可呈腊肠形、圆桶状或乳房形。病情严重者一侧或整个外阴肿大，有时形如肿瘤，悬垂于两股间。病变部位的皮肤增厚如象皮，呈结节状、疣状或菜花样，伴瘙痒感。如继发感染，形成慢性溃疡时可感觉疼痛，经久不愈。

3. 外阴血管瘤

属于先天性血管结构异常，而不是真性肿瘤，具各种形态。指压时可变小甚或消失，放松后又恢复原状。部分血管瘤表面看到有曲张静脉或局部肤色变紫。海绵状血管瘤形态不规则，可呈分叶状，病变范围较大，累及会阴、阴道及肛门。外观为深紫色，压迫时褪色，有时可以影响胎先露部位娩出。

4.淋巴管炎

常数月急性发作1次，每次病程1～2天，长者可达10天。急性期可有寒战、高热、头痛等全身症状。

5 血常规检查

早期白细胞总数增高，嗜酸性粒细胞增高。

6.病原学检查

午夜12：00前后2小时，取指尖或耳垂血液数滴查微丝蚴，找到微丝蚴即可确诊，但阴性亦不能完全排除。血清抗链球菌溶血素“O”值可能增高。

7.病理检查

上皮肥厚，乳头增多、延长，真皮层结缔组织增生肥厚，有炎性细胞浸润和水肿。淋巴管扩张，数目增多。

（三）治疗

1.药物治疗

（1）丝虫病治疗。乙胺嗪（海群生）是目前治疗淋巴丝虫病的主要药物，可杀灭微丝蚴。①治疗班氏丝虫病常用乙胺嗪300mg，2次/天，连服7天。间歇应用2～3个疗程，转阴率可达90%以上。②治疗马来丝虫病。乙胺嗪300mg，2次/天，3～4天，只需1个疗程。

（2）梅毒治疗。①早期梅毒（一、二期和早期潜伏梅毒）。苄星青霉素240万单位，分两侧臀部肌注，1次/周，共2～3次。普鲁卡因青霉素80万单位，1次/天，肌注，连续10～15天。总量为80万～1200万单位。青霉素过敏者可用盐酸四环素500mg，4次/天，口服，连续15天；或多四环素100mg，2次/天，口服，连续15天。②晚期梅毒（三期皮肤、黏膜或骨骼梅毒）。晚期潜伏梅毒或不能确定病期的潜伏梅毒及二期复发梅毒。苄星青霉素240万单位，分两侧臀部肌内注射，1次/周。连续3周，共3次，总量720万单位。普鲁卡因青霉素 80 万单位，1 次 / 天，肌内注射，连续 20 天为 1 个疗程。对青霉素过敏者可用盐酸四环素 500mg，4 次 / 天，口服，连续 30 天；或多四环素 100mg，2 次 / 天，口服，连续 30 天。

（3）结核病治疗。目前推行两阶段、短疗程治疗方案。前 2 ~ 3 个月为强化期，后 4 ~ 6 个月为巩固期。下述第 1 个方案用于初次治疗患者，第 2 个方案多用于治疗失败或复发患者：① 2SHRZ/4HR。强化期 2 个月，每天用链霉素 0.75g，肌内注射；异烟肼 300mg，1 次 / 天，顿服；利福平 450 ~ 600mg，早餐前顿服；吡嗪酰胺每天 1.5 ~ 2.0g，分 3 次口服。后 4 个月巩固期每天连续应用异烟肼、利福平。② 2SHRZ/6HRE。强化期每天链霉素、异烟肼、利福平、吡嗪酰胺联合应用，2 个月；巩固期每天应用异烟肼、利福平、乙胺丁醇，6 个月。

2. 手术治疗

对于巨大外阴象皮肿，严重影响患者排尿或性生活者，可手术治疗。手术完全切除病变组织，用股内侧移行皮瓣修复大阴唇创面缺损区，或行中厚度游离植皮术。

（四）预防措施

（1）保持外阴局部干燥，防止继发感染。

（2）注意防蚊，避免同室交叉感染。

五、眼 – 口 – 生殖器综合征

本病又称白塞综合征，为以眼、口腔、生殖器溃烂为主要症状的一种疾病。目前多认为其属结缔组织病或自体免疫性疾病，具有慢性、进行性、反复发作特点。

中医称本病为“狐惑病”，多因风温、湿热之邪入侵，湿热毒火上熏口眼，则见目赤口疮，并下注外阴，发为阴蚀；或阴虚生内热，虚火内炽，口疮、阴蚀灼痛难愈。

（一）临床表现

口腔、眼、生殖器损害往往交替出现或同时出现，但以口腔溃疡发病最频繁。

1. 口腔溃疡

唇、颊、舌、软腭、悬雍垂等部位反复发生溃疡，疼痛明显。溃疡有自限性，有时可见深溃疡愈合后形成的瘢痕。

2. 眼部损害

不尽相同，可表现为结膜炎、角膜炎、虹膜睫状体炎、前房积脓等。眼部的损害后果严重，可造成视力障碍或失明，应予高度重视。

3. 生殖器溃疡

阴唇、阴道、宫颈部发生小溃疡（男性在阴囊、阴茎、龟头），一般溃疡数目少，但疼痛重。严重溃疡愈合后形成组织缺损。

4. 皮肤

可出现毛囊炎、痤疮样皮疹、脓疱疹、脓性疖、结节红斑等，其中最典型的损害是结节性红斑样皮疹，多在四肢发生，以下肢多见。此外，全身其他部位可出现不对称的大关节肿痛，以及头晕、发热、食欲下降，也可出现静脉炎、动脉炎、心包膜炎等。

（二）诊断和鉴别诊断

1. 诊断要点

（1）本病多见于青壮年。

（2）口腔黏膜、咽部有复发性痛性溃疡，眼部以结膜炎为主要症状，亦可见虹膜睫状体炎、角膜炎、巩膜炎、视网膜炎等。

（3）外生殖器反复出现溃疡。

（4）皮肤表现出结节性红斑样皮疹、脓疱疮等损害，有的患者面部颜色呈异常改变。

（5）全身伴有关节痛及胃肠道、精神神经系统症状。

（6）大部分患者皮肤划痕试验阳性。

（7）实验室检查显示，急性期白细胞增高、血沉快，有高丙种球蛋白血症，纤维蛋白原及凝血因子均有增高，溶纤维蛋白活性降低。

上述诊断要点中，如具备眼、口、生殖器三种典型症状，即可确诊。如只具备两种症状为可疑，应随访观察。

2. 鉴别诊断

（1）结节性红斑。此病仅局限在皮肤损害。而眼 – 口 – 生殖器综合征既有皮肤损害，同时又有眼、口腔、外生殖器的症状。

（2）阴部溃疡。应排除炎症性溃疡、淋病性溃疡，根据其病史及实验室检查不难鉴别。

（三）治疗

本病治疗方法较多，基本同复发性口疮，但以肾上腺皮质激素的应用较普遍。

1. 局部治疗

溃疡早期外用皮质激素疗效较好。

（1）0.1% 醋酸异氟泼尼松软膏皮肤局部涂抹。

（2）0.5% 醋酸氢化可的松滴眼液，滴眼。

（3）四环素每片 250mg，用 1 片溶于 5mL 水含漱，在口内保留约 2 分钟后咽下。

（4）0.02% ~ 0.20% 氯己定含漱，或 1% 硼酸液漱口。

（5）外阴溃疡者可用 1 ∶ 5000 高锰酸钾液坐浴，每晚 1 次，再用四环素可的松眼膏涂于溃疡面上。

2. 全身治疗

（1）免疫抑制药。可降低自身抗体水平，延缓病变进展。首选肾上腺皮质激素（泼尼松），轻型可以每天 20 ~ 30mg，重型每天可达 60 ~ 80mg，每天 2 ~ 3 次。症状缓解后，即逐渐减量，减到每天 20mg 时，要放慢减量速度，并加用环磷酰胺每天 50mg，分 2 次服，可持续数月。若白细胞降低应减量或停药。

（2）免疫调节剂和免疫增强剂。左旋咪唑口服，25mg，每天 3 次，每次 2 片，连服 3 天，停药，隔周再服，3 个月为 1 个疗程。转移因子肌内注射，每次 2 ~ 4mL，每周 1 ~ 2 次，10 次为 1 个疗程。

（3）胸腺肽注射液。第 1 个月内每天肌内注射 10mg，第 2 个月内每天肌内注射 5mg，第 3 个月以后每天 2.5mg。疗程为 3 ~ 6 个月。

（4）有关眼 – 口 – 生殖器综合征的治疗仍在研究中，中医药、中西医结合治疗对缓解症状有一定效果。

患者病情常呈周期性加剧或缓解，病程可达数十年之久，部分患者可自愈，合并神经症状者预后差。

3. 会诊

顽固性病例请皮肤科、眼科会诊处理。

（四）预防措施

（1）应用激素时，症状控制后需酌情逐渐减量，以至停用。

（2）顽固性病例应请皮肤科、眼科医师共同协治。

（3）预防感冒。凡遇外感，应及时治疗。

（4）调节饮食规律，宜进食清淡食物，忌食肥甘厚味及辛辣刺激之品，忌烟酒。

第二节 前庭大腺囊肿和炎症

一、前庭大腺囊肿

（一）病因

前庭大腺囊肿是因前庭大腺管开口部阻塞，分泌物积聚于腺腔而形成囊肿。前庭大腺管阻塞的原因如下：

（1）前庭大腺脓肿消退后，腺管阻塞，在脓液吸收后被黏液分泌物所代替而形成囊肿。

（2）腺腔内黏液浓稠或先天性腺管狭窄，分泌物排出不畅，导致囊肿形成。

（3）非特异性炎症阻塞。如分娩时会阴与阴道裂伤后瘢痕阻塞腺管口，或会阴后－侧切开术损伤腺管。前庭大腺囊肿可继发感染形成脓肿，反复发作。

（二）诊断和鉴别诊断

1.诊断

（1）前庭大腺囊肿小且无感染，患者可无自觉症状。若囊肿大，患者可感到外阴有坠胀感或有性交不适。

（2）检查可见囊肿多为单侧，也可为双侧；囊肿呈椭圆形，大小不等，可持续数年不变。肿物有囊性感，无压痛，与大小阴唇及基底部均无粘连，扪之有一定游离性，多为单房。

（3）破溃后，可见内容物为清亮透明黏液，有时混有少量血液，呈棕红色。

（4）如继发感染，有局部炎症表现及全身症状。

2.鉴别诊断

应与大阴唇腹股沟疝相鉴别。疝与腹股沟环相连，咳嗽时肿块有冲动感，推压后可以复位，肿块消失，向下屏气时肿块增大。

（三）治疗方案

囊肿小，无症状者不予处理，但应密切观察。前庭大腺囊肿可继发感染形成脓肿，反复发作。遇到此情况时，应先抗感染，而后行手术治疗。

1. 囊肿造口术

（1）囊肿较大或反复发作增大者可行造口术。现多行前庭大腺囊肿造口术取代以前的囊肿剥出术。因造口术方法简单，损伤小，术后还能保留腺体功能。

（2）近年来用激光做囊肿造口术效果良好。术中无出血，无须缝合，术后也不用抗生素，局部无瘢痕形成，并可保留腺体功能。

2. 挖除囊肿

对于有些囊肿大或反复发作并增大者，可挖除前庭大腺囊肿。方法同样简单，损伤较小，术后可保留腺体功能。

（四）预防措施

改善饮食结构，勿食刺激性食物。注意个人卫生，经常换洗内裤，宜穿纯棉内裤。保持外阴清洁、干燥。

二、前庭大腺炎

病原体侵入前庭大腺的腺体而引起感染，称为前庭大腺炎。病原体多为细菌，淋菌也是引起前庭大腺炎的致病菌之一。本病多发生于育龄女性，婴幼儿或绝经后很少发生。

（一）病因和病理过程

1. 病原菌

前庭大腺位于两侧大阴唇后 1/3 深部，腺管开口于处女膜与小阴唇之间。因解剖部位的关系，在性交、月经血、分娩等情况污染外阴部时，病原菌容易侵入前庭大腺而引起炎症。

主要病原菌为葡萄球菌、大肠杆菌、链球菌、肠球菌，一般为混合感染。

随着性传播疾病发病率增加，淋病奈瑟菌及沙眼衣原体也已成为常见病原体。

2.病理过程

急性炎症发作时，病原微生物首先侵犯腺管，呈急性化脓性炎症，管口发红肿胀。炎症累及整个腺体时，可形成炎性肿块，局部肿胀、疼痛。脓肿形成时，腺管开口处往往因肿胀或渗出物凝聚而堵塞，使脓液不能外流，而形成的脓肿称为前庭大腺脓肿。

脓肿不断增大，使疼痛加剧。有时并发全身症状，如发热、寒战，有时腹股沟淋巴结肿大，触痛明显。

（二）临床表现和检查

1.急性期

（1）炎症多发生于一侧，急性初起时局部肿胀、疼痛、灼热感，行走不便，有时会导致大小便困难。

（2）若为淋病奈瑟菌感染，挤压局部可流出稀薄、淡黄色脓汁。

（3）当脓肿形成时，可触及波动感，脓肿直径可在5～6cm，患者出现发热等全身症状。这时疼痛最为剧烈，常有发热，寒战者较少，有时大小便困难。

（4）当脓肿内压增大时，表面变薄，脓肿自行破溃。若破孔大，可自行引流，炎症较快消退而痊愈；若破孔小，引流不畅，则炎症持续不消退，并可反复急性发作。

2.慢性期

（1）无明显自觉症状，或仅外阴一侧或双侧略有不适。

（2）一侧或双侧外阴可触及圆形囊性肿物，位于前庭大腺部位，单侧多见。无压痛，可持续数年不变。

（3）继发感染时可再次形成脓肿，有急性期表现。

3. 临床妇科检查

急性期见大阴唇下 1/3 处局部皮肤红肿、发热，形成硬块，压痛、触痛明显，为触痛性硬结。如已发展为脓肿，肿块将不断增大，有时可达鸡蛋至苹果大，感染常为单侧性。肿块表面皮肤发红变薄，周围组织水肿，炎症严重时还可向会阴部及对侧外阴部发展。局部触痛显著，有波动感，腹股沟淋巴结多肿大。

可从病变部位取标本，做细菌及沙眼衣原体等病原学检查。

（三）诊断和鉴别诊断

根据以上临床表现和检查所见，做出诊断不难。注意与以下疾病相鉴别：

1. 外阴囊肿

位于大阴唇后半部时很像前庭大腺炎，应予鉴别。囊肿初起时位置较浅，逐渐在根部形成硬结，由顶端开始化脓；脓排出后，脓腔不大，炎症迅速减轻。

2. 前庭大腺癌

两者部位相同，但前庭大腺癌无炎症症候群，局部为无痛的实质性肿块。

（四）治疗方案

1. 一般治疗

在前庭大腺炎早期，可以使用全身性抗生素治疗。由于近年淋球菌所致的前庭大腺炎有增加的趋势，所以在用药前最好挤压尿道口，或者取宫颈管分泌物送细菌培养，并做细菌药敏试验。在药敏试验结果出来之前，根据经验选择抗生素。一般而言，青霉素类药物疗效较好，也可以根据情况，使用局部热敷或理疗，促使炎症消退。同时应保持外阴局部清洁卫生，不穿化纤内裤。

2. 急性期治疗

（1）应注意休息。用 1 ： 5000 高锰酸钾或 0.0125% 呋喃西林坐浴，并应用抗生素。如用80万IU青霉素肌注，2次/天，共5～7天；或8万IU庆大霉素，2次/天，共5～7天；或口服甲硝唑2片，2次/天，共5～7天；或用磺胺药如复方新诺明2片，2次/天。

（2）有脓肿时切开引流，可同时做前庭大腺造口术。排脓后腔内填塞纱条引流，浸有20万～40万IU青霉素加0.9%氯化钠溶液，或8万～16万IU庆大霉素，1～2次/天，并注意更换纱条。无条件手术时可以穿刺抽脓，同时注射40万IU青霉素，观察疗效。

3.慢性期治疗

（1）慢性期做囊肿造口术。

（2）还可选择中医、中药治疗。

（五）预防措施

注意个人卫生，经常换洗内裤，建议穿纯棉内裤。饮食宜清淡而富于营养，忌辛辣。保持外阴清洁、干燥。

第三节 滴虫性阴道炎

滴虫阴道炎是常见的阴道炎症，由寄生于人体的阴道毛滴虫引起。

一、病原体和传染途径

1.病原体

滴虫是本病的病原体。适宜滴虫生长的是温度为25℃～40℃、pH为5.2～6.6的潮湿环境，滴虫只有滋养体而无包囊期，生活史简单。其滋养体生命力较强，能在3℃～5℃生存21天，在46℃生存20～60分钟，在半干燥环境中约生存10小时，在普通肥皂中也能生存45～120分钟。滴虫在pH为5.0以下或7.5

以上的环境中则不生长。

滴虫性阴道炎患者阴道 pH 一般在 5.0 ~ 6.6，多数大于 6.0。月经前后阴道 pH 有变化，经后接近中性，故隐藏在腺体及阴道皱襞中的滴虫于月经前后常得以繁殖，引起炎症发作，能消耗或吞噬阴道上皮细胞内的糖原，阻碍乳酸生成。滴虫不仅寄生于阴道，还常侵入尿道或尿道旁腺，甚至膀胱、肾盂，以及男方包皮皱襞、尿道或前列腺中。

2. 传染途径

（1）经公共浴池、浴盆、浴巾、游泳池、坐式便器、衣物等间接传染。

（2）经性交直接传染。

（3）医源性传播。通过污染的器械及敷料传染。

二、临床表现和检查

（一）临床表现

本病潜伏期为 4 ~ 28 天。主要症状是外阴瘙痒和稀薄的泡沫白带增多，若有其他细菌混合感染则分泌物呈脓性，可有臭味。瘙痒部位主要为阴道口及外阴，间或有灼热、疼痛、性交痛等。因阴道毛滴虫能吞噬精子，并能阻碍乳酸生成，影响精子在阴道内存活，故可导致不孕。若尿道口有感染，可出现尿频、尿痛，有时可见血尿。阴道内有滴虫存在而无炎症反应的患者称为带虫者。带虫者常在月经期前后、妊娠或产后阴道 pH 改变时炎症发作。妊娠合并滴虫性阴道炎时，流产、胎膜早破、早产、低体重儿及产褥病发病率均增高。

（二）检查所见

妇科检查时见阴道黏膜充血，严重患者有散在出血斑点，后穹窿可见多量白带，呈灰黄色、黄白色稀薄液体，或黄绿色脓性分泌物，常呈泡沫状。带虫者阴道黏膜常无异常改变。

三、诊断与鉴别诊断

（一）诊断

1. 根据典型的临床表现

（1）外阴瘙痒。

（2）白带增多，呈泡沫样，若合并其他细菌感染则白带可呈脓性。

（3）外阴阴道口充血，有灼热感，可见阴道黏膜散在的红色斑点。

2. 依据检查所见

（1）显微镜悬滴法从阴道分泌物找到阴道毛滴虫。

（2）显微镜悬滴法结果阴性而临床可疑时可进一步做滴虫培养。

（3）阴道 pH ＞ 5.0（5.2 ～ 6.6）。

（4）线索细胞阳性。取分泌物前 24 ～ 48 小时避免性交、阴道灌洗或局部用药，不做双合诊，窥器不涂润滑剂，分泌物及时送检并注意保暖。否则，滴虫活动力减弱，造成辨认困难。

（二）鉴别诊断

本病需与以下疾病相鉴别。

1. 念珠菌性阴道炎

（1）白带增多，呈凝乳状或豆渣样，外阴、阴道瘙痒。

（2）妇检可见小阴唇内侧及阴道黏膜附着白色膜状物，擦净后见黏膜红肿。

（3）检查所见：①阴道分泌物涂片镜检，见典型白色念珠菌孢子及假菌丝。②阴道 pH 正常。③线索细胞阴性。

2. 老年性阴道炎

（1）有女性绝经或双侧卵巢已切除、盆腔放疗后、长期闭经、长期哺乳等病史。

（2）外阴瘙痒或灼热感，白带增多呈黄水样。

（3）妇检阴道呈老年性改变，阴道黏膜充血，有小出血点，有时见浅表溃疡。

（4）阴道分泌物镜检清洁度为Ⅱ～Ⅲ。

3. 淋病奈瑟菌感染

（1）有不洁性接触史，或性伴侣有淋病奈瑟菌感染病史。

（2）白带增多，呈黄绿脓性，有时白带中带血，伴外阴瘙痒或灼热感。妇检见宫颈口有脓性分泌物流出，宫颈红肿、糜烂，有触痛和接触性出血。

（3）宫颈分泌物涂片见白细胞内有肾形、革兰氏阴性双球菌，若多数（6对以上）白细胞内革兰氏阴性双球菌即可诊断。若宫颈分泌物检查可疑时，可做宫颈分泌物培养以确诊。

4. 沙眼衣原体感染

（1）有不洁性接触史，或性伴侣有沙眼衣原体感染史。

（2）临床无特征性表现，有症状者表现为宫颈炎、阴道炎、输卵管炎、盆腔炎、子宫内膜炎及尿道炎等。

（3）做宫颈分泌物培养可确诊。

5. 支原体感染

（1）无特征性临床表现，有症状者表现为阴道炎、宫颈管炎、输卵管炎、盆腔炎、子宫内膜炎及尿道炎等。

（2）根据宫颈分泌物培养结果，可确诊。

（3）曾有不洁性接触，或是性伴侣曾有支原体感染。

四、治疗方案

（一）药物治疗

1. 全身用药

可选择以下方案之一。①甲硝唑，2g，口服，共1次。②甲硝唑，400mg，口服，每天2～3次，共7天。③替硝唑，2g，口服，共1次。

2.局部用药

可以单独局部给药，也可全身及局部联合用药，以联合用药疗效较好。局部初次用药时用1%乳酸液或0.1%～0.5%醋酸液或1∶5000高锰酸钾液冲洗外阴及阴道。选择以下方案之一：①甲硝唑，200mg，阴道上药，每晚1次，共7～10天。②双唑泰栓或双唑泰膏（含甲硝唑、克霉唑及醋酸氯己定）阴道上药，每晚1次，共7～10天。

3.反复发病者

应检查性伴侣小便及前列腺液，发现滴虫应与患者同时全身治疗。选择下述方案：①甲硝唑200mg口服，每天3次，连用7天，同时阴道上药。也可甲硝唑片，一次口服，此法简便、有效。或甲硝唑0.5～1.0g口服，每天2次，连用7天。孕早期甲硝唑对胎儿有致畸可能，故孕20周以前应避免服用。②奥硝唑胶囊500mg口服，每天2次，连用5天，或1500mg睡前单次口服。③替硝唑1000mg口服，每天2次，连用5天。服药期间注意不能服含乙醇饮料。④合并真菌或阿米巴感染，可服10万～20万IU曲古霉素，每天2次，连用5～7天。

（二）特殊情况治疗

1.妊娠期

孕20周以前（尤其妊娠前3个月）应该避免使用口服甲硝唑。此后，如无其他适当疗法，可选用甲硝唑全身或局部用药。

2.哺乳期

可选用甲硝唑全身或局部用药，但最好至少用药后24小时内暂停哺乳。

3.泌尿道毛滴虫带虫者

药物治疗同滴虫性阴道炎。

4. 婴幼儿

年龄超过4周的患婴，甲硝唑每天10 ~ 30mg/kg口服，每天3次，共5 ~ 8天。青春期前的患儿，甲硝唑每日15mg/kg，每天3次，共7 ~ 10天。

（三）疗效评价

通常在治疗完成后1 ~ 2周及4 ~ 6周（或月经后）进行疗效评价。疗效按涂片或培养结果分为微生物学治愈或未愈。

（四）治愈标准

滴虫性阴道炎常于月经后复发，故治疗检查滴虫阴性时，仍应每次月经后复查白带，若经3次检查均阴性者，方可称为治愈。

（五）注意事项

（1）注意个人卫生，避免交叉感染。为避免重复感染，内裤及洗涤用具应煮沸5 ~ 10分钟以消灭病原体，并应经常暴晒。

（2）已婚者还应检查男方是否有生殖器滴虫病，前列腺有无滴虫。若为阳性，则需同时治疗，常选用单剂量甲硝唑或替硝唑方案治疗。若阴性，也需预防性治疗，避免夫妻交叉感染。

（3）治疗后检查滴虫阴性时，仍应于下次月经后继续治疗1个疗程。方法同前，以巩固疗效。

（4）经期禁止阴道冲洗、上药。

五、预防措施

做好卫生宣传，积极开展普查、普治工作，消灭传染源。严格管理制度，禁止滴虫患者或带虫者进入游泳池，浴盆、浴巾等用具应消毒。医疗单位须做好消毒隔离，防止交叉感染。

第四节 急慢性宫颈炎

本病包括急慢性宫颈阴道部炎症及宫颈管炎症，临床多见宫颈管黏膜炎，常见于育龄期女性。如宫颈管黏膜炎症未及时彻底治疗，转为慢性，出现宫颈糜烂，可引起上生殖道炎症。

一、急性宫颈炎

（一）病因

1.机械性损伤或刺激

已婚女性宫颈炎较多，与性生活较有关系。流产和分娩引起子宫颈裂伤，产褥或流产感染时化脓菌直接感染子宫颈，均可引起宫颈炎。有时宫颈炎继发于子宫内膜炎或阴道炎。

2.化学或物理因素影响

用高浓度酸性或碱性溶液冲洗阴道，或阴道内置入腐蚀性较强的药物栓剂等，均可发生宫颈炎和阴道炎。纱布、棉球等异物遗留时间过长，可发生炎症而引起急性宫颈炎及阴道炎。

（二）临床表现和检查

1.典型临床表现

（1）白带增多、黏稠或呈脓性。

（2）自觉腰痛、下腹坠痛，外阴瘙痒或刺痛等，也可出现尿频、尿痛。

2.检查所见

（1）妇科检查。可见阴道及子宫颈黏膜充血、水肿，子宫颈容易出血，甚至出现溃疡坏死。颈管黏膜向外翻出，颜色潮红，阴道内有脓性和黏稠的黏液或分泌物；并有脓性黏液从子宫颈口流出或积留在子宫颈表面和子宫颈周围，并有臭味。有触痛，如有滴虫或真菌感染，可见到各自的感染特征。

（2）病理检查。可见宫颈黏膜及黏膜下组织充血、水肿，有大量中性粒细胞浸润。

（三）治疗

应针对病因进行治疗。本病与急性子宫内膜炎及滴虫、霉菌、淋菌性阴道炎并存时，应先治疗主要疾病。一般化脓菌感染引起的急性宫颈炎，可清除阴道内脓性分泌物后，宫颈及阴道表面撒磺胺粉或呋喃西林。

急性炎症期禁止性生活及一切宫颈和宫腔内手术操作。

二、慢性宫颈炎

为妇科疾病中最常见的一种，多由急性宫颈炎所致，但也有并无急性炎症过程的。

（一）病因

1. 子宫颈管黏膜特点

因皱多，上皮薄，抵抗力弱，腺体呈葡萄状。病原体侵入后，潜伏其中不易根治，病程反复迁延，日久成为慢性。

2. 分娩或难产手术后

这时子宫颈易发生裂伤或颈管外翻，而适应碱性环境的颈管柱状上皮，长期浸渍于阴道酸性分泌物中，子宫颈表面的鳞状上皮细胞，浸渍在碱性分泌物或经血中长期受刺激，均可导致慢性炎症的发生。

（二）病理变化

子宫颈慢性炎症有以下几方面病理变化：

1. 子宫颈糜烂

因子宫颈深部组织的炎症，使表面上皮发生营养障碍而脱落，剥脱面被由颈管增生而来的柱状上皮覆盖。由于柱状上皮菲薄，可见下面的血管及红色间质。

其实并非真正糜烂，应称为假糜烂。有下述几种类型：

（1）表皮生长平坦，外表光滑，称单纯性糜烂。

（2）腺上皮过度增生伴有间质增生，致使表面凹凸不平，呈颗粒状，称颗粒性糜烂。

（3）间质增生显著，凹凸不平现象更加明显，呈乳头状，称为乳头型糜烂。

（4）新生儿因受母体雌激素影响，颈管柱状上皮下移到子宫颈外口以外。如果此种改变继续存在，则称为先天性糜烂。

2. 鳞状上皮化生

在宫颈糜烂愈合过程中，鳞状上皮不仅取代了柱状上皮，还可沿颈管上皮向下伸入腺体内，代替了腺上皮，这种情况称为鳞状上皮化生。

3. 子宫颈肥大

因慢性炎症的长期刺激，子宫颈充血、水肿，腺体和间质增生，使子宫颈呈不同程度的肥大、变硬，其表面光滑或有糜烂，称为子宫颈肥大。

4. 子宫颈息肉

受慢性炎症长期刺激，宫颈管黏膜增生，形成息肉，由宫口突出，其外观色红，单个或多个，质软而脆，有蒂，附着于颈管。另有一种来自子宫颈阴道部的息肉，表面被覆鳞状上皮，间质为结缔组织，无腺体，质较韧。

5. 子宫颈腺体潴留囊肿

在宫颈糜烂愈合过程中，鳞状上皮覆盖或伸入子宫颈腺管，使开口阻塞，分泌物引流受阻，形成囊肿。一般为米粒大，也可大至直径 1cm 以上者，略外突，内含黄白色黏液。这种囊肿也称纳氏囊肿。

6. 子宫颈管炎

病变局限于子宫颈管黏膜及其下方组织，子宫颈阴道部可以很光滑。由于颈管黏膜增生而向外突出，外观可见宫口发红、充血。

（三）临床表现和检查

1. 临床表现

慢性子宫颈炎的主要症状为白带增多，白带呈白色黏液状，或淡黄色，有时为脓性或带血，轻度炎症也可无症状。当有息肉形成或子宫颈管炎时，可出现性交出血。如炎症沿宫骶韧带及主韧带扩散时，可发生盆腔结缔组织炎，引起下坠感及腰骶部痛、性交痛和痛经。巨大纳氏囊肿有时亦可引起下坠感。

2. 检查所见

窥具检查可见到子宫颈糜烂、宫颈肥大、息肉或腺体潴留囊肿等各种不同变化。触诊时感到宫颈较硬，有时有接触出血。

上述各种改变中以子宫颈糜烂为最常见。根据糜烂面积大小分为轻、中、重度。糜烂面积占整个子宫颈面积 1/3 以内者为轻度，占 1/3 ~ 2/3 者为中度，占 2/3 以上者为重度。观察糜烂面积大小的同时，亦应注意其性质，如轻度糜烂单纯型、中度糜烂颗粒型等。

（四）诊断和鉴别诊断

依据临床表现和检查，做出诊断不难，而慢性子宫颈炎应与早期子宫颈癌相鉴别，通过宫颈刮片细胞学检查、活体组织检查或阴道镜检查等可以明确诊断。

（五）治疗

慢性宫颈炎与宫颈癌的发病有一定关系，故积极治疗子宫颈炎，具有防癌意义。在治疗前应先做宫颈刮片，排除早期宫颈癌后，再根据不同病变分别加以处理。

1. 宫颈糜烂

以局部治疗为主，原则是使糜烂面上的柱状上皮坏死脱落，为新生鳞状上皮的覆盖生长创造条件。常用的有效疗法有以下几种：

（1）药物治疗。适用于糜烂面积较小、炎症浸润较浅者，常用的药物为腐蚀剂。①采用重铬酸钾溶液。暴露宫颈后，在后穹隆部放一个棉球以保护阴道壁；用棉球蘸 0.1% 苯扎溴铵拭净宫颈上的黏液后，以棉签蘸适量药液涂搽糜烂面，直至出现灰白色痂膜为止；再用 75% 乙醇棉球揩拭，并吸去多余药液。每于月经后治疗 1 次，共 2 ~ 3 次。② 30% 的硝酸银或硝酸银棒。操作步骤同前，只是出现灰白色痂膜后不用酒精棉，而用生理盐水棉球揩拭或用生理盐水冲洗表面，使多余硝酸银变成无腐蚀性氯化银。每周治疗 1 次，3 ~ 4 次为 1 个疗程。

（2）物理疗法。为治疗子宫颈糜烂较好的方法，适用于糜烂面积较大、炎症浸润较深者，一般 1 次即可治愈。治疗前应查清有无生殖器急性炎症、宫颈癌变。于月经干净后 3 ~ 7 天进行治疗，疗后 1 个月内避免盆浴及性交，2 个月左右伤口即可痊愈。

常用的方法如下：①电熨法。外阴、阴道、宫颈消毒后，将已通电电熨头接触糜烂面，并加压，由宫颈后唇颈管内 0.5cm 深处开始，依次由内向外，左右来回电熨，深度 2 ~ 3mm，直到超出糜烂面 1 ~ 2mm 为止。再以同法处理前唇，遇有腺体囊肿时，应先刺破擦除囊液后再行电熨，术后创面涂以 1% 龙胆紫。2 ~ 3 天内分泌物增多，7 ~ 10 天可能有少许阴道出血，术后 2 周结痂脱落，鳞状上皮开始生长。术后每月复查 1 次，如有宫口狭窄，用探针扩张。此法适用于经产妇。②激光治疗。多采用二氧化碳激光器。治疗时管头距宫颈 3 ~ 5cm，平行光束照射，自下而上，由内向外。光界超出病灶 2mm，灼深度为 0.1 ~ 0.2cm，病变深时应多次反复烧灼。术后 3 周痂皮脱落，鳞状上皮新生而愈。③冷冻治疗。本法系采用快速降温装置，使病变组织因冷冻而坏死脱落。冷冻剂为液氮，温度可降到 −190℃。具体做法是先消毒外阴、阴道，暴露宫颈，拭去分泌物；选择合适探头置糜烂面上，按压固定后，冷冻 1 ~ 3 分钟，复温后探头自动脱离宫颈。待宫颈恢复原状后，再冻 1 次，时间同前。术后第 1

天开始，隔日冲洗阴道 1 次，共 3 次。6 周后坏死组织脱落，8 周痊愈，术后很少出血，愈合后很少发生宫口狭窄。缺点是术后较长时间有多量水样白带。此法适用于未生产的女性。

（3）手术治疗。以上方法治疗无效，或宫颈肥大糜烂面深广，且颈管受累者，可考虑手术，做宫颈锥形切除或全子宫切除。

锥切方法有：①电刀锥切。采用高频电刀，将子宫颈管及宫颈的糜烂部分做锥底向外及尖端向里的锥形切除，深度约 2cm。因切下的标本已被电刀破坏，影响子宫颈癌的诊断。②手术刀锥切。用手术刀切除，范围同上。切下的标本进行病理检查，锥切后应缝合创面。此法瘢痕小，术后出血机会较少。

2. 子宫颈息肉

用鼠齿钳夹住息肉，由蒂部摘除，如出血，用棉球压迫即可止血。息肉小者，用止血钳夹紧根部扭下即可。

3. 宫颈撕裂及外翻

据病情可做修补术或子宫颈切除术，有严重子宫颈炎伴子宫其他疾病者宜行全子宫切除。

三、病毒性宫颈炎

这是指由单纯疱疹病毒（HSV）引起的子宫颈炎，约 85% 为疱疹Ⅱ型病毒，15% 为Ⅰ型病毒，表现为宫颈、外阴及阴道的炎症。生殖道单纯疱疹病毒感染与宫颈癌发生可能有关。HSV 感染还可能引起胎儿畸形。胎儿在娩出过程中感染，还可导致新生儿播散性病毒感染，死亡率高达 50%。

（一）病因

多与患有生殖器活动性病毒感染的男子发生性关系后感染有关，感染率为 75%，潜伏期 3 ~ 7 天，平均 6 天。

（二）临床表现和检查

1.临床表现

（1）全身症状。周身乏力、低热、头痛等。如感染累及直肠、尿道及膀胱黏膜时，则有肛门疼痛或烧灼感、尿急、尿频等。

（2）局部症状。有白带增多及阴道灼热感。

2.检查所见

见外阴、阴道、宫颈红肿，有触痛，伴有腹股沟淋巴结肿大。病情发展时，局部发生疱疹，破溃后出现表浅溃疡，疼痛剧烈。溃疡愈合后不留瘢痕。症状平均持续2周左右，整个病程6周以上。

分泌物培养，分离出病毒即可确定诊断，急性期及恢复期可做血清抗体检查以协助诊断。

（三）治疗

对症治疗，包括止痛及局部清洁，防止继发感染。

四、结核性宫颈炎

（一）病因

几乎所有的结核性宫颈炎都继发于子宫内膜结核及输卵管结核。

（二）临床表现和检查

1.临床表现

肉眼看类似慢性宫颈炎，宫颈表面呈颗粒状或有溃疡形成，少数呈乳头状或结节状，有明显的接触出血。

2.检查所见

病理切片可见结核性结节，由干酪样坏死组织、类上皮细胞、多核巨细胞组成，外层有多数淋巴细胞浸润。

（三）诊断和鉴别诊断

依据临床表现和检查所见，可做出诊断。不过，宫颈呈乳头状或结节状改变者，应与子宫颈癌鉴别。主要应进行活检，通过病理改变即可明确诊断。另外，还应当与阿米巴性宫颈炎鉴别，在分泌物中找到阿米巴滋养体即可区别。

（四）治疗

参见下节生殖器结核的治疗。

五、阿米巴性宫颈炎

本型是由阿米巴原虫感染所引起的宫颈炎，多继发于肠道阿米巴感染，常常与阿米巴性阴道炎并存。

（一）临床表现和检查

1. 临床表现

宫颈可见溃疡及坏死组织，表面有污秽灰黄色分泌物覆盖，白带呈黄色脓性或血性黏液。

2. 检查所见

分泌物涂片检查或活检，均可找到阿米巴滋养体。

（二）诊断和鉴别诊断

依据临床表现和检查所见，可做出诊断。本型还应与宫颈癌、结核性宫颈炎鉴别，鉴别方法为活检及在分泌物中查找病原体。

（三）治疗

首先要注意个人卫生，保持外阴清洁，防止粪便污染外阴及阴道。注意消毒隔离，疾病期间应禁止性生活。

1. 药物治疗

常用药物有以下几种：

（1）甲硝唑。每次 200 ~ 400mg，每天 3 次，口服，10 ~ 14 天为 1 个疗程。

（2）喹碘方。0.5 ~ 0.7mg，每天 3 次，口服，7 天为 1 个疗程。本药能杀灭阿米巴滋养体，对包囊也有效，加服土霉素可以提高疗效。

（3）鸦胆子。对急性阿米巴感染有效，也可用于慢性及带虫者。口服鸦胆子仁，每次 10 ~ 15 粒，每天 3 次，7 天为 1 个疗程。

（4）盐酸依米丁。可直接杀灭阿米巴滋养体，每天 0.06g，深部肌内注射，连用 6 ~ 9 天为 1 个疗程。如需重复，应在 20 ~ 30 天后。此药毒性大，不应作为首选药。有心、肾疾病及年老体弱、低血压者，以及孕妇，禁用此药。

2. 局部治疗

上述药物治疗的同时，亦应做局部治疗，以提高疗效。可将上述口服药物制成溶液，冲洗阴道；或制成粉剂或栓剂，放入阴道内，每天 1 次，7 ~ 10 天为 1 个疗程。

六、放线菌性宫颈炎

放线菌性宫颈炎较少见，为放线菌感染女性生殖道及宫颈所引起。放线菌可能是人工流产或放置宫内节育器时，经手术器械或直接由盆腔或肛门传染而来。

（一）临床表现和检查

1. 临床表现

特征是局限性肿块，中央有黄色硫黄样颗粒。此颗粒在镜下为革兰氏阳性分枝菌，具有边缘部呈栅状排列的小球形膨大。

2. 检查所见

可做宫颈涂片、巴氏染色，放线菌的一般发现率为 48.5% ~ 69.0%，免疫荧光法检查较敏感而准确。

（二）治疗

给予氨苄西林，每次 500mg，每天 4 次，共 10 天；或大剂量青霉素，每天

100万～150万IU，静脉滴注，共5天；以后口服青霉素至少2周，同时给予甲硝唑，以防合并厌氧菌感染。本病未治愈前，禁止做任何腹部手术或宫腔操作。放置宫内节育器后发现涂片阳性者，应立即取出节育器。如发现放线菌而未予治疗，可发生全身性感染，出现放线菌脓肿、脑脓肿等，甚至因此而死亡。

第五节 生殖器结核

生殖器结核多见于20～40岁的女性，其中以输卵管及子宫内膜结核多见。

一、病因及传播

生殖器结核的感染途径尚不十分清楚，一般认为是继发性感染，主要来源于肺或腹膜结核。细菌为结核杆菌，分为人型与牛型，人型结核首先感染肺部，牛型首先感染消化道，传播途径有以下几种。

（一）血行传播

为主要传播途径。感染首先在肺或胸膜，然后经血循环直接传到内生殖器，先到达输卵管，多为双侧感染，然后再波及子宫内膜及卵巢。

（二）腹腔内蔓延

由结核性腹膜炎或肠系膜淋巴结核，直接蔓延到内生殖器表面及输卵管。

（三）淋巴传播

病菌由腹腔内脏器（以消化道多见），通过淋巴管逆行传播到内生殖器。

（四）性生活传播

如男性患有泌尿生殖器结核，当女方外阴皮肤或阴道黏膜有损伤时，通过性交亦可直接感染。应当注意的是结核原发病灶与继发灶可能相隔几个月至十余年。故当发现生殖器结核时，肺内或其他部位的原发灶可能已经消失，往往容易被误认为是原发性生殖器官结核。

二、临床表现和检查

（一）临床表现

生殖器结核的临床表现颇不一致。有些患者并无症状，有的患者症状严重。通常具有下述临床表现：

1.病史

常有家庭结核病接触史或本人以往患有其他系统结核，如肺、胸膜、泌尿系、肠道、骨结核等。患者经常有下腹隐痛、易疲劳、周身无力、低热、盗汗、食欲减退、消瘦等。

2.不孕

由于输卵管闭锁，输卵管黏膜或纤毛被破坏、粘连等，失去正常功能而引起不孕。

3.月经异常

子宫内膜受感染后，初期由于增生过度或发生溃疡，引起月经过多或不规则出血；晚期内膜被破坏，发生月经稀少或闭经。

4.下腹痛

由于盆腔腹膜广泛粘连而发生腹痛，程度轻重不等，体力活动或性交时疼痛加重。输卵管或卵巢结核有继发性化脓性感染或形成脓肿时，腹痛剧烈并伴有发热。

5.白带增多

结核性盆腔炎、子宫内膜炎或子宫颈结核，均可使分泌物增多，有时有血性白带或性交引起出血。

6.其他表现

有的患者出现午后发热，或仅经期发热，经后恢复正常。

（二）检查所见

1. 妇科检查

如生殖器结核与腹膜结核并存时，腹部扪诊有揉面感，可有压痛或腹水征。如输卵管及卵巢与肠曲、盆腔腹膜有广泛粘连并形成包裹性积液时，下腹部可扪到囊性包块，很像卵巢囊肿。双合诊检查子宫往往与周围组织粘连而固定不动，双侧附件增粗、变硬，呈柱状，或形成大小不等的包块，固定而有触痛。

如已形成输卵管、卵巢囊肿或包裹积液，可扪及囊性肿物，常与周围组织紧密粘连。有时在子宫直肠陷窝或子宫旁扪到外形不规则的硬结，这种改变容易与盆腔子宫内膜异位症或恶性肿瘤盆腔转移相混淆。有时两侧骨盆结缔组织弥漫性增厚、硬韧，如同冰冻骨盆。

2. 辅助检查

一般先用简单易行的检查方法，然后逐步深入检查，直到明确诊断。

（1）血沉。如果血沉增快，表示病灶尚在活动，可作为诊断与治疗的参考。

（2）X 线摄片。胸片，注意有无陈旧性结核或胸膜结核病灶。腹部平片，如见到盆腔内有钙化阴影，表示盆腔淋巴结或输卵管有结核钙化。发现钙化灶对诊断有参考价值，但阴性亦不能否定诊断。

（3）刮取子宫内膜病检。刮宫时间最好于经前 2 ~ 3 天，此时阳性率高。应刮取全部子宫内膜，尤其是两侧子宫角部。如子宫内膜有结核，则输卵管结核也可以肯定。有时需取内膜 2 ~ 3 次，才能取得阳性结果，不能 1 次为阴性就否认结核的存在。

为防止结核扩散，可于刮宫前后各用链霉素 3 天，每天 1g，分 2 次肌内注射。如在宫颈、外阴、阴道等处发现溃疡或可疑病灶时，应在局部取活检以明确诊断。结核结节的典型病理所见为：结节中央有 1 ~ 2 个巨细胞，呈马蹄形排列，其周围有类上皮细胞环绕，再向外则有大量淋巴及浆细胞浸润，周围有纤维细胞及肉芽组织。

（4）结核杆菌培养或动物接种。可用刮出的子宫内膜或月经血做培养。可用子宫颈帽收集全部经血，或经期头两天在窥具直视下取血培养，培养结果须等 6 ~ 8 周方可得出。

动物接种采用豚鼠，将子宫内膜或月经血做豚鼠接种。6 ~ 8 周后取接种部位周围的淋巴结涂片，查找结核菌；或做病理切片，检查有无结核结节。

（5）结核菌素试验。如为阳性在成年人意义不大。对 10 多岁少女，患有输卵管炎，而结核菌素试验结果呈强阳性时，则有一定意义。

（6）腹水或穿刺囊液检查。有腹水时可取腹水。盆腔囊性包块位置较低时，可经后穹隆穿刺抽取囊液。结核感染液体多为草黄色、清亮，有时混浊，有时为血性。镜检可见大量白细胞，以淋巴及单核细胞为主。液体离心后，直接涂片检查、结核菌培养或动物接种均可。

（7）腹腔镜检查。可看到内生殖器或盆腔腹膜表面的粟粒状结节。此种情况多见于由腹膜结核直接扩散而来者，同时应取活检以确定诊断。因内生殖器结核常合并盆腔或腹膜结核，引起肠粘连，腹腔镜检查时应注意避免损伤肠管。

（8）子宫输卵管碘油造影。通过造影可以看出结核杆菌对卵巢、输卵管、子宫内膜及肌层所造成的不同程度损害。如照片显示子宫腔狭窄变形、输卵管僵硬、多处狭窄或呈念珠状，或造影剂进入静脉或输卵管壁间质等，均有助于诊断。造影应在经期过后 2 ~ 3 天，有闭经者随时进行。造影前后每天各注射链霉素 1g，共 5 天，以防病灶扩散。有急性活动性结核或发热时，不宜造影。

三、诊断和鉴别诊断

根据临床表现和临床检查所见，可做出诊断，但有时需要与表现类似的疾病相鉴别：

1. 非特异性输卵管炎

结核性输卵管炎应与非特异性输卵管炎鉴别。

2. 盆腔子宫内膜异位症

当输卵管、卵巢形成固定性包块，并与周围组织粘连时，应与盆腔子宫内膜异位症鉴别。

3. 卵巢囊肿

形成包裹性积液时，应当与粘连于盆腔的卵巢囊肿鉴别。

4. 恶性肿瘤

当形成盆腔内结节性包块伴有腹水时，又应当与恶性肿瘤的晚期已有盆腔转移、合并腹水相鉴别。

与各类疾病相鉴别的方法：应根据病史、妇科检查、上述各种辅助诊断法、B 超等，以及疾病各种检查法所得的结果综合分析判断，确定诊断。

四、治疗

生殖器结核的诊断一经明确，不论病情轻重，或患者有无明显症状，均应予以积极治疗。

1. 一般治疗

因结核病是一种慢性消耗性疾病，故应增加营养，以增强机体的抵抗力及免疫功能，这对治疗疾病有一定作用。

因目前已掌握的抗结核药物疗效比较肯定，所以对于病情不重又无急性发作、症状也比较轻的患者，无须住院治疗，可以停止工作，在家中休养，定期门诊治疗及随访。如患者病情较重，有发热、腹痛，盆腔内有包块，或同时合并有其他器官结核时，则应住院治疗。

2. 药物治疗

化学药物治疗结核病有特效，故对生殖器结核患者均应首先采用此法。目前治疗结核病较常用的药物有利福平、异烟肼、乙胺丁醇、吡嗪酰胺、链霉素等5种，较少用的药物有卷曲霉素、卡那霉素、对氨柳酸、乙硫异烟胺等。为提高疗效，缩短疗程，减少耐药性，降低复发率，现多主张联合用药，多以利福平及异烟肼为首选药物，具体用法如下：

（1）药物配伍及用法。①利福平、异烟肼、链霉素3药合用，2个月后改为利福平和异烟肼合用。共9个月为1个疗程。②利福平、异烟肼、链霉素、吡嗪酰胺4药合用，2个月后停用链霉素，其他3种药改为每周2次。共用药6 ~ 9个月。③如因不良反应不能用利福平时，则改为异烟肼、乙胺丁醇、链霉素3药合用。2个月后停用链霉素，其他2种药继续用16个月。④如因不良反应不能用异烟肼时，可用利福平和乙胺丁醇，共18个月。⑤如因故不能用链霉素时，可采用：异烟肼，每天300mg，共用1年；利福平，每天450mg，用半年；乙胺丁醇，每天750mg，用6 ~ 9个月。

（2）各药用量。异烟肼，每天10 ~ 20mg/kg，每天总量不超过300mg。利福平，每天10 ~ 20mg/kg，每天总量不应超过600mg。链霉素，每天0.5 ~ 1.0g。乙胺丁醇，每天15 ~ 25mg/kg。吡嗪酰胺，每天20 ~ 40mg/kg。

（3）用药注意事项。①每100mg异烟肼应加服10mg维生素B_6，以防周围神经炎。②用药期间每月查肝功能以及血胆红素、白细胞总数及分类、血小板。③异烟肼的疗程总量为150g，链霉素为60 ~ 90g。④上述药物配伍及用法，是根据过去治疗经验总结提出的。对其他器官结核的药物治疗原则亦基本相同，但由于输卵管黏膜皱褶较多，结核菌易埋藏其中不易消失，因此治疗起来常较为困难。⑤药物治疗有效标准。一般情况改善，体重增加，下腹痛减轻或消失，月经恢复正常。⑥治愈标准。除药疗有效标准外，子宫内膜病检转为阴性，内膜或经血培养连续3次为阴性，随访2年以上无复发。

3. 手术治疗

药物治疗对生殖器结核的疗效虽已肯定，但有下述各情况时仍需手术治疗：①较大包裹性积液、急性输卵管积脓、卵巢脓肿等，抗结核药物治疗无效时。②输卵管、卵巢已形成包块，长期有症状，药物不能根治；或已给足量药物，但效果不满意，仍反复发作者。③输卵管、卵巢结核，兼有结核性腹膜炎，长期不愈，则切除内生殖器，继续药物治疗，有利于腹膜结核痊愈。④经血细菌培养持续阳性，或月经过多、久治不愈，或久治不愈的结核性瘘管。

手术范围应根据患者年龄及病灶范围而定。40 岁以上已有子女者，应行全子宫及双侧附件切除，以防复发。30 岁以下者应保留卵巢功能。如果患者要求保留子宫时，应根据子宫内膜结核是否已痊愈而定。如双侧附件已形成较大包块，卵巢与输卵管无法分离时，须行双侧附件及全子宫切除。行结核性包裹积液手术时，因其壁为肠曲、大网膜及腹壁腹膜，开腹时应多加小心，勿伤及肠曲。开腹后吸净囊内液体即可，不需切除囊壁。手术前应用药物治疗 1 个疗程；术中如切除子宫及双侧附件时，术后应再治疗 1 个月。如果同时合并其他器官的结核时，手术后应继续药物治疗。

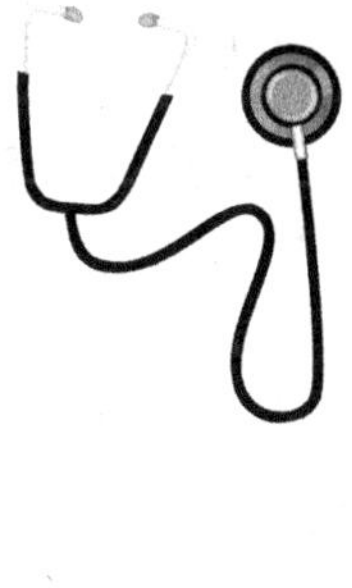

第二章 妊娠并发症

第一节 异位妊娠

受精卵在子宫体腔以外部位着床称异位妊娠。异位妊娠是妇产科常见的急腹症之一，发病率约为1%，近年来发病率有明显上升趋势。本病以输卵管着床最多见，约占异位妊娠的95%，且以壶腹部最多。输卵管炎症阻碍受精卵在输卵管内的正常运行是输卵管妊娠最主要的病因。此外，输卵管发育不良或功能异常、宫内节育器（IUD）避孕失败、盆腔内肿瘤压迫或牵引、输卵管子宫内膜异位症等，均可使受精卵的正常运行受阻或输送延迟，不能按时到达宫腔，而在输卵管内着床，形成输卵管妊娠。偶有流产或破裂后的胚胎存活，继续在腹腔内生长发育，成为继发性腹腔妊娠。若输卵管妊娠破损后，病程较长，胚胎死亡，血肿机化与周围组织粘连，可形成陈旧性宫外孕。

中医古籍中无异位妊娠病名的记载，1997年本病被正式编入了《中医妇科学》规划教材。中医认为，本病的发生与孕妇素有少腹瘀滞、冲任不调，使孕卵运行受阻，或是脾肾气虚，运送孕卵乏力、迟缓，而使孕卵滞留子宫腔外等有关。

一、临床表现

（一）症状

1. 腹痛

早期可为一侧下腹隐痛或胀痛，亦可双侧。当输卵管妊娠发生流产或破裂时，患者突感一侧下腹撕裂样疼痛，或伴恶心、呕吐。

2. 停经

多数患者有停经史。

3. 阴道流血

不规则，量少，呈点滴状。

4. 晕厥与休克

轻者晕厥，重者出现失血性休克。

5. 盆腔及下腹部包快

包块较大或位置较高者，腹部可扪及。

（二）体征

1. 一般情况

腹腔内出血较多时，患者呈贫血貌。急性大出血时，可出现脉快而细弱、面色苍白、血压下降等休克表现。

2. 腹部检查

下腹有明显的压痛及反跳痛，以患侧为甚，但腹肌紧张常不明显。出血多时叩诊有移动性浊音。有些患者下腹可触及包块。

3. 盆腔检查

输卵管妊娠未发生流产或破裂时子宫较软、略大，可有宫颈举痛，可触及一侧附件软性包块，有触痛。输卵管妊娠发生流产或破裂者，阴道后穹隆饱满，存在触痛，宫颈举痛或摇摆痛明显。内出血多时，检查子宫有漂浮感。或在子宫一侧或其后方可触及较大肿块，边界多不清，触痛明显。

病变时间长者，血肿机化变硬，边界渐清楚。输卵管间质部妊娠时，子宫大小与停经月份基本相符，但子宫不对称，一侧角部突出，破裂所致征象与子宫破裂极相似。

（三）并发症

1. 失血性休克

腹腔内出血量多，可导致失血性休克或休克前状态，相应有血压和脉搏的改变。

2. 腹腔或阔韧带妊娠

输卵管妊娠流产或破裂，囊胚排出到腹腔或阔韧带内，多数死亡，偶尔也有存活者；若存活胚胎的绒毛组织仍附着于原位或排至腹腔后重新种植而获得营养，可继续发育形成继发性腹腔妊娠。若破裂口在阔韧带内，可发展为阔韧带妊娠。

二、检查和诊断

（一）相关检查

1. 人绒毛膜促性腺激素（HCG）测定

异位妊娠时体内HCG水平较宫内妊娠低。目前用放射免疫法检测血β-HCG，可定量动态观察血中β-HCG变化，为早期诊断异位妊娠的重要方法，也是保守治疗的重要评价指标。

2. 腹腔镜检查

腹腔镜检查目前是异位妊娠诊断的金标准，并可同时进行治疗，适用于原因不明急腹症鉴别及输卵管妊娠尚未破裂或早期流产者。有大量腹腔内出血或伴休克者，禁做腹腔镜检查。

3. B超检查

主要可以了解宫腔内有无孕囊、附件部位有无包块及腹腔内有无积液等。

阴道 B 超检查较腹部 B 超检查准确性高。异位妊娠的声像特点：宫腔内空虚，宫旁出现低回声区，若能查出胚芽及原始心管波动，即可确诊。

4. 阴道后穹隆穿刺

这在异位妊娠诊断中一直是极有价值的辅助方法，适用于疑有腹腔内出血的患者。如能经后穹隆穿刺抽出颜色较暗的不凝血，说明有血腹症存在。

5. 子宫内膜病理检查

目前很少依靠诊断性刮宫协助诊断，仅适用于阴道出血较多的患者，目的在于排除同时合并宫内妊娠流产者。

（二）诊断和鉴别诊断

临床表现结合相关检查，可做出异位妊娠的诊断，但有时还需与表现相似的疾病相鉴别：

1. 黄体破裂

虽有腹痛、腹肌紧张、移动性浊音，但不一定有停经史。腹痛发生在月经周期之前，不一定有阴道流血。妊娠试验阴性。

2. 宫内妊娠流产

腹痛部位在下腹中部，呈坠痛。先兆流产时阴道流血量少，以后增多，有血块，排出绒毛组织，休克程度与外出血成正比，腹部检查无压痛、反跳痛。妇科检查宫颈无举痛，先兆流产的子宫增大与停经月份相符合，宫旁无肿块。后穹隆穿刺阴性。

3. 急性阑尾炎

无停经史，腹痛开始于上腹部，转至脐周，后至右下腹，呈持续性痛。无阴道流血，无休克，体温增高。腹部检查时压痛，右下腹反跳痛明显，有腹肌紧张。妇科检查子宫及双附件正常，尿妊娠试验阴性，后穹隆穿刺阴性。血常规检查时白细胞总数及中性粒细胞均增高。

4. 卵巢囊肿扭转

下腹一侧突发疼痛，但无停经史。无阴道流血，妊娠试验阴性，后穹隆穿刺阴性。

三、治疗

（一）保守疗法

少数输卵管妊娠可发生自然流产、吸收，因症状轻而无须手术和药物治疗，又称期待疗法。这一过程中应注意生命体征、腹痛变化，配合 B 超和 β-HCG 监测。

治疗过程中还应注意保温，卧床休息。酌情补液、输血，补充血容量，抗休克。

（二）药物治疗

主要适用于早期输卵管妊娠、要求保存生育能力的年轻患者，常用氨甲蝶呤（MTX）。

1. 全身给药

MTX 肌内注射，0.4mg/（kg·d），5 天为 1 个疗程；若单次剂量肌内注射，MTX 按 1mg/kg 或 50mg/m^2 计算。如治疗后 4 ~ 7 天 β-HCG 下降＜15%，应重复剂量治疗。然后每周重复直至 β-HCG 降至 5IU/L，一般需 3 ~ 4 周。

2. 局部用药

在 B 超引导下穿刺，或腹腔镜在直视下穿刺输卵管妊娠囊，吸出部分囊液以后注入 20mg MTX，若 β-HCG 1 周后无下降，可再注射或改行手术治疗。

运用化学药物治疗，部分患者可能失败，故在治疗期间应用 B 超和 β-HCG 进行严密监护。若用药后 2 周 β-HCG 下降并连续 3 次阴性、腹痛缓解或消失、阴道流血减少或停止者为有效。若病情无改善或加重，应立即进行手术治疗。

（三）手术治疗

分为保守手术和根治手术。根治手术为切除患侧输卵管，适用于内出血并发休克的急症患者。如有绝育要求，可同时结扎对侧输卵管。保守手术保留患侧输卵管，适用于有生育要求的年轻女性。保守手术切开输卵管取出胚胎后局部缝合，以保留输卵管功能。

手术治疗适用于：①生命体征不稳定或有腹腔内出血者。②诊断不明确者。③血 β-HCG 值高或附件包块大者。④期待疗法或药物治疗禁忌证者。⑤随诊不可靠者。

（四）自体输血

这是在缺乏血源的条件下抢救急性宫外孕的有效措施之一，但回收腹腔内血液必须符合下述条件：①妊娠＜ 12 周。②胎膜未破。③出血时间＜ 24 小时，血液未受污染，镜下红细胞破坏率＜ 30%。④每回收 100mL 血液加 3.8% 枸橼酸钠 10mL 抗凝，用输血漏斗垫 6 ～ 8 层纱布或 20μm 微孔过滤器过滤后，立即输回体内。自体输血 400mL 应补充 10% 葡萄糖酸钙 10mL。

第二节 高血压

妊娠期高血压病是妊娠期特有疾病，简称妊高征，多发生在妊娠 20 周以后，临床表现为高血压、水肿、蛋白尿等。子痫为本病最严重的阶段，严重时可出现抽搐、昏迷，常并发肝、肾、心、肺等脏器的功能衰竭及影响胎盘功能，为孕产妇和围生儿患病及死亡主要原因之一。我国发病率为 9.4% ～ 10.4%，国外报道为 7% ～ 12%。本病病因尚不清楚，基本病理生理变化是全身小血管痉挛，对母胎造成危害，甚至导致母儿死亡。据其主要临床表现，属于中医“子肿”“子晕”“子痫”范畴，中医认为本病原因在于肝、脾、肾三脏功能失调。临床常见证型有脾虚、肾虚、气滞、阴虚肝旺、脾虚肝旺、肝风内动、痰火上扰等。

一、妊娠和高血压的相互影响

（一）妊娠对高血压的影响

妊娠对高血压影响不大。孕期由于受孕激素水平的影响，平滑肌松弛，外周血管阻力下降，有1/3患者孕中期血压下降到正常，但一般在最后几周升高至孕前水平。虽然孕中期血压下降对母亲有益，但因血压降低减少子宫胎盘灌注，故对胎儿不利。孕晚期由于妊娠所致的心血管系统变化，如血容量增加（平均增加约35%）、心排血量增多、心脏负担加重，导致血压增高。

（二）高血压对妊娠的影响

原发性高血压患者妊娠时，妊高征发生率约为25%，且比正常孕妇发生妊高征者病情更重，症状出现早、进展快，肾功能迅速恶化，治疗效果不好。总体而言，轻、中度原发性高血压在整个妊娠中对机体影响不大，但血压进一步升高对胎儿不利，甚至危及母亲生命。主要影响如下：

1.胎儿宫内发育迟缓、流产和死胎

胎儿宫内发育迟缓与母亲高血压、血容量减少、子宫胎盘血流量及血管的变化有关。高血压越重、胎盘越小，胎儿宫内发育迟缓程度也越重。若合并妊高征后果更严重，胎儿患病率和死亡率比无并发症者高5倍。原发性高血压合并妊娠胎儿宫内发育迟缓发生率约9%，其原因是胎盘功能改变，胎盘通常比预计的小。由于供应绒毛蜕膜间隙的母体小动脉痉挛、硬化，使进入绒毛间隙血流减少，胎盘维持正常功能的能力下降，胎儿生长受到影响，造成流产、早产或胎死宫内。胎儿的预后与母亲血压高低有关：

（1）血压低于21.3/13.3kPa（160/100mmHg），很少发生流产。

（2）如血压高于21.3/13.3kPa（160/100mmHg），胎儿死亡率明显增加。

（3）血压高于26.7/14.7kPa（200/110mmHg），分娩正常婴儿的机会不超过50%。

妊娠前血压越高，妊娠中期血压上升，妊娠末期血压就越高，如出现尿蛋白，并发妊高征或眼底血管变化达 2 级以上，胎儿的预后不佳，活婴机会小。

2. 胎盘早剥

胎盘早剥的患者中约半数有血管疾病。原发性高血压合并妊娠者，血管痉挛、硬化，子宫胎盘灌注减少，增加胎盘早剥的危险，使胎儿和母亲死亡率增加。胎盘早剥的发生率取决于高血压的病程和疾病严重程度。轻度无并发症的高血压患者，胎盘早剥发生率为 0.45% ~ 1.9%；有并发症的重度高血压孕妇，胎盘早剥发生率是 2.3% ~ 10%。

原发性高血压合并妊娠者主诉腹痛，应引起重视，通过临床严密监测及超声辅助检查以排除有无胎盘早剥。

3. 各种并发症

原发性高血压合并妊娠可伴脑、心、肝、肾及全身血管功能性及器质性改变，增加脑血管意外、产后出血、肾功能衰竭等危险。一旦妊娠，高血压孕产妇危险明显增大，早产、死胎、胎儿宫内生长发育迟缓（IUGR）发生率亦增加，合并妊娠高血压综合征患者子痫发作的危险性、围生儿发病率及死亡率均明显增加。IUGR 胎儿成人后，易患高血压、冠状动脉硬化、心脏病及糖尿病。

二、临床表现

正常妊娠、贫血及低蛋白血症均可发生水肿，妊高征的水肿无特异性，因此不能作为妊娠期高血压病的诊断标准及分类依据。高血压较基础血压升高 30/15mmHg，而低于 140/90mmHg 时，不作为诊断依据，须严密观察。子痫是妊高征的重症阶段，从子痫前期开始，血压升得更高，或有明显蛋白尿，或肾、脑、肝和心血管系统等受累，引起相应临床症状。不过，原发性高血压合并妊娠的妇女，大部分年龄较轻，病程不长，心、脑、肾病变并不十分明显。

（一）典型体征

1. 高血压

高血压的定义是持续血压升高至收缩压≥ 140mmHg 或舒张压≥ 90mmHg。舒张压不随患者情绪变化是妊娠期高血压诊断和评估预后的一个重要指标。

2. 蛋白尿

每 24 小时内尿液中的蛋白含量≥ 300mg 或在至少相隔 6 小时的两次随机尿液检查中尿蛋白浓度为 30mg/L（“+”），则可诊断为蛋白尿。

3. 水肿

体重异常增加是许多患者的首发症状，体重突然增加每周≥ 0.9kg，或每月 2.7kg 是子痫前期的信号。孕妇出现水肿的特点是自踝部逐渐向上延伸的凹陷性水肿，休息后不缓解。水肿局限于膝以下为“+”，沿至大腿为“++”，涉及腹壁及外阴为“+++”，全身水肿，有时伴腹水为“++++”。

（二）相关检查

1. 血液检查

可有血液浓缩（血细胞比容≥ 35%），血浆及全血黏度增加；有凝血障碍时，主要为血小板减少，抗凝血酶Ⅲ（AT Ⅲ）下降。

2. 尿液检查

应测尿比重、尿常规、24 小时蛋白定量检查等。当尿比重≥ 1.020 时说明尿液浓缩，尿蛋白（+）时尿蛋白含量 300mg/24h，当尿蛋白（++++）时尿蛋白含量 5g/24h。重度子痫前期患者应每天检查 1 次尿蛋白。

3. 肝肾功能检查

肝细胞功能受损，可致天门冬氨酸氨基转移酶（AST）、丙氨酸氨基转移酶（ALT）升高，低蛋白血症，白/球蛋白值倒置等。肾功能受损时，血清尿素氮、肌酐、尿酸增加，其中尿酸增高可资与慢性高血压做鉴别诊断。测定 CO_2 结合力，能及时发现酸中毒。

4.眼底检查

因有不同程度血管痉挛存在，严重时出现视网膜水肿、剥离、出血等。

5.其他检查

心电图、超声心动图，胎儿超声检查等，视病情而定。

三、诊断和鉴别诊断

根据典型体征和相关检查，做出诊断不难，但有时还需要做出鉴别诊断：

1.高血压和妊高征

育龄妇女原发性高血压较少。孕妇在怀孕前或妊娠20周前血压≥18.7/12kPa（140/90mmHg）者称为妊娠合并原发性高血压。因妊中期及妊晚期前几周血压都下降，如高血压妇女孕20周时来就诊，血压可能为正常。然而在妊娠晚期血压又恢复到以前高血压水平，这时鉴别诊断慢性高血压和妊娠诱发高血压就比较困难，需要结合病史。

2.癫痫

癫痫发作时表现为全身肌肉持续性收缩，抽搐持续数秒钟后意识丧失，患者在妊娠前也有类似的发作史。如未合并妊娠高血压时，一般不会伴有血压升高、水肿及蛋白尿表现。癫痫可以发生在妊娠的任何时候，而子痫多发生在妊娠20周以后，发作前多有重度妊高征的临床表现，抽搐的时间较持久。

3.癔症

本病抽搐与子痫不同，常有一定的情绪刺激因素，有别人在场时才发病，神志清楚，抽搐无一定规律，大多无大、小便失禁。事后仍能回忆发作的经过，神经系统及脑电图检查正常，但未伴有妊娠高血压疾病者无高血压、水肿及蛋白尿。

4.蛛网膜下腔出血

可以发生在妊娠任何时期，头痛剧烈，伴有恶心、呕吐等，颅压增高症状明显，

CT 及脑脊液检查可发现蛛网膜下腔出血。但未伴有妊娠高血压疾病者，无高血压、水肿及蛋白尿。

5. 妊娠合并慢性肾炎

本病患者在妊娠前即有急、慢性肾炎病史，孕前就有不同程度的水肿及蛋白尿、高血压。

四、治疗

（一）妊娠高血压

可住院或在家治疗。保证充足的睡眠，取左侧卧位，每天休息不少于 10 小时；对于精神紧张、焦虑、失眠者可给予镇静剂，如地西泮 2.5mg，睡前口服；摄入充足蛋白质、维生素、钙、铁等，除重度水肿外，一般不严格控制食盐。间断吸氧，2 次 / 天，每次 30 分钟。

（二）子痫前期

应住院治疗，防止子痫及并发症出现。治疗原则为休息、镇静、解痉、降压、合理扩容和必要时利尿、密切监测母胎情况、适时终止妊娠。

1. 加强母胎监护

注意血压变化，每天至少测血压 2 次。注意体重变化，每周测体重 1 次。定期做血、尿常规及肝、肾功能检查，以及胎儿 B 超监护、B 超生物物理评分，孕 32 周后做 NST 和多普勒脐血流测定。

2. 休息

同上述妊娠高血压。

3. 解痉

硫酸镁是有效的解痉首选药物。给药方式如下：

（1）静脉给药。25% 硫酸镁 20mL（5g）加入 10% 葡萄糖液 20mL 中，缓慢静脉推注（5 ～ 10 分钟），继以 25% 硫酸镁 60mL 加入 5% 葡萄糖液 500mL

中静脉滴注，速度以每小时 1g 为宜，最快不超过 2g。

（2）据血压情况，决定是否加用肌内注射，用法为 25% 硫酸镁 20mL 及 2% 利多卡因 2mL 臀肌深部注射，每天 1 ～ 2 次。硫酸镁总量达每天 15 ～ 20g。

用药过程中可监测血清镁离子浓度，防止镁中毒发生。中毒现象首先为膝反射消失，随着血镁浓度增加可出现全身肌张力减退及呼吸抑制，严重者心跳可突然停止。

4. 镇静

当使用硫酸镁有禁忌或疗效不佳时，可适当使用镇静药物，选用对胎儿危害小的药物为宜，并在接近分娩时应限制使用。

（1）地西泮。2.5 ～ 5mg 口服，3 次 / 天，或 10mg 肌内注射或静脉缓慢推注（＞ 2 分钟）。

（2）冬眠合剂。哌替啶 50mg、异丙嗪 25mg 肌内注射，估计 6 小时内分娩者禁用。或哌替啶 100mg、氯丙嗪 50mg、异丙嗪 50mg 加入 10% 葡萄糖 500mL 中静脉滴注。病情紧急时可用 1/3 量加入 25% 葡萄糖液 20mL 中，缓慢（5 ～ 10 分钟）静脉推注，余下 2/3 量加入 10% 葡萄糖液 250mL 中静脉滴注。

5. 降压

当血压 ≥ 160/110mmHg，或舒张压 ≥ 110mmHg，或平均动脉压 ≥ 140mmHg 时，可在应用解痉药物后加用降压药物。

（1）拉贝洛尔。为非选择性 β 肾上腺受体拮抗剂。首次剂量 20mg，静脉注射；若 10 分钟内无效再给予 40mg，10 分钟内仍无效再给予口服 80mg，总量 1 天不超过 240mg。

（2）硝苯地平。又称心痛定，为钙离子慢通道拮抗剂，可抑制平滑肌收缩，使全身血管扩张、血压下降，5 ～ 10mg 口服，每天 3 次。本药与硫酸镁有协同作用。

（3）甲基多巴。为中枢 α 受体激动剂，进中枢后转变为甲基去甲肾上腺素，

激动血管运动中枢 α 受体，引起外周交感神经功能抑制而降压。降压同时心率减慢、心排血量减少及小动脉舒张，外周阻力明显降低，但肾血流量和肾小球滤过率都不减少，不影响肾功能。0.25g 口服，每天 2 次，据病情每 2 天调整 1 次剂量，每天不超过 2g。

（4）肼屈嗪。仅作为二线药使用，且不宜单独应用，可与甲基多巴、β 受体阻滞剂联用。

降压药治疗妊娠合并原发性高血压时，因其本身的特殊性，须考虑孕妇及胎儿安全。有些降压药物在孕期属禁忌。利尿剂可进一步减少血容量，使胎儿缺氧加重；血管紧张素转换酶抑制剂可致胎儿发育迟缓、羊水过少或新生儿肾功能衰竭，亦可能引起胎儿畸形；血管紧张素 β 受体阻滞剂也有类似于血管紧张素转换酶抑制剂的不良反应，长期使用有引起胎儿生长迟缓的可能；钙拮抗剂应用于妊娠期尚有争议。

6. 利尿

一般不主张应用，仅在必要时用于急性心力衰竭、急性肺水肿、全身性水肿、血容量过多且伴有潜在性肺水肿者。常用利尿剂有呋塞米、甘露醇等。

（1）呋塞米。为强利尿药，主要抑制肾小管髓袢钠、氯离子的重吸收，对髓袢升支的皮质部也有作用，还能扩张肾血管，增加肾血流量，调整肾血流分布，并阻断肾小管对钙、镁离子的重吸收。每天 20 ~ 40mg，分 1 ~ 2 次服用；或每次 20 ~ 40mg 静注，必要时可加量到每天 100 ~ 200mg；静滴须放入 5% 葡萄糖液 40 ~ 50mL 中，以防听力障碍发生。

（2）甘露醇。为渗透性利尿剂，注入体内后经肾小球滤过，极少由肾小管重吸收。甘露醇颗粒在尿中排出时带走大量水分，产生渗透性利尿作用。重度高血压伴肾功能不全存在少尿、无尿或脑水肿需降低颅内压时，有一定疗效。20% 甘露醇 250mL 快速静滴，可在 15 ~ 20 分钟内滴完，但禁用于心力衰竭及肺水肿者。

7. 扩容

一般不主张扩容治疗，仅用于严重低蛋白血症、贫血，可选用白蛋白、血浆、全血等。

8. 适时终止妊娠

（1）终止妊娠指征。①子痫前期患者经积极治疗 24 ~ 48 小时仍不满意。②子痫前期患者孕周已≥ 34 周者。③子痫前期患者，孕龄不足 34 周，胎盘功能减退，胎儿已成熟。④子痫前期患者孕龄不足 34 周，胎盘功能减退，胎儿未成熟，可用地塞米松促胎儿成熟后终止妊娠。⑤子痫控制后 2 小时，可考虑终止妊娠。

（2）终止妊娠方式。①引产。适于病情控制后宫颈条件成熟者。先行人工破膜、羊水清亮者，可给予缩宫素静脉滴注引产。第一产程应密切观察产程进展情况，保持产妇安静和充分休息；第二产程应以会阴后－侧切开术、胎头吸引或低位产钳助产缩短产程；第三产程应预防产后出血。产程中应加强母儿安危状况及血压监测，一旦出现头痛、眼花、恶心、呕吐等症状，立即以剖宫产结束分娩。②剖宫产。适用于有产科适应证，宫颈条件不成熟，不能在短期内经阴道分娩，引产失败，胎盘功能明显减退，或已有胎儿宫内窘迫征象者。

（三）出现子痫

1. 控制抽搐

首选 25% 硫酸镁 20mL 溶于 25% 葡萄糖溶液 20mL 缓慢静脉滴注，或置小瓶中缓慢静脉滴注，再将硫酸镁以每小时 2g 速度静脉滴注，同时加用冬眠合剂或地西泮等。血压高时静脉给降压药。须降低颅内压时，给予 20% 甘露醇 250mL 快速静脉滴注，出现水肿时则用呋塞米 20 ~ 40mg 静脉注射。

2. 防止受伤

单人暗室，专人护理。如有义齿应取出，并以缠纱布压舌板置于上下臼齿间以防咬伤舌头。减少各种刺激以免诱发抽搐。

3. 严密观察病情变化

及时进行必要检查了解母胎状态，及早发现与处理并发症。抽搐控制 6 ~ 12 小时应终止妊娠。如宫颈条件不成熟应做剖宫产结束分娩。

（四）注意事项

1. 子痫前期

患者无论轻症或重症，一经发现均应转至有条件的医院，进行系统的检查及治疗，避免子痫的发生。

2. 出现子痫

一经发现应立即静脉注射硫酸镁控制抽搐，同时迅速转至有条件的医院进行抢救。

3. 怀孕后

首次发现血压升高≥ 140/90mmHg 者，可在社区给予药物治疗，严密监测母胎情况。如发现血压持续上升，出现上腹部不适或头痛等症状，应及时诊治或转诊。

第三节 心脏病

妊娠妇女循环系统的负荷增加，在胎儿、胎盘和孕期激素等的作用下，母体心血管方面和血液系统发生了一系列变化。本来心脏功能在正常的情况下是完全可以承受身体各种负担的，但妊娠时不断增加的循环负荷，不仅可诱发并加剧妊娠前隐匿的心脏疾病，还可使已经存在心脏病的孕妇心功能受到进一步的损害，当无法承受妊娠与分娩所增加的心脏负荷时即可发生心力衰竭并危及生命。妊娠并发的心脏病临床上多见的有先天性心脏病、风湿性心脏病、心律失常、冠心病等，可导致心力衰竭；围产期心肌病则以充血性心衰为主要临床表现，迄今病因不明。

据报道，100 例妊娠女性中合并心脏病者约有 1 ~ 3 例，孕产妇死亡中 10.0% ~ 15.0% 是因为合并心脏病。另外，孕妇的心脏病又可威胁胎儿的安全，使流产、早产、胎儿窘迫及小于胎龄儿和围生儿死亡率增高。据统计心脏病患者无论是先天性或获得性，其子代先天性心脏缺陷的发生率均高于正常人群，因而及时与正确地诊断并处理心脏病患者的妊娠与分娩是很重要的，有助于降低孕产妇及围生儿死亡率。

一、正常妊娠对心血管功能的影响

（一）妊娠期

孕期总循环血量逐渐增加，血流动力学发生变化，至孕 32 ~ 34 周达高峰，比未妊娠时增加 30% ~ 45%。尤其妊娠晚期，一方面心排血量加大、心率加快，心脏负担加重；另一方面子宫增大，因膈肌上升、心脏向左向上移位、右心室压力增加、大血管屈曲等因素的影响，导致心脏负担机械性增加。同时，孕期耗氧量在 16 ~ 40 周间增加 15%，也要求血液循环加快，而增加心脏负担。

（二）分娩期

第一产程时，子宫每次收缩均使回心血量及心排血量阵发性地增加 20% 左右，平均动脉压增高 10%，同时，使右心房压力增高，使原来负担已经加重的左心室负担进一步加重。第二产程时，除子宫收缩外，腹肌与骨骼肌都参加活动，使周围血管阻力更加增加，加之产妇屏气用力，肺循环压力增高，同时腹压加大，使内脏血液涌向心脏。所以，在此期心脏负担最重，易导致心衰发生。第三产程，胎儿娩出后，腹压骤减，子宫迅速缩小，血液淤滞于内脏血管床，回心血量急减；产后胎盘排出，胎盘循环消失，排空的子宫收缩，大量血液从子宫突然进入血循环中，使心脏负担加重，容易导致心衰。

（三）产褥期

产后 24 ~ 48 小时内，潴留于组织内的液体大部分回流至血循环内，使血循环量再度增加，体液再次加重心脏负担。一般 4 ~ 6 周内多余水分逐渐从肾脏排出后，才能恢复到非孕时水平。因此，患心脏病的孕妇最危险期为妊娠 32 ~ 40 周、分娩期以及产褥早期。

二、妊娠心脏病诊断

（一）诊断要点

1. 病史

除现有病史外，孕前可能曾有心脏病病史、风湿热病史、心衰史、心脏手术史。

2. 临床表现

（1）症状。有各类心脏病相应的症状。

（2）体征。心脏扩大，有粗糙响亮的Ⅱ级或Ⅱ级以上收缩期杂音，有舒张期或舒张前期杂音，伴有严重心律不齐，如心房颤动或扑动等。

3. X 线检查

可有心界扩大，含心房或心室扩大。

4. 心电图

可提示各种心律失常，ST–T 段改变。

5. 超声心动图检查

可能提示心内结构及各瓣膜出现异常。

（二）心衰表现

妊娠并发的心脏病变得严重时，可有心衰表现，需加以注意并及时处理。

1. 早期心衰表现

（1）休息时心率超过 110 次 / 分。

（2）休息时呼吸每分钟超过 20 次。

（3）轻微活动后即有胸闷、气急及心悸。

（4）夜间阵发性呼吸困难。

（5）肺底部出现少量持续性湿啰音，咳嗽后不消失。

2.典型心衰表现

（1）左心室衰竭。①劳动或活动后呼吸困难，夜间有阵发性呼吸困难，端坐呼吸，咳嗽，咯白色泡沫样痰，严重者咯粉红色泡沫痰。②呼吸次数增加，心率加快，初期肺内可闻及哮鸣音，后出现肺底湿性啰音，可逐渐发展为全肺大、中、小水泡音。③口唇青紫，有心脏病体征。

（2）右心室衰竭。①食欲不振，上腹部胀痛，恶心，尿少。②颈静脉充盈，肝大，下肢水肿，并有心脏病体征。

（3）全心衰竭。上述（1）和（2）的表现混合存在。

（4）左心房衰竭。有呼吸困难，急性肺水肿为急性左心室衰竭的典型表现。

（三）心功能分级

按 NYHA 分级，患者的心脏功能可分为四级：①Ⅰ级，一般体力活动不引起不适。②Ⅱ级，一般活动引起不适并稍感不能胜任。③Ⅲ级，一般体力活动多受限制，轻微活动即感不适，或不能胜任，休息后好转，尚有代偿功能。以往有心衰史，不管目前疾病有无症状，均属Ⅲ级。④Ⅳ级，不能胜任任何体力活动，患者的代偿功能失调。

三、治疗

（一）一般处理措施和注意事项

（1）对有心脏病的育龄女性，一定要做好孕前咨询，明确心脏病的类型、程度、心功能状态，以确定能否妊娠。

（2）应及早纠正各种妨碍心脏功能的因素，如贫血、心律失常、妊娠高血压、各种感染尤其是上呼吸道感染。

（3）对不宜妊娠者做好解释工作，早期发现，审慎终止。采用适当方式严格避孕。

（4）帮助孕妇消除恐惧心理，家人亦需配合，给予患者更多关心。保持心情舒畅，生活规律，并加强自我监护。

（5）饮食宜清淡营养，多食高蛋白、低碳水化合物食品、新鲜蔬菜、水果等。

（6）注意预防感冒。

（二）按并发症分类治疗

1.先天性心脏病

（1）产前。①不宜妊娠的情况：既往有心力衰竭病史、右向左分流型先天性心脏病（发绀型）、未经手术或虽经手术矫治而心功能Ⅲ级及Ⅳ级以上者、心电图提示有房颤并有心室肥厚及心肌损害者、心脏射血分数（EF）≤ 60%。②可以妊娠：无以上不宜妊娠条件，心功能为Ⅰ ～ Ⅱ级者可以妊娠，妊娠后应在内科和产科医师共同严密监护下，定期系统做产前检查。

（2）围生期监护。①不宜妊娠者于 12 周前终止妊娠。若已超过 12 周，且终止妊娠风险与继续妊娠、分娩相当，予积极治疗，继续妊娠直到分娩。顽固性心衰者在严格监护下行剖宫取胎术。②定期产前系统检查，及早发现心衰的早期征象。尤其在妊娠 32 周以后心衰易发作，增加产检次数。发现早期心衰，应立即住院治疗。孕期顺利者应在孕 36 ～ 38 周提前住院待产。右向左分流型先心病孕妇，因心功能差等原因，平均分娩孕周在 35 周左右。③心衰预防。加强营养，充分休息，每天睡眠时间 10 小时以上。避免过劳及情绪激动，限制活动量，高蛋白、高维生素、低盐、低脂肪饮食，防治贫血，防止感染，治疗心律失常，防治妊娠期高血压疾病等其他并发症。控制整个妊娠期体重增加不超过 10kg。④心衰治疗。如发生心衰立即半卧位，吸氧，强心、利尿（如速尿静注）治疗。原则是心衰控制后再行产科处理，应放宽剖宫产指征。如为严重心衰，经内科治疗无效，继续发展将导致母胎死亡时，可边控制心衰边紧急剖宫产。

（3）分娩期。①选择适宜的分娩方式。如心功能为Ⅰ～Ⅱ级，头盆相称，宫颈条件良好者，可考虑严密监护下经阴道分娩。左向右分流型先心病孕妇临产时宫缩会引起全身血管阻力增加，使左向右分流增加，可能诱发右心衰竭，产时可使用镇痛剂或硬膜外麻醉以减少外周阻力。②分娩时需注意密切观察生命体征，及时发现并处理早期心衰。避免屏气，行会阴侧切术等尽可能缩短第二产程。③第三产程腹部放置沙袋，以防腹压骤降而诱发心衰。使用缩宫素预防产后出血（禁用麦角新碱，慎用前列腺素制剂），出血时应适当输血、输液并注意输液速度不应过快，以免诱发心衰。④大多数学者主张放宽剖宫产指征，可取半卧位或左侧卧位 15°，上半身抬高 30°，选用连续硬膜外麻醉或全麻，不宜再妊娠者应同时行输卵管结扎术，临产时即予广谱抗生素预防感染，新生儿娩出后注意检查有无先心病。

（4）产褥期。产后 3 天内仍是发生心衰的危险时期，应充分休息、密切监护，应用广谱抗生素 1 周预防感染。心功能Ⅲ级以上者不宜哺乳。

（5）孕期心脏手术。先心病心脏手术应尽可能在幼年、孕前或产后进行。如妊娠早期出现循环障碍症状，孕妇不愿终止妊娠，内科治疗效果不佳且心脏手术操作不复杂时，可选择在妊娠 12 周前进行手术，并注意保胎和预防感染。

2. 风湿性心脏病

治疗原则是防止心力衰竭和细菌性心内膜炎。

（1）不宜妊娠。具有下列情况者应劝其避孕，若已妊娠应及早终止妊娠：①心功能Ⅲ～Ⅳ级、经治疗未见好转者或治疗一度好转而又反复者。②有心衰史者。③近期感染心内膜炎或活动性风湿热者。④合并内科疾病，如慢性肾炎、高血压、肺结核者。

（2）可以妊娠。心功能在Ⅰ～Ⅱ级，以往无心衰者允许妊娠。

（3）其他。围生期、分娩期、产褥期处理见妊娠合并先天性心脏病。

3. 冠心病

妊娠合并冠心病患者的治疗选择须考虑对母亲和胎儿的影响，应与心内科医师共管。

（1）药物治疗。指用硝酸酯类、β 受体阻滞剂、钙离子拮抗剂、转换酶抑制剂、调节血脂药、抗凝药和中药等药物进行治疗。① β 受体阻滞剂对妊娠安全，为孕期最适宜选用的药物，特别是心率较快者，并以缓释剂为好；少数急性心肌缺血或梗死患者需使用有机硝酸盐和钙拮抗剂，但这些药物可能导致母亲低血压及胎儿窘迫。②小剂量阿司匹林对妊娠是安全的，可加用肠溶阿司匹林 100mg，1 次 / 天。③合并心衰及心律失常时需加用纠正心衰、抗心律失常治疗药物。

（2）介入治疗。目前应用最广泛的介入治疗术就是溶栓治疗、经皮冠状动脉腔内成形术及冠脉支架术。孕妇病情危重不能以药物控制时可行介入治疗。因这类手术使胎儿受到放射线的危害，应尽可能避免在早孕期进行。

（3）外科手术治疗。指冠状动脉旁路移植术，即冠脉搭桥术。病情严重不能继续等待至产后者可考虑进行外科搭桥手术。

（4）产前处理。①孕期治疗的重点是改善孕期和围产期心血管负荷。对孕早期出现顽固性缺血或心衰的患者应人工流产终止妊娠。②产前患者应休息和避免紧张活动，并继续监测有无心律失常或充血性心力衰竭的症状。实行以心内科治疗为主的两科共管。③心绞痛和心肌梗死的治疗原则与非孕患者相同。

（5）分娩和产后处理。①肺动脉导管术监测血流动力学，适合不稳定的病人，有助于早期发现和纠正分娩中血流动力学异常。如有异常，应尽早剖宫产。②外部的心脏监护是必要的，充分供氧和止痛。若有必要，让患者左侧卧位增加心排血量。宫口开全尽早使用胎吸或低位产钳缩短第二产程。③急性心肌梗死 4 天内进入产程的患者，经验支持剖宫产。④麻醉选择。硬膜外麻醉可减少分娩中血流动力学波动和血管扩张所致左室负荷降低。使用全身麻醉时应避免给左室收缩功能不全的药物。慎用阿托品和氯胺酮以防止心动过速。⑤有条件者产后 24 ~ 72 小时应行持续性血流动力学监测，患者应该避免用力。

4. 心律失常

（1）正确判断室性期前收缩类型、症状，掌握原有心脏病变的详细信息，根据不同的临床表现决定是否给予治疗及正确选择治疗方法、确定治疗终点。

（2）对急性心肌缺血，近年来成功开展溶栓或直接经皮介入干预。目前不主张预防性使用抗心律失常药物，因抗心律失常药物本身可引起心律失常。

（3）急性心肌梗死发生室早或窦性心动过速，早期使用 β 受体阻滞剂可能减少室颤危险。

（4）终止妊娠。妊娠满 37 周，无器质性心脏病，在控制心律失常情况下终止妊娠，无头盆不称可阴道分娩。如未足月时，若无器质性心脏病，心功能正常，可在严密产科与心内科医师监测下继续妊娠；若为急性心肌缺血型，与心内科共同商讨终止妊娠的时间及方式。

5. 围产期心肌病

多发生于 30 岁左右无心脏病的经产妇。患者大多在妊娠末期或产后 2 ~ 20 周出现呼吸困难、肝大、水肿、血痰等心衰症状，与扩张型心肌病相似，以充血性心力衰竭为主要临床表现。患者可出现心室扩大，肺循环或体循环栓塞的可能性大，可有附壁血栓。

本病如能早诊断、早治疗，可取得良好效果，预后好。患者增加营养、补充维生素、安静休息非常重要。临床治疗以对症为主：

（1）充血性心力衰竭。对洋地黄的反应比较好，可快速使用以迅速控制心衰，还可加用血管扩张剂和小剂量的利尿剂。

（2）治疗心律失常。

（3）对于出现栓塞的患者，应用抗凝剂。

（三）心力衰竭的治疗

孕产妇心衰与非妊娠心衰的治疗原则相同。

1. 一般措施

在早期及时发现和治疗心衰患者。采取高蛋白、低脂肪、低盐、富含维生素的饮食，少量多餐。患者住院观察和治疗。具体措施如下：

（1）限制活动、注意休息。应严格卧床休息，取半坐卧位，或抬高床头。

（2）吸氧。咯泡沫痰者，可使氧气通过 75% 乙醇后吸入。

（3）镇静。小剂量哌替啶不仅能镇静、止痛，抑制过度兴奋的呼吸中枢及扩张周围血管，减轻心脏前后负荷，且可抗心律失常。

（4）抗心律失常。可使用利多卡因或普萘洛尔，每次 10mg，每天 3 次，口服。

（5）间断服用地高辛和利尿剂，预防感染。

2. 限制或去除病因

如纠正心律失常、降低血压、控制甲状腺功能亢进病情、抗贫血、抗病毒治疗等。

3. 减轻心脏负担

限制钠盐的摄入，适当控制入量，使用利尿剂、血管扩张剂减轻心脏前后负荷，减少心肌耗氧量，改善心功能，如呋塞米、酚妥拉明、乌拉地尔等。多瓣膜病变心衰以扩张静脉为主，用硝酸甘油、硝酸异山梨酯等。血管扩张药剂量如下：

（1）减轻心脏前负荷的血管扩张药物。硝酸异山梨酯，每次 5 ~ 10mg，每天 3 次，口服。硝酸甘油，2 ~ 3mg，加入 5% ~ 10% 葡萄糖溶液 100 ~ 200mL 中，开始每分钟 5 ~ 10μg 静滴，可逐渐加至每分钟 40 ~ 50μg。

（2）减轻心脏后负荷的药物。酚妥拉明，10 ~ 20mg，溶于 5% ~ 10% 葡萄糖溶液 100mL 中，以每分钟 0.1 ~ 0.2mg 的速度静脉滴入。危重症患者可用 1mg，自三通管静脉注射，每 3 ~ 5 分钟 1 次。注意血容量。硝普钠 10mg，溶于 5% ~ 10% 葡萄糖溶液中，静脉滴入，开始为 10 ~ 15μg/min，可逐渐加量至 100μg/min。注意血压及胎儿是否窒息。肼屈嗪（又名肼苯达嗪）每次 25mg，每天 3 次，口服。

4. 正性肌力

可增强心肌收缩力、改善心脏舒张功能，用洋地黄类药物如去乙酰毛花苷，β 受体激动剂如巴胺、多巴酚丁胺等。

（1）急性心衰。应用快速洋地黄制剂以改善心肌状况。去乙酰毛花苷 0.4mg，加入 25% 葡萄糖溶液 20mL 中，静脉缓慢注射。必要时可 2 ~ 4 小时后重复使用，总量可达 1.2mg，维持量 0.2 ~ 0.4mg。0.25mg 毒毛花 K，加入 25% 葡萄糖溶液 20mL 中静脉缓慢注射，必要时 6 ~ 8 小时后再给 0.125 ~ 0.25mg，前 24 小时用量不超过 0.5mg，维持量 0.125 ~ 0.25mg，注意药物蓄积中毒。

（2）慢性心衰。地高辛口服，每次 0.25 mg，每天 3 次。2 ~ 3 天后改为 0.25 ~ 0.5mg，每天 1 次。洋地黄，每次 0.1g，每天 3 次，口服，2 ~ 3 天后改为每次 0.1g，每天 1 次。洋地黄毒苷，每次 0.1mg，每天 3 次，口服，2 ~ 3 天后改为每天 0.1 mg，每天 1 次。

5. 改善心脏舒张功能

妊娠合并心脏病患者心功能Ⅲ ~ Ⅳ级者心脏舒张功能显著下降，严重者左心房压力超过 20mmHg 将引起肺淤血。可用利尿剂及硝酸甘油静脉滴注，心动过速者试用小剂量钙拮抗剂或 β 受体阻滞剂。利尿药剂量如下：

（1）排钾利尿药。使用时应同时补钾。依他尼酸钠，每次 25mg，每天 1 ~ 2 次，静脉或肌内注射。呋塞米（速尿），每次 20 ~ 40mg，每天 2 次，静脉或肌内注射。布美他尼（丁脲胺）每次 0.5 ~ 2.0mg，每天 1 ~ 2 次，静脉注射，多用于顽固性水肿。氢氯噻嗪，每次 25mg，每天 2 ~ 3 次，口服。氯噻酮，每次 0.1g，每天 1 ~ 2 次，口服。

（2）保钾利尿剂。一般与排钾利尿剂合用，单独应用时可发生高血钾。氨苯喋啶，每次 25 mg，每天 3 次，口服。螺内酯（安体舒通），每次 20mg，每天 3 次，口服。

6. 维护心肌代谢

应纠正电解质紊乱以及酸碱平衡失调，可使用能量合剂、果糖、泛癸利酮等。

7. 治疗急性肺水肿

半坐位，吸氧（鼻导管、面罩或呼吸机正压给氧）以纠正缺氧，皮下注射吗啡镇静。使用快速利尿和扩血管药物减少肺循环容量，去乙酰毛花苷静脉推注增强心肌收缩力，应用皮质激素和大量维生素 C 降低肺毛细血管通透性，抗生素控制感染。

8. 孕期顽固难以控制的心力衰竭产科处理

（1）终止妊娠。①妊娠早期心功能Ⅲ ~ Ⅳ级者不宜继续妊娠，以无痛流产终止妊娠为佳。②中期妊娠或接近妊娠 32 周的患者，尽量改善心功能，并给予促胎肺成熟治疗。终止妊娠方式以剖宫取胎或剖宫产为宜。

（2）孕期内施行心脏手术，改善心功能后继续妊娠。某些类型的心脏病在孕期引起难以完全控制的心力衰竭时，可以在妊娠期施行心脏矫治手术，使心功能显著改善，妊娠得以继续维持。如重度二尖瓣狭窄患者的二尖瓣扩张术、动脉导管未闭的矫治术等，心脏手术时间宜在孕 20 ~ 30 周。

（3）孕期安装心脏起搏器。个别心动过缓的心律失常病例，经药物治疗无效，可安装心脏起搏器。

（4）不宜再妊娠者，剖宫产同时或产后 1 周行绝育术。

第四节 糖尿病

糖尿病是一种多基因遗传的内分泌代谢性疾病，有家族遗传倾向。妊娠糖尿病多数是在妊娠期通过葡萄糖筛选才发现，发生率在2%左右。患糖尿病的孕妇容易并发妊娠高血压综合征、羊水过多、难产及产后出血感染。围产儿则易发生巨大儿、死胎、死产、畸形、新生儿低血糖、呼吸窘迫综合征（ARDS）等，故围产儿死亡率较高。本病属中医“消渴”范畴，多因素体阴虚，复因饮食不节、情志失调、劳欲过度所致，以阴虚燥热为基本病机。

一、病理生理过程

从妊娠早期开始，胎儿不断从母血中摄取葡萄糖，使孕妇血糖水平略低于非孕时。以后随妊娠进展，碳水化合物代谢率增高，要求胰岛素的分泌量也代偿性地增高，以维持糖代谢平衡。若胰岛代偿功能不足，不能适应增高的要求，则血糖增高。再者随着妊娠的进展，母体内及胎盘内各种激素如雌激素、孕激素、生长激素、肾上腺皮质激素、甲状腺素及胎盘催乳素等均有增加，这些激素在周围组织中都有抗胰岛素作用，这就使母体对葡萄糖的利用量和消耗量降低，满足胎儿对葡萄糖的需要和摄取。妊娠期对胰岛素的需要量比未孕时增加约1倍，因此胰岛素供不应求将会引起糖尿病，或使原有糖尿病患者的病情加重，而在早孕期及分娩期，因孕产妇进食少，糖原消耗大，能量供应依靠身体脂肪分解，脂肪酸增加、氧化不全，易致酮症酸中毒。分娩后胎盘排出，体内激素水平恢复正常，抗胰岛素作用消失，胰岛素需要量减少，若不及时减少胰岛素用量，则易发生低血糖症。

糖尿病对妊娠中的孕妇、胎儿和新生儿的影响，取决于疾病的严重程度及是否得到有效控制。糖尿病常导致小血管壁增厚、管腔狭窄，尤易并发妊娠高血压综合征（比一般孕妇高 4 ～ 8 倍），因此子痫、胎盘早剥、脑血管意外的发生率相对较高。糖尿病患者抗感染力明显低下，易发生泌尿生殖系统感染，甚至发展为败血症；羊水过多、巨大儿、难产、产后出血的发生率均有增高，畸胎率亦高；胎儿及新生儿的死亡率亦明显增高，这多是因胎盘供血供氧功能不全及肺功能不佳所致。

二、临床诊断

（一）诊断依据

（1）病史。患者常有糖尿病家族史，这种情况占 20% ～ 80%，以孕妇母系糖尿病家族史更多见，有些患者有糖尿病史。原因不明的多次流产、胎死宫内、早产、畸胎及巨大儿等异常妊娠分娩史，也与妊娠糖尿病有关。久治不愈的念珠菌性阴道炎、毛囊炎、外阴瘙痒及湿疹等，也是本病的敏感因素。

（2）患者孕早期易发生真菌感染、妊娠剧吐。

（3）孕期有多饮、多食、多尿症状，随妊娠体重增加明显，孕妇体重＞90kg。

（4）尿糖检查阳性。

（5）眼底检查可见视网膜改变。

（6）空腹口服 50g 葡萄糖 1 小时后抽血查血糖（葡萄糖筛选试验）≥ 7.8mmol/L（140mg/dL）者，应做口服糖耐量试验（OGTT）予以确诊。

葡萄糖筛选阳性者进行 75g 糖耐量试验，即 OGTT。禁食 12 小时后，口服葡萄糖 75g，测空腹及服糖后 1 小时、2 小时、3 小时 4 个时点血糖，正常值为 5.6mmoL/L、10.5mmoL/L、9.2mmoL/L 和 8.0mmoL/L，即 100mg/dL、190mg/dL、165mg/dL、145mg/dL。如仅 1 次高于正常值，诊断为糖耐量受损；如有任何 2 次超过正常值，可诊断为妊娠期糖尿病。

（7）做出诊断后，可按国际通用妊娠糖尿病分期（White 分级法）分类，估计糖尿病严重程度：

1）A 类，空腹血糖正常，葡萄糖耐量实验异常，仅需饮食控制，年龄及病程不限。

2）B 类，成年后发病，年龄＞ 19 岁，病程＜ 10 年。饮食治疗 + 胰岛素治疗。

3）C 类，10 ~ 19 岁发病，病程 10 ~ 19 年。

4）D 类，小于 10 岁发病，病程≥ 20 年，或眼底有背景性视网膜病变，或伴发非妊娠高血压综合征性高血压。

5）E 类，盆腔血管病变。

6）F 类，肾脏病变。

7）R 类，增生性视网膜病变。

8）RF 类，R 和 F 级指标同时存在。

（二）鉴别诊断

需与孕期生理性糖尿鉴别，其发生率为 10% ~ 20%。因暂时性肾阈降低而有糖尿，但血糖正常，可疑时测定空腹血糖和做糖耐量试验确诊。

三、治疗

（一）孕妇监护和治疗

器质性病变较轻或控制较好者，可在适当时机妊娠，要严密监护孕妇情况，监护愈早并发症愈少，但糖尿病并发严重心血管病变、肾功能减退或眼底病变的患者，不宜妊娠。

（1）如在妊娠 7 周前能使空腹血糖值低于 100mg/dL，则畸胎率明显下降，并可预防以后巨大儿、羊水过多、妊娠高血压综合征等发生，亦可降低围产儿死亡率。

（2）控制血糖在 6.7mmol/L（120mg/dL）以下，围产儿死亡率最低，胰岛素量根据血糖调整。每天热量为 150J/kg（36kcal/kg）左右，其中糖类占 40% ~ 50%，脂肪和蛋白质各为 20% ~ 30%，适当补充铁、钙及维生素等。

（3）与眼科、内科医师一起了解孕妇眼底情况、心肾功能，勤做产前检查，必要时提前住院。积极发现和治疗妊高征。

（4）产时处理。巨大儿有相对头盆不称、产程长或引产不顺利，应注意避免死胎、死产或血管病变。产妇病情重应考虑剖宫产，否则尽量阴道分娩，应行阴道助产缩短第二产程，严格无菌操作，及早使用抗生素。产时适当减少胰岛素，警惕低血糖。

（5）产后用抗生素预防感染，适当减少胰岛素。

（二）胎儿监护和治疗

（1）密切监测胎儿生长、胎盘功能情况，排除胎儿畸形。一般认为妊娠36周的胎儿宫内死亡的发生率逐渐增加，故糖尿病孕妇应在妊娠35周左右住院，在严密观察下待产，宜在孕37 ~ 38周分娩。若胎盘功能减退或孕妇病情加重需提前终止妊娠，因本病新生儿易发生呼吸窘迫综合征（RDS），应做L/S值、PG测定、泡沫试验，了解胎儿肺成熟度。以L/S值2.5 ~ 3.5显示肺成熟，未成熟者于羊膜腔内注射地塞米松促其成熟。

（2）晚期妊娠时对胎儿的严密监护包括胎动计数及尿雌三醇（胎盘功能）、胎心率（电子仪监护）、胎儿双顶径、胎儿成熟度等的测定，可借此判断胎儿宫内情况是否良好、生长发育是否正常等，以选择最合适的时间分娩。

（3）不论孕周多少，所有新生儿均按早产儿处理，防止RDS、低血糖、低血钙，根据血糖结果早喂糖水。

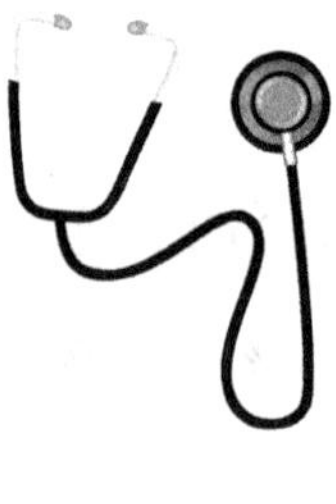

第三章　盆底及相关疾病

第一节 排尿功能异常

一、尿失禁

尿失禁指膀胱内尿液无法自主控制地自行流出。本病患者女性居多，可以发生于各年龄组，但以老年女性更为常见。有一些患本病的女性甚至会在用力，或是在咳嗽、大笑时，出现尿失禁的表现；有些病情比较严重的中老年女性，在出现尿意以后，常常还在走向厕所的途中，尿液就流出来了。

本病一般在秋冬季节表现得更加严重。

（一）致病因素

1.生产和产伤造成身体的损伤

有些女性在生育分娩的时候，由于盆腔肌肉受到损伤，致使对于盆腔器官的支撑能力下降，由此引起压力性尿失禁，还有些女性患子宫下垂，或是尿道存在膨出的情况，以及生育次数多等，都可导致尿失禁。

2.年龄增大引起身体机能减退

年龄增大也是一些女性出现尿失禁的一个原因。随着年龄的增长，身体各系统组织器官功能呈现下降的趋势，逐步地走向衰退。尤其女性盆底肌肉由于功能的减退而出现无力松弛的情况，成为造成尿失禁的重要原因。

3. 脂肪堆积的影响

如果不注意控制饮食，或是很少运动，都会使身体脂肪堆积，而影响对排尿的控制。实际上，年龄的增长，也会使腰、腹部位出现脂肪堆积，这会对膀胱产生较大的压力，引起尿失禁。因此，发现自己体重增加甚至超重时要及时减肥，将收到美容和健康双重效果。平时饮食中应多些蔬菜和水果以增加粗纤维摄入，忌烟酒及刺激性食品，将科学的运动与饮食结合起来，同时注意保持乐观的心态。

4. 疾病的作用

不少疾病会引起尿失禁，尤其是泌尿系统疾病可直接损害泌尿器官，如肾盂肾炎、膀胱炎等就容易出现尿失禁症状。有些尿失禁病例是由先天性疾病引起的，如尿道口异位、先天性膀胱尿道瘘等。这时需要积极治疗原发疾病。

5. 更年期体内激素的变化

女性到了更年期，体内的雌激素水平会出现较大的变化，这时容易出现代谢失衡。尿道的黏膜发生相应改变，变得薄弱，其张力也减弱，易导致尿失禁。

6. 精神因素的作用

现在女性无论是在工作中还是生活中，都会面临种种压力，这就使人长期处在精神紧张之中，继而产生易焦虑情绪不稳的状况，有时还会出现抑郁症。这会反映在身体上，如出现神经源性膀胱，使膀胱肌肉功能受损，引起尿频、尿急、尿痛等反应，严重时可因无法控制膀胱肌肉的收缩而造成尿失禁。

（二）临床分类和疾病表现

尿失禁主要分为如下数种，各有相应的临床表现：

1. 压力性尿失禁

当身体的动作使腹内压急剧地升高时，尿液即难以控制地流出，这类尿失禁被称为压力性尿失禁。患者推拉重物、高歌、打喷嚏、咳嗽、大笑、喊叫，甚至受到颠簸，都可出现尿失禁。这是因为逼尿肌的收缩使膀胱内压增高，尿液不随意地流出，而患者尿道括约肌的功能不全，括约肌所产生的尿道阻力不能阻止尿液的流出，因而尿液漏出而发生尿失禁。

2. 功能性尿失禁

患者的排尿功能正常，但存在功能失调，或膀胱、尿道间正常的解剖关系出现异常，导致膀胱逼尿肌收缩、压力增高时括约肌产生的相应尿道压力没有增高。功能性尿失禁的临床表现常常与压力性尿失禁相似，但病因不同。发生尿失禁时患者可感觉膀胱充盈，但精神状态、环境因素或身体动作等原因却导致忍不住地排尿。

3. 急迫性尿失禁

此型尿失禁实际上是膀胱过度活动症以及膀胱痉挛、神经源性膀胱（神经的调节机制紊乱）的表现。患者膀胱逼尿肌反射亢进或不稳定，相应尿道括约肌的反应不协调（未收缩或收缩力弱），从而引起尿急、尿频甚至尿失禁等症状，多见于中风患者。

4. 充溢性尿失禁

这是因膀胱较长时间地充盈，产生了超过尿道阻力的压力，尿液因而漏出而出现的尿失禁。充溢性尿失禁的病理机制包括：①糖尿病、脊髓创伤等导致的无张力膀胱，此类患者膀胱不能收缩。有时充溢性尿失禁是由膀胱括约肌功能失调所致。②膀胱流出道出现梗阻，可能是机械性的，也可能是功能性的。50% 左右的便秘患者存在充溢性尿失禁，年长患者出现粪便嵌顿时可使膀胱流出道受阻而致本型尿失禁，前列腺增生、前列腺癌也可导致本症。③精神性尿潴留可引起本症，但少见。

（三）检查和诊断

1.检查

（1）实验室检查。可包括尿培养、尿常规、尿素氮、尿肌酐和血肌酐，以及血糖和血清钾、钠、氯等。如观察记录显示患者尿急、尿频且伴镜下血尿，就应做进一步检查以排除泌尿系统的炎症、结核及肿瘤等。如存在多尿的现象，就应做血钙、白蛋白、血糖等检查。

（2）尿动力学检查。可据此确诊。常用的有压力性尿失禁检查和逼尿肌过度活动检查。

2.诊断

据病史和临床表现，以及上述检查，不难做出诊断。

（四）治疗

本病的治疗应首先积极处理诱因，同时对症治疗。

1.一般治疗

（1）限制液体的摄入量，在夜间尤其要控制饮水。坚持在白天定时小便，限制饮用茶和咖啡等含黄嘌呤多的饮品，还应注意尽量减少不必要的卧床。

（2）注意替换或停用可引起尿失禁的药品。如存在代谢紊乱，应予以纠正。

（3）保持会阴部清洁、干净。注意皮肤的清洁卫生，避免皮肤局部感染和压疮。如出现尿道炎、急性尿路感染及阴道炎症等，要使用抗生素治疗。

2.药物治疗

应针对不同的病因，选用相应的药物进行治疗。

（1）括约肌功能不全。对于这类尿失禁（如压力性尿失禁），可选用去甲麻黄碱，其效果较麻黄碱为优，对于中枢神经刺激作用更小，但冠心病、高血压患者应慎用。

（2）膀胱无张力。对于无张力膀胱所引起的尿失禁，氯贝胆碱是最佳药物。

其药效持续时间比乙酰胆碱更长，特异性较高，对于中枢神经的影响较小。本药用于肌张力失代偿性无张力膀胱的效果也较神经源性无张力膀胱为优，但使用时应除外机械性梗阻所致尿失禁。

本药不良反应主要在胃肠道，但心动过缓和冠心病患者应慎用，哮喘患者则禁用本药。

（3）尿道括约肌的协同功能失调。对于功能性及神经源性括约肌功能失调所致流出道阻力升高性尿失禁，常选用酚苄明，这是一种 α 受体拮抗剂，可降低尿道括约肌张力。对于氯贝胆碱等药物所致括约肌功能失调性流出道阻力升高，酚苄明也是常用药。小剂量酚苄明不良反应较轻微，大剂量可出现反射性心动过速及直立性低血压，但对于老年人反射性心动增加的作用程度有限。

还可选用哌唑嗪，此药对括约肌有较强选择性作用，为有效药物，而更适合充血性心衰和高血压患者。

（4）急迫性尿失禁。以托特罗定、索利那新最常用，这两种药均为抗胆碱药，可抑制逼尿肌的不自主收缩，由此控制尿失禁。用药时可选用丙哌维林来增加抗胆碱的作用。这类药可能会引起眼干、影响排尿及便秘等不良反应，排尿困难、便秘、青光眼患者应慎用，存在流出道梗阻的患者应禁用。

还可应用米拉贝隆，这是一种 β_3 受体激动剂，对于膀胱逼尿肌有松弛作用，因而可增添膀胱容量，延长患者排尿的间隔，减少尿频、尿急的发生。

3. 手术等疗法

对于尿失禁患者，还适合采用手术治疗。本病的手术方法包括压力性尿失禁修复术、前列腺切除术等，效果也比较好。有些患者还可采用生物反馈疗法、单纯理疗及行为疗法等。

二、尿瘘

其指生殖器与泌尿系统之间形成异常通道，在临床上表现为漏尿的疾病。

产伤是尿瘘的主要原因,此外妇科手术损伤、晚期癌或膀胱结核侵蚀膀胱或尿道、阴道内放置腐蚀性的药物、外伤、结石、过量腔内放射治疗，均可引起尿瘘。

尿瘘可因位置的不同而分为尿道旁道瘘、膀胱阴道瘘、膀胱宫颈瘘、输尿管阴道瘘等4种。生殖器官瘘管是一种极为痛苦的损伤性疾病。由于尿不能自行控制，外阴部长期浸泡在尿液中，不仅给妇女带来肉体上的痛苦，患者还因害怕与人接近，不能参加生产劳动，精神上的负担也很大。因此，要加强孕妇保健，开展新法接生，正确地处理分娩，提高手术的质量，这样生殖器官的损伤是可以避免的，生殖器官瘘管的发生必然会大大降低。

本病属中医“产后小便失禁”“产后遗尿”的范畴,多因产程不顺,或接生不慎,手术损伤到膀胱所致。

（一）诊断

根据漏尿症状及有滞产、难产手术或妇科手术等病史，以及妇科检查发现阴道有漏尿孔道，诊断并不困难。重要的是明确产生尿瘘的原因，尿瘘的性质、部位、大小及周围组织情况，这对于采取正确的治疗措施有重大意义。

1.临床表现

患者除有上述产伤、妇科手术史等病史。主要有下述临床表现：

（1）漏尿。为本病主要特点。患者不能控制排尿，以及漏尿程度、时间、多少和方式，因体位、瘘孔的大小、位置不同而异。出现的时间因产生瘘孔的原因也有区别：①由于压迫性坏死、组织脱落而形成者，多在产后或术后3～7天开始漏尿。②术中损伤未经修补者，术后即开始漏尿。漏尿量的多少又与瘘孔的部位、大小和患者体位有关。③尿道阴道瘘之尿道内括约肌未受累者，只是在膀胱胀满时尿才溢出。④输尿管阴道瘘，如仅有一侧受累，则健侧尿液仍可进入膀胱，故在漏尿同时仍有自控性排尿。⑤膀胱阴道瘘或膀胱宫颈瘘之瘘孔大者，可完全失去自控性排尿。若瘘孔小或瘘管弯曲，在某种体位时尿液可存留于膀胱内，如夜间睡眠时不漏尿，晨起后却漏尿。

（2）感染。由于尿液长期刺激外阴、臀部及大腿内侧，患者常常发生皮炎或湿疹，并引起刺痒和灼痛，又常因搔抓而继发感染。如上行感染可并发膀胱炎和肾盂肾炎。

（3）影响生活和生育。因尿失禁严重影响患者的生活和社交，从而亦能引起患者精神抑郁、月经失调，在生育年龄的患者约半数存在闭经。如有生殖道瘢痕狭窄而致性交困难者，还可影响生育。

2. 妇科诊断性检查

检查瘘孔前勿嘱患者排尿，待检查时观察下再嘱其排尿，有助发现小的瘘孔。检查时为便于暴露瘘孔，患者可取膝胸卧位，取单叶阴道拉钩或用阴道窥器之下叶，向上提拉后阴道壁。如此，一般常见的瘘孔，如膀胱阴道瘘、尿道阴道瘘、膀胱尿道阴道瘘等，连同全部前阴道壁、宫颈均可在窥器暴露下看清楚。须详细检查瘘的大小、部位、性质、瘘孔周围有无瘢痕组织与其程度，以及尿道和尿道括约肌情况。

对瘘孔较大或近膀胱三角部者，还需注意输尿管口与瘘孔边缘的距离（巨大膀胱阴道瘘有时可见到输尿管口喷尿）以及阴道有无炎症和瘢痕、狭窄等。瘘孔较大者一般可见到自瘘孔内翻出的鲜红色膀胱黏膜。如瘘孔较小或部位较高而不易发现时，可嘱患者咳嗽或做深呼吸，往往可见尿液及气泡自瘘孔溢出；或将子宫探子插入尿道，同时以一手指伸入阴道随探子移动，当探子到达瘘孔时两者可能相遇，或者探子经瘘孔而进入阴道，或由尿道注入有色液体，观察漏液之处，再进一步用探子证实。

3. 辅助检查

（1）亚甲蓝试验。目的在于鉴别是膀胱阴道瘘还是输尿管阴道瘘，亦可用于辨别肉眼难以看到的极小瘘孔。方法是用消毒的亚甲蓝溶液 3 ～ 5 滴，加入生理盐水 2000mL，注入膀胱；夹住导尿管、扩开阴道，见到蓝色液体经阴道壁小孔流出者为膀胱阴道瘘、尿道阴道瘘。

如从宫颈流出者为膀胱宫颈瘘或膀胱子宫瘘，流出清亮尿液考虑输尿管阴道瘘，可做靛胭脂试验或膀胱镜检查以确认、定位。若阴道内无蓝色液体流出，拔导尿管后蓝色液体迅速从尿道排出，则压力性尿失禁可能性大。

（2）靛胭脂试验。疑输尿管阴道瘘或先天性输尿管异位者，可做本试验。方法是静脉注射靛胭脂 5mL，约 5 分钟后可见蓝色液体由瘘口流出。排出蓝色液体的时间距注入时间愈久，说明该侧肾积水愈严重。若阴道内未见蓝色液体，则可排除输尿管阴道瘘。

（3）金属导尿管或探针检查。用导尿管或探针插入尿道，以了解尿道是否有狭窄、闭锁。试探阴道内手指相遇，若能相遇说明该处即为瘘孔。

（4）膀胱镜检查。了解膀胱内瘘孔的数目、大小、位置和与输尿管开口的关系，亦可观察膀胱有无炎症、结石、憩室。

（5）B 超检查。有助于做出肾盂、输尿管积水诊断。

（6）尿路造影及肾图检查，了解肾功能。

（二）治疗

1. 非手术治疗

适用于产后或手术后所致的小孔，以便自然愈合。

（1）保留输尿管导管或尿管。长期开放 2 ~ 4 周，并选用广谱抗生素预防继发感染，瘘孔有自愈可能。不能自愈者，在 3 ~ 6 个月后行修补术。

（2）结核性膀胱阴道瘘。一般不考虑手术，先抗结核治疗半年至 1 年，瘘孔或可痊愈。

2. 手术治疗

（1）手术时间的选择。器械损伤的新鲜清洁瘘孔应立即修补。如当时因感染、组织坏死不能修补或第一次修补失败者，应在 3 ~ 6 个月后，待局部炎症水肿充分消退，局部组织软化后再修补。手术应在月经后进行。有的瘘孔不太大，2 个月自愈者也属可能。手术宜在月经净后 3 ~ 5 天进行，有利于伤口愈合。

（2）手术途径的选择。根据瘘孔部位、发生原因和手术难易而定，可有经阴道、经腹和经阴腹联合 3 种，但一般多以阴道途径修补为主。瘘孔部位较高者可经腹（腹膜外或腹腔内）切开膀胱或于膀胱外进行修补，或经阴道与经腹部联合手术。

（3）术前准备。目的在于创造手术有利条件，促进伤口愈合：①控制炎症，如皮炎和尿道感染等，应提早用 1 ：5000 高锰酸钾溶液坐浴，坐浴后患部涂搽氧化锌油膏。无炎症者也宜常规坐浴 3 天；合并膀胱炎、膀胱黏膜外翻或膀胱结石者，术前应注射青霉素、链霉素控制感染，待炎症消退后 1 ~ 2 周进行手术。②老年或闭经患者，给少量雌激素，促进阴道上皮增生变厚，有利于伤口愈合。如给乙蔗酚 0.5mg/d，或二酚己烷 3mg/d，共 1 周。③瘢痕严重者，术前给肾上腺皮质激素、透明质酸酶或糜蛋白酶等，可以减轻局部炎症反应、缩小瘘孔并软化瘢痕，同时应用抗生素控制感染，可提早修补瘘孔。④术前做尿培养加药物敏感试验，便于术后选择应用抗生素。⑤术前 2 天进少渣饮食，术前晚及当天清晨，给予灌肠。

（4）手术要点。①经阴道手术。早在 100 多年前，美国西姆斯（Sims）首次用手术治愈膀胱阴道瘘。当时他采用膝 – 胸卧位，牵拉后阴道壁暴露手术野，并用银线缝合。以后实践证明，多数尿瘘经阴道手术是最适宜且简单、容易的手术途径。尤其是膝胸卧位，不仅暴露手术野容易、清楚，而且有利于手术者操作。经阴道手术，在膀胱外操作，出血少，相对时间短，对于全身的干扰小，术后再发病率低，不良反应亦少。尤其是尿道阴道瘘、膀胱尿道阴道瘘等低位瘘，非经阴道修补不可。困难尿瘘，局部瘢痕严重或巨大瘘孔，需经阴道行辅助手术者，如利用健康阴道壁、小或大阴唇皮瓣等移植填充，可提高成功率。经阴道手术失败，仍可反复多次进行。对于高位瘘孔，如膀胱宫颈瘘或膀胱子宫瘘，经阴道暴露困难，不如经腹途径理想；巨大瘘孔，输尿管开口的位置不清，经阴道修补有可能缝闭其开口，而不如经阴、腹联合手术；输尿管阴道瘘，则一般不适合经阴道手术；阴道瘢痕严重或反复多次修补，瘘孔经阴道途径难以辨清或暴露者，也宜经阴经腹联合手术。放疗后，尿瘘也适宜经腹手术。②经腹手术。有经腹腔内膀胱外、腹腔内膀胱内、腹腔外膀胱外与腹腔外膀胱内之分。究竟选择哪种，也要根据瘘孔情况而定。如瘘孔周围瘢痕多，瘘孔周缘有输尿管开口，或膀胱有广泛粘连不易分离，以及较困难复杂尿瘘，或子宫需要切除者及子宫已切除者，宜经腹腔内膀胱内；有膀胱结石者应经膀胱内；需要利用大网膜、腹膜、子宫浆膜肌瓣等填充修补者应经腹腔内膀胱外。③经阴经腹联合途径，适合巨大膀胱阴道瘘伴严重瘢痕需切除者、先天性无阴道手术失败所致尿瘘等。手术中尽量游离瘘孔周围组织，层次清楚，切除瘢痕，以“0”号羊肠线分层缝合，形成新的创面。

（5）其他。如果瘘孔过大，无法缝合时，可采用带蒂组织移植术（异体或自体）。

3. 术后护理

术后护理是保证手术成功的重要环节。绝经期妇女可在术前、术后服适量雌激素，以提高疗效。须应用抗生素防止感染。根据瘘孔的部位、大小及手术难易，采用保留导尿管或耻骨上膀胱造瘘，保证膀胱引流持续通畅。

术后应卧床休息，多饮水，增加尿量，以达到自身冲洗膀胱的目的。每 1 ~ 2 小时记录尿量 1 次，如未及时发现导尿管阻塞，易导致手术失败；导尿管一般放置 8 ~ 12 天，时间太短影响伤口愈合，时间太长易引起感染。注意保持外阴清洁，还应保持大便通畅。

（三）预防

提高产科工作质量与妇科手术技术，绝大多数尿瘘是可以避免发生的。认真执行产前检查，正确处理异常分娩，防止滞产或第二产程延长。如膀胱及阴道受压过久，疑有损伤可能者，产后应放置导尿管，持续开放 8 ~ 12 天，使尿流通畅，以保持膀胱空虚，并改善组织血运，有利于受伤组织的恢复，有可能防止尿瘘形成。

加强围产期保健，提倡、推广新法接生，减少产伤。

三、产后尿潴留

这是指膀胱内充满尿液而不能自行排出，如产后（剖宫产或阴道式分娩）8 小时内患者膀胱内储存尿量大于 600mL 而不能自行排尿，或患者残余尿量大于 100mL 而不能有效排空膀胱。根据其病理可分为：①急性尿潴留。在急性尿潴留突然发生的短时间内膀胱充盈，膀胱迅速膨胀而成为无张力膀胱，下腹胀感并膨隆，尿意急迫，因此不能自行排尿，但既往排尿正常，无排尿困难的病史。②慢性尿潴留。这是由膀胱颈以下梗阻性病变引起的排尿困难发展而来。由于持久而严重的梗阻，膀胱逼尿肌在初期可增厚、后期可变薄，黏膜表面少量增生，小室及假性憩室形成，膀胱代偿功能不全，残余尿量逐渐增加，还可出现假性尿失禁。

（一）致病原因及机制

1. 分娩过程

尤其多发生在第二产程。因胎先露长时间压迫膀胱、尿道，而未及时排尿，导致膀胱及尿道黏膜充血水肿、张力变低而发生排尿困难，以致尿潴留。

2. 产钳助产

使用产钳助产易使膀胱位置下垂，损伤子宫骶韧带两侧副交感神经，致使逼尿肌和膀胱括约肌功能失调，引起尿潴留。

3. 腹壁

由于妊娠时长期、持久扩张后松弛，腹压下降，膀胱容量增加，括约肌张力差，敏感度降低，导致排尿无力。

4. 解痉镇静药

产前或产程中应用了大剂量的解痉镇静药，如妊娠高血压综合征应用硫酸镁、莨菪碱等药物，降低膀胱张力而引起尿潴留。

5. 自控镇痛

采用的局麻和镇痛剂，在麻醉的基础上加强了抑制中枢和降低神经反射作用，使腹肌及膈肌等收缩力减弱，干扰生理排尿功能，从而增加尿潴留的发生率。

6. 手术

会阴侧切或会阴撕裂造成外阴创伤疼痛，使支配膀胱的神经功能紊乱，反射性地引起膀胱括约肌痉挛而发生产后尿潴留。

7. 饮水少

因饮水少，不敢排尿，使膀胱输入或输出的感觉减少，导致尿潴留。

8. 精神因素

（1）剖宫产术后腹部切口疼痛，不敢移动而不主动排尿，以致膀胱过度充盈，由此造成排尿无力。

（2）阴式分娩侧切术后，由于切口疼痛，产妇不敢用力排尿，加之担心尿液污染伤口，而不主动排尿。

（3）因分娩及切口影响，患者不敢下蹲排尿，且不习惯床上排尿，而致尿潴留。

（4）插过导尿管后引起尿道口不适感，也在潜意识上影响患者的排尿。

（二）临床表现和辅助检查

1. 临床表现

（1）症状。①急性尿潴留：发病突然，膀胱内充满尿液不能排出，胀痛难忍，辗转不安，有时从尿道溢出部分尿液，但不能减轻下腹疼痛。②慢性尿潴留：排尿不畅、尿频，常有排尿不尽感，有时出现尿失禁现象。少数患者虽无明显慢性尿潴留梗阻症状，但往往已有明显上尿路扩张、肾积水，甚至出现尿毒症症状，如全身衰弱、食欲缺乏、恶心、呕吐、贫血、血清肌酐和尿素氮显著升高等。

（2）体征。典型体征是下腹部膨隆，膀胱充盈而有触痛，而在体格检查时耻骨上区常可见到半球形膨胀的膀胱，用手按压有明显尿意，叩诊为浊音。

（3）并发症。①影响子宫收缩，导致阴道出血量增多。②继发尿路感染。因尿潴留有利于细菌繁殖，容易并发尿路感染，感染后难以治愈，且易复发，加速肾功能恶化。③继发反流性肾病。因尿潴留使膀胱内压升高，尿液沿输尿管反流，造成肾盂积液，继之肾实质受压、缺血，甚至坏死，最后导致慢性肾衰竭。

2. 辅助检查

尿常规多无异常，用B超检查可以明确诊断。

（三）诊断和鉴别诊断

根据临床表现和辅助检查，做出诊断不难，但须与下述情况进行鉴别：

1. 膀胱颈部结石

在排尿困难出现前，下腹部有绞痛史，疼痛向大腿会阴方向放射。疼痛时或疼痛后出现肉眼血尿或镜下血尿，膀胱内有尿潴留，膀胱镜可发现结石的存在。做B超检查在膀胱颈部可发现结石阴影。

2. 膀胱内血块

不是独立疾病，常继发于血液病，如血友病、白血病、再生障碍性贫血等，此时依靠实验室血液检查，一般不难确诊。外伤引起的膀脉内血块，往往有明确的外伤史，外伤后出现肉眼血尿，逐渐出现排尿困难，B超检查在尿道内口处可发现阴影。膀胱镜检查可确诊，同时亦是最有效的治疗手段。

3.膀胱肿瘤

排尿困难逐渐加重，病程长，晚期可发现远端转移肿瘤病灶、无痛性肉眼或镜下血尿是其特点。膀胱镜下取样活检可确定肿瘤性质。

4.前尿道狭窄

见于前尿道瘢痕、结石、异物等，瘢痕引起者有外伤史、前尿道本身结石少见，往往是肾盂、输尿管、膀胱结石随尿流移至尿道。根据泌尿道结石病史一般诊断不困难，必要时行尿道造影可确诊。

5.后尿道损伤

会阴区有外伤史，外伤后排尿困难或无尿液排出，膀胱内有尿液潴留。尿道造影检查可确定损伤的部位和程度，为术前必要的手段。

6.脊髓损害

引起排尿困难，见于各种原因引起截瘫的患者，除排尿困难和尿潴留以外，还存在运动和感觉障碍。

7.隐性脊柱裂

发病年龄早，夜间遗尿，幼年尿床时间长是其特点，腰骶椎拍片可确诊。

8.糖尿病神经源性膀胱

有糖尿病史，实验室检查血糖、尿糖升高可确诊。

9.药物

见于阿托品中毒、使用麻醉药物等，有明确的用药史，一般诊断不困难。

10.低血钾

临床上引起低血钾的原因，如有大量利尿、洗胃、呕吐、禁食等病史，心率快，心电图病理性U波出现，血生化检查表现血钾低。需要注意的是肾小管性酸中毒、棉酚中毒、甲状腺功能亢进、结缔组织病等亦可引起顽固性低血钾，应根据其特有的临床表现和相应的实验室检查进行诊断。

低血钾引起的排尿困难，随着补钾药的应用，排尿困难应随即消失。麻醉药物及会阴下腹部手术引起的排尿困难，因有明确的病史一般不存在诊断困难。

11. 小便生成障碍所致尿少或无尿

无尿是指肾衰竭或上尿路完全梗阻，膀胱内空虚无尿，其特点是无尿可排，故腹软，无胀急疼痛感。两者含义不同，不能混淆。

12. 产后泌尿道感染

此症以小便频数艰涩疼痛、欲出未尽为特征，每天的尿排出总量多属正常，尿常规检查可见红、白细胞。

（四）治疗

1. 一般治疗和导尿术

消除产妇精神紧张，鼓励其在产后 4 ~ 6 小时自行起床排尿，嘱多饮水，尽快使膀胱充盈，引起尿意以刺激排尿。若各种方法不能达到自动排尿者，应及时导尿，先将膀胱尿液放空，然后留置导尿管 24 小时后（详见下述），一般可自行排尿。常用导尿术如下：

（1）诱导排尿法。①听流水声。用温开水冲洗外阴及尿道口，同时听流水声。利用条件反射缓和排尿抑制，使患者产生尿意，诱导和促使排尿。②热敷法。将热毛巾或热水袋置于患者下腹部膀胱区，利用热力使松弛的腹肌收缩，腹压升高而促使排尿。此法还可与按摩法结合使用。③按摩法。将手置于患者下腹部膀胱膨隆处，并用手指按摩、挤压，刺激和诱导膀胱收缩，促进排尿。可向左右轻轻按摩 10 ~ 20 次，再用手掌自患者膀胱底部向下推移按压，以减少膀胱余尿。此法可与热敷法结合使用。④热力或热水熏蒸外阴法。利用热气或水蒸气刺激尿道周围神经感受器，促使尿道括约肌放松引起排尿反射，以促进排尿。⑤开塞露纳肛法。⑥应用中医针灸治疗。

（2）留置导尿法。经上述方法无效者，可予以适当留置导尿管。应严格无菌操作，定时开放尿管，锻炼膀胱括约肌的功能，引流管和集尿袋的位置切忌高于膀胱。在病情许可情况下，应鼓励患者多饮水。每 2 ～ 4 小时放尿 1 次，一次放尿＜ 1000mL，避免拔除尿管后再次致尿潴留的发生。尽早拔管，利于产妇休息和活动。

（3）穿刺抽尿法。可在无法插入导尿管的情况下为患者暂时缓解痛苦。应在无菌条件下，耻骨联合上缘两指正中线处，行膀胱穿刺，抽出尿液。

2. 药物治疗

可用新斯的明 0.5 ～ 1mg 肌内注射，15 分钟后观察效果。

（五）预防

（1）手术后鼓励患者早期下床活动，克服畏惧疼痛心理。对于产妇，产后应鼓励尽早自行排尿，并注意排尿量，避免尿潴留发生。

（2）定时排尿，为产妇提供隐蔽安全的环境促进其自主排尿。自然分娩后 2 小时排尿，剖宫产患者拔出导尿管后 2 小时内完成首次排尿。

（3）对于侧切术分娩患者，要正确处理产程，尽量减轻产程过长对膀胱和尿道的压迫，避免会阴水肿。

（4）术后饮水少会发生尿潴留，应告知患者充分饮水的重要性，指导产妇产后多喝水，以增加尿量并起到稀释尿液以及冲洗膀胱的作用，减少细菌进入尿道的机会。

（5）对第 1 次排尿有残余者，应指导产妇白天每 3 小时定时排尿 1 次，同时压迫下腹部将尿液排出，每次排尿可重复上述动作 2 ～ 3 次，直到排尽残余尿。

（6）注意预防感染，必要时使用抗生素预防感染。

第二节 排便功能异常

一、粪瘘

指生殖道与肠道间出现异常通道，在妇产科临床中最常见的为直肠阴道瘘，此外也可有小肠阴道瘘、结肠阴道瘘等。产伤为本病最主要原因，会阴手术损伤、异物的直接穿透伤及晚期生殖道癌瘤浸润均可引起本病。

粪瘘属中医“产后遗粪”“漏粪”的范畴，多系产伤或胃与大肠虚衰所致。

（一）病因

粪瘘发生的原因与尿瘘类似，除产伤之外，多数是由于会阴三度裂伤缝合手术失败，或者行会阴切开术缝合时缝线透过肠黏膜所致。小肠阴道瘘、结肠阴道瘘较少见，一般多由手术损伤或术后粘连所致。

（二）诊断要点

1. 病史

多有产程延长、滞产等难产病史。

2. 阴道内漏粪和排气

若瘘孔较大而接近阴道口者，成形或半成形大便皆可经阴道排出，并有不能控制的排气症状，大便稀时上述症状更为严重。若瘘孔小，粪便也较干燥，则可无粪便自阴道排出，只是在便稀时方经阴道溢粪，但排气则不能控制。若粪瘘与尿瘘并存，则漏尿中常夹杂粪便或同时排气。

3. 慢性炎症

外阴、阴道长期受粪便及带有粪便的分泌物刺激，引起慢性外阴皮炎。

4. 亚甲蓝试验

瘘孔较小，可用探针检查或用无菌干纱布塞入阴道后自肛门注入稀释亚甲蓝溶液，纱布染成蓝色即可确诊。

5. 阴道窥器检查

大的瘘孔可在阴道窥器暴露下看到，或在指诊时触及。瘘孔较小者不易发现，或于阴道后壁仅见到一处鲜红的小肉芽组织；如从此处用子宫探子探查，同时用另一手的手指伸入肛门，手指与探针相遇则可明确诊断。

6. 其他

如疑为小肠或结肠阴道瘘，除结合手术史分析外，可考虑钡灌肛或钡餐透视。

（三）治疗

任何粪瘘均必须用手术治疗，修补效果比尿瘘佳，损伤后自愈的机会也比尿瘘多。

1. 治疗原则和要点

（1）新鲜创伤、手术创伤及外伤所致者应立即修补。压迫坏死的粪瘘，应在产后 4 ~ 6 个月炎症消退后再行修补。

（2）较高位粪瘘，分离和缝合步骤与尿漏修补相同，分三层缝合。第一层缝合不能穿过肠黏膜。例如：陈旧性粪瘘如为部位较高的直肠阴道瘘，则按尿瘘修补的原则方法及手术要求，分离瘘孔的周边组织，使阴道壁与直肠黏膜分离，先缝直肠壁（不穿透黏膜），此后缝合阴道壁。

（3）低位粪瘘可按会阴Ⅲ度裂伤进行手术操作。如直肠阴道壁近于肛门，则首先从正中剪开肛门与瘘孔之间的阴道直肠隔，使之成为会阴Ⅲ度裂伤，再行修补。

（4）粪瘘、尿瘘并存时宜同时修补。如粪瘘较大，或瘢痕组织较多，估计手术困难者可先做腹壁结肠造瘘及尿瘘修补，待尿瘘愈合后，间隔 4 周，再进行粪瘘修补，成功后再使造瘘之结肠复位。此种情况虽较少，在方法、步骤上须结合具体情况慎重考虑。

（5）无法修补的巨大粪瘘，可在剪除粪瘘边缘后，将乙状结肠代替有瘘孔的直肠，或行永久性结肠造瘘。如直肠阴道瘘的瘘孔巨大，瘢痕组织过多（多为阴道内误用腐蚀性药所引起），瘘孔经多次修补失败，经商讨修补确无成功希望者，可考虑手术做永久性人工肛门。

（6）确诊为小肠或结肠阴道瘘者，宜经腹修补或行肠切除吻合术。

2. 术前准备

（1）术前1天开始流质饮食。

（2）术前3天，新霉素每次1g，每天4次，口服；或磺胺胍每次2g，每天4次，口服；或庆大霉素每次80 000IU，每天2次，肌内注射。

（3）术前晚清洁灌肠。

3. 术后处理

（1）术后5天内进少渣饮食。

（2）保持外阴清洁1周，每天擦洗1次。

（3）术后防止便秘。可每晚口服液状石蜡30～40mL，连续3天；或每天服番泻叶15g，使粪便变稀或软化易于排出（排便次数过多时可停服）。

（4）术后1个月内禁做肛查。

（四）预防

粪瘘的预防基本上与尿瘘相同。此外，应正确助产，避免发生重度会阴裂伤；会阴切开缝合时应注意缝线勿穿透直肠黏膜。注意会阴缝合后常规肛诊，发现直肠黏膜有缝线及时拆除。对经腹手术，盆底剥离面大，不得不借乙状结肠掩覆者，与盆腹膜缝合时亦应注意勿穿透肠壁。在缝合盆底腹膜时，注意勿暴露粗糙面，以免肠粘连及感染、坏死，形成阴道阴瘘。

二、产后便秘

产后饮食如常，大便数天不解或大便时干燥疼痛者，称产后便秘，为产后常见症状，多由产妇产后过多卧床，活动减少，腹肌及盆底肌肉松弛，肠蠕动减弱，导致大便秘结而致。

（一）治疗

1. 一般疗法

注意饮食调节，多食蔬菜及含纤维多的食物，尽早下床活动。

2. 药物治疗

开塞露塞肛、肥皂水灌肠，或口服缓泻剂。

（二）预防与调护

产妇生产后应尽早起床活动，以促进肠的蠕动功能。多喝水，亦可用蜂蜜冲水服，多吃蔬菜及水果，忌食辛辣及刺激食品。要养成定时排便的习惯。

第三节 子宫脱垂

子宫从正常位置沿阴道下降，在宫颈外口达坐骨棘水平以下，甚至子宫全部脱出阴道口外，称为子宫脱垂，常伴发阴道前、后壁膨出。其发病常与多产、产伤、卵巢功能减退，以及长期腹内压增高有关。

中医称本病为“子宫脱出”“阴挺”“阴脱”“阴菌”“子宫不收”“产肠不收”等，常因素体虚弱，脾气升举固脱无力，带脉失约、冲任虚损，加之产育过多或难产、产时用力过度、产后过度劳累等因素，使脾气更伤，清阳之气不升，子脏脱出而成，或损伤胞络及肾气，而使子宫失于维系所致。

一、病因

（一）产伤

宫口未开全时产妇即向下屏气用力，以及盆底组织损伤未能及时修补，为子宫脱垂最主要的发病原因。产妇于产后过早从事重体力劳动也易发生子宫脱垂。

（二）长期腹压增加

长期咳嗽，经常超重负荷、久站体位或长久蹲位的劳动，排便困难以及腹腔内巨大肿瘤等，均可致子宫脱垂。

（三）盆底肌肉松弛

子宫脱垂偶见于未产妇，甚至发生在处女，主要是营养不良或先天性盆底组织发育不良所导致。老年妇女盆底组织萎缩，也可促发子宫脱垂。

二、临床表现

1. 下坠感及腰骶酸痛

患者腰酸、有下坠感，尤其发生在腰骶深部，行走劳累后加重。这是子宫脱垂患者共有的症状，并在走路、负重、久蹲后加重，休息后减轻。此症是因为盆腔腹膜、韧带受脱垂子宫的牵拉所致。

2. 肿物自阴道脱出

这是Ⅱ度以上子宫脱垂患者的主要症状。在走路、站立时肿物变大，休息后缩小，用手可还纳，因此，最初腹压增加时脱出，休息、平卧后自动回缩，久之需用手协助回纳。病情严重者，肿物容易脱出，而且体积逐渐增大，休息后也不回缩，需要用手还纳才能够复位。有时由于脱垂子宫及阴道黏膜高度水肿，即便用手协助亦难以还纳。

3. 阴道分泌物增多

脱出的宫颈阴道壁因局部血液循环障碍，而表现为充血、水肿和分泌物增多。严重时脱出的肿物长期暴露于阴道口外，局部上皮增厚、黏膜角化，有时因长期摩擦而发生糜烂、溃疡、感染、渗出脓血性分泌物等。

4. 可有大小便异常

因子宫脱垂多伴有阴道壁膨出，故常有排尿或排便异常症状。排尿困难及尿潴留可引起泌尿系感染，若有尿道膨出，还可发生张力性尿失禁。

5.伴发阴道前壁及后壁膨出

若伴膀胱膨出，可发生排尿困难、尿潴留、尿不尽，容易并发尿路感染。

三、诊断

（一）诊断性妇科检查

1.张力性尿失禁的检查

患者取膀胱截石位，嘱患者先憋尿，让其咳嗽，观察有无尿液溢出。如果有，检查者用示、中两指分别置于尿道口两侧，稍加压再嘱患者咳嗽，如能控制尿液外溢，说明有张力性尿失禁存在。

2.子宫脱垂的程度

嘱患者向下用力屏气，观察有无宫颈下垂并判断子宫脱垂的程度及观察外阴、子宫脱出部分有无溃疡、感染等。同时注意有无阴道前后壁膨出及其程度、有无宫颈延长、肛门括约肌紧张度、会阴裂伤及会阴松弛度。

（1）按患者于平卧位向下屏气用力时子宫下垂程度可确定分度，有3度：①Ⅰ度。轻型Ⅰ度，宫颈距处女膜缘小于4cm，未达处女膜缘；重型Ⅰ度，宫颈已达处女膜缘，但未超过此缘，于阴道口即可见到子宫颈。②Ⅱ度。轻型Ⅱ度，宫颈已脱出阴道外，但宫体尚在阴道内；重型Ⅱ度，宫颈及部分宫体已脱出阴道口外。③Ⅲ度。宫颈及宫体全部脱出阴道口外。

（2）注意检查阴道侧壁，触摸肛提肌内缘，了解肛提肌情况。

3.辅助检查

（1）三合诊。注意有无子宫直肠窝疝。

（2）常规。做宫颈细胞学检查。

（二）鉴别诊断

1.子宫黏膜下肌瘤或宫颈肌瘤

如肌瘤脱出，在肌瘤表面找不到宫颈口，B超检查可协助诊断。

2. 阴道壁囊肿

一般壁薄，边缘清楚且张力较大，不能推动，不能向阴道内还纳。

3. 慢性子宫内翻

极少见，阴道内可见翻出的宫体，表面被覆红绒样子宫内膜，找不到宫颈口。肿物中可见到双输卵管口。双合诊盆腔内无子宫。

4. 宫颈延长

用探针或B超检查可确诊。

四、治疗

以加强或恢复盆底组织及子宫周围韧带的支持作用为治疗原则，治疗分为非手术治疗和手术治疗两大类。根据患者年龄、对生育的要求、子宫脱垂的程度和对手术的耐受程度，以及健康情况，确定进行手术或非手术治疗。

（一）保守治疗

适用于年老体弱、并发症多或Ⅰ—Ⅱ度轻症患者。

1. 一般支持疗法

此法适用于脱垂Ⅰ度轻型，年老不能耐受手术，或要求保留生育功能的年轻患者。患者应加强营养，增强体质，注意劳逸结合，避免重体力劳动，避免增加腹压，同时积极治疗急慢性咳嗽、便秘、腹泻等可增加腹压的疾病。加强盆底肌锻炼和缩肛活动，配合中药、针灸等治疗，也是较好的支持治疗方式。

2. 使用子宫托

上述一般治疗配合子宫托治疗，适用于Ⅰ度和Ⅱ度轻型及阴道中度膨出者、有生育要求者和体质较差不能耐受手术者，常用的有环形、球形、喇叭形和杯形等。

（1）放取方法。以环形托为例，采取蹲位，或分腿、屈膝、半蹲位，或半卧位，用左手将大小阴唇分开，右手将子宫托纵向放入阴道内，然后将环横向一推，使环前部卡在耻骨弓内上方，后部在穹隆上，宫颈外口套在环的中央；放置后，以既不脱出又无不适感为宜。取出时，采用同样体位，用右手食指向耻骨弓方向钩取环缘，慢慢向外牵拉即可，避免用力过猛。

（2）注意事项。生殖道急慢性炎症或宫颈有恶变可疑者禁用，月经期禁用。子宫托大小应适宜，放置时间不宜过长，应白天放入，睡前取出；放入后最长不超过 3 天即取出，以免发生嵌顿造成尿瘘、粪瘘等。

上托后第1、3、6个月各复查1次，然后1年复查1次，盆底支持组织有改善时，宜更换小一号的子宫托。子宫托消毒可先用清水清洗，再用 1 ∶ 1000 苯扎溴铵溶液浸泡 10 分钟，或开水煮沸即可。

（二）手术治疗

适用于保守治疗无效或重Ⅱ度、Ⅲ度子宫脱垂患者。术前应除外子宫内膜病变和双附件异常。术式应据患者年龄、对生育的要求、脱垂程度及全身情况而定。

1. 掌握情况并评估

根据子宫脱垂的发病机理及解剖方面的变化，在选择手术术式时应考虑以下情况：

（1）脱垂部位及程度。

（2）子宫位置及大小、宫颈有无肥大或延长及其程度。

（3）肛提肌裂隙的宽度及弹性。

（4）患者年龄和身体情况。注意年老体弱者难以经受复杂手术。

（5）是否需要保留生育功能。如已有小孩而在生育期年龄者，应考虑绝育问题。

（6）是否需要保留性生活功能。

（7）有无并发张力性尿失禁。

2. 具体手术方法

（1）阴道前后壁修补术加主韧带缩短术及宫颈部分切除术，即曼氏手术。适用于年龄较小，宫颈较长且希望保留生育功能的患者，但本法对于手术者技术要求较高。新形成的宫颈易出血，后期可不孕、流产、早产、难产，故再孕后分娩时宜剖宫产。

（2）阴道前后壁修补术。适用于年轻有生育要求者，或轻度子宫脱垂伴有明显的阴道前后壁膨出者。

（3）阴道子宫切除术加阴道前后壁修补术。适用于重Ⅱ度、Ⅲ度子宫脱垂，年龄较大不需生育者，或伴有宫颈病变的患者，如宫颈有不典型增生、疑宫颈原位癌等。本法的优点是既切除了病变的子宫又修补了损伤的盆底组织，但手术复杂、出血多、易感染。

（4）阴道闭合术或阴道纵隔形成术。简单、安全、有效。适用于年老体弱而无性生活需要，且子宫无恶性病变可疑者，或是重度子宫脱垂患者。

（三）健康教育

（1）加强围产期保健，推广新法接生，重视产后摄生。

（2）宣传计划生育和妇女“五期保健”的意义。

（3）积极治疗各种慢性疾病，加强营养、健身，增强体质，避免便秘。

第四节　子宫内翻

子宫内翻即子宫内膜面向宫颈外翻出，多因宫颈口开放、松弛，或宫体肌肉松弛且宫壁薄，加之第三产程处理不当，过早、过猛牵拉脐带和腹部同时加压所致。根据翻出程度不同分为两种类型：翻出的宫底部位于宫下段或突出宫颈外口时，称为不完全性子宫内翻；宫底内膜面全部突出宫颈外口时，称为完全性子宫内翻。

子宫内翻是一种罕见而严重的产科并发症，但一旦发生，可引起休克、出血、感染，对产妇健康威胁很大。

一、诊断要点

（一）诊断

（1）一般发生在第三产程处理不当时，极少数发生在产后 24 小时内。

（2）急性翻出时，产妇突然感到剧烈腹痛，出现休克、出血。

（3）腹部检查摸不到宫底，在耻骨后上方可触及一个凹陷。

（4）阴道检查可以触及一个圆形肿物，质软，表面有红绒样物覆盖。可见两侧输卵管的开口，肿物根部可摸到宫颈环。

（5）慢性翻出症状不明显，以肿物脱出为主且伴有感染，产妇仅感腹部下坠或小便困难。

（6）B 超检查盆腔内无子宫。

（二）鉴别诊断

（1）慢性翻出应该与子宫黏膜下肌瘤相鉴别。如沿肿物上伸可以摸到蒂和宫颈口，则为子宫黏膜下肌瘤。

（2）还应与子宫脱垂相鉴别。子宫脱垂可见到宫颈及阴道壁。

二、治疗

（一）急性翻出

（1）立即注射哌替啶 100mg 或皮下注射吗啡 50mg。

（2）输液、输血、抗休克、抗贫血，对症治疗。

（3）翻出的子宫用湿盐水纱布包裹。

（4）可徒手还纳。全麻松弛后，外阴阴道消毒，一手轻轻伸入阴道将宫颈环慢慢扩张，然后托着翻出的宫底，顺产道轴方向向上推送，另一手在腹部摸到宫底凹陷处协助上推；待宫底进入宫腔后，手改为握拳式抵宫底为回纳成功，同时肌内注射宫缩剂，或宫腔填塞纱布，24 小时后取出。

（5）如阴道徒手还纳失败，选择经腹还纳。全麻后开腹，在内翻狭窄环处用帕巾钳交替向上提拉复位；如仍不成功，将环剪开，待回纳后用 1 号羊肠线缝合。

（二）慢性翻出

使用抗生素控制局部感染，手术复位。如感染、坏死严重而又不需生育者可行子宫切除。

（三）防治感染

选用抗生素预防或治疗感染。

第五节 直肠、膀胱膨出

一、直肠膨出

分娩使阴道直肠筋膜间密切交织的耻骨尾骨肌纤维及泌尿生殖膈、盆底组织过度伸展变薄弱，或肛提肌的中线处分裂，从而使阴道后壁和直肠向前膨出，称为直肠膨出，严重时可伴发子宫、直肠窝疝。

根据临床症状，本病属中医“阴挺”“带下”“阴脱”“葫芦颓”等病症范畴，多由于气虚下陷或感染邪毒所致。

（一）病因

直肠阴道筋膜、耻骨尾骨肌损伤未得到修复，使直肠支持组织削弱而随阴道后壁脱出。

（二）诊断要点

（1）病史如难产史，有助于诊断。

（2）轻者无症状，重者有小腹或阴部下坠感、腰酸及大便困难。

（3）会阴部可有不同程度的陈旧性裂伤，阴道后壁有球形物突出。①轻度，阴道后壁突出形成球状物，达处女膜缘，未超出阴道口外。②中度，球状物露于阴道口外。③重度，阴道后壁全部膨出阴道口外。

（4）检查时注意后穹隆处有无肠膨出存在。

（5）肛诊指端可伸入直肠膨出的盲袋内。

（三）治疗

（1）轻者不需治疗，重者宜行阴道后壁修补术。子宫直肠陷凹疝可经阴道游离疝囊，切除囊后，将双侧子宫骶韧带向中线紧缩。

（2）对合并感染，应用抗生素治疗。

（四）预防

应正确处理分娩：

（1）凡头盆不称者，应及早行剖宫产。

（2）宫口未开全时，产妇不得用力向下屏气。

（3）当宫口已开全，应及时行会阴切开，必要时手术助产以结束分娩，避免第二产程延长。

（4）若发生会阴撕裂，应立即修复。

（5）产后避免过早参加体力劳动，产后保健操有助于恢复盆底肌及筋膜张力。

二、膀胱膨出

耻骨膀胱宫颈筋膜、膀胱肌或肛提肌的耻骨尾骨肌过度伸张或撕裂，导致膀胱失去支持而向阴道前壁膨出，称为膀胱膨出。最常见的原因是产伤造成保持膀胱正常位置的骨盆底筋膜及肌肉损伤，而又未及时修复。

根据临床症状，本病属中医“阴挺”“阴菌”等病症范畴，多由气虚、中气下陷所致。

（一）病因

前阴道壁的支持组织主要是耻骨膀胱宫颈筋膜。在分娩中胎头经过阴道时，耻骨膀胱宫颈筋膜及耻骨尾骨肌等部位均不可避免地极度伸张，甚至撕裂。如在产褥期休息不好，尤其是过早从事体力劳动，使阴道支持组织不能恢复正常或接近正常，致膀胱失去支持力而向阴道壁膨出，这就会导致膀胱膨出。筋膜前部薄弱则可产生尿道膨出。

（二）临床表现

轻者无症状，重者常感腰酸下坠，自觉有物自阴道脱出，排尿后肿物会缩小，常伴有排尿困难及尿不尽的感觉，多伴有张力性尿失禁，即在腹压增加时如咳嗽、用力，可有尿液溢出，绝经后症状加重。

用金属导尿管插入尿道可确定膨出部分即为膀胱。轻症不需治疗，重症可行阴道前壁修补术，同时还需纠正长期慢性增加腹压的疾患，如慢性咳喘等。严重时尿道也膨出。

（三）诊断和鉴别诊断

1.诊断

（1）常有滞产、难产、助产、经产或会阴撕裂等病史。

（2）有腰酸或下坠感等症状。若有尿道括约肌松弛则出现张力性尿失禁，可在咳嗽及用力增加腹压时尿液外流。

（3）阴道口脱出肿物，其程度分为 3 度（分度与阴道后壁膨出同）。

（4）伴有子宫脱垂时可出现尿路感染、尿潴留、排尿困难。

（5）检查时发现尿道下沟消失，则证明有尿道膨出并存。

（6）导尿时，阴道前壁肿物内可摸到导尿管。

2. 鉴别诊断

需与黏膜下子宫肌瘤、阴道壁囊肿、阴道肠疝、肥大宫颈及子宫脱垂相鉴别。

（四）治疗

（1）轻者注意劳逸结合及进行缩肛运动，可缩肛 10 ~ 20 次 / 分，2 次 / 天。

（2）重者需手术治疗，行阴道前壁修补术。

（3）如有感染应用抗生素治疗。

（五）预防

同直肠膨出。

第六节 盆腔淤血综合征

本病又称为卵巢静脉综合征，临床上是引起妇科盆腔疼痛的重要原因之一。盆腔淤血是本病的病因，盆腔静脉慢性淤血将引起以慢性下腹疼痛为主要症状的临床表现。由于女性盆腔内有膀胱、生殖器、直肠三个彼此相通的静脉丛系统，且静脉管壁薄、缺乏外鞘、中小静脉无瓣膜，这三者相互影响，容易致盆腔静脉血流迟缓，静脉扩张、弯曲、淤血而致病。本病多发生于育龄期妇女。

中医古代文献无本病病名的记载，但有临床特征的描述，如汉代张仲景《金匮要略·妇人杂病脉证并治》中载有："妇人腹中诸疾痛，当归芍药散主之""妇人腹中痛，小建中汤主之"。根据其临床表现，可按妇科腹痛病论治，病机主要是瘀血阻滞、脉络不通。

一、病因

（一）致病条件和发病机制

1.解剖学因素

女性盆腔循环的特点主要是静脉数量增多和构造薄弱。一般是 2 条或 2 条以上的静脉伴随 1 条同名动脉，有较多的吻合支及静脉丛，血流缓慢。如盆腔的中等静脉有子宫静脉、阴道静脉和卵巢静脉，大多是 2 ～ 3 条静脉伴随 1 条同名动脉。卵巢静脉甚至可以多达 5 ～ 6 条，形成蔓状静脉丛，弯曲在子宫体两侧后方，直到流经骨盆缘前才形成单一卵巢静脉。在子宫、输卵管、卵巢静脉之间有许多吻合支。输卵管系膜内，有子宫静脉和卵巢静脉的吻合支，并形成环状的静脉循环，再与外侧的卵巢静脉丛吻合。起源于盆腔脏器黏膜、肌层及其浆膜下的静脉丛，汇集成两支以上的静脉，流向粗大的髂内静脉。

盆腔静脉数量上的增多是为了适应盆腔静脉流动缓慢的需要。盆腔静脉穿行在盆腔疏松的结缔组织中，较身体其他部位的静脉壁薄，缺乏筋膜组成的外鞘，没有弹性，大多没有瓣膜，且一些经产妇的瓣膜功能常不全。女性盆腔静脉血容量多，故容易引起盆腔内、外生殖器、膀胱、直肠及肛门周围静脉淤血，造成血管迂曲、扩张、充血，同时又合并外阴、宫颈和下腹部静脉曲张。此外，膀胱、直肠、生殖器三个系统静脉彼此相通，任何一个系统发生障碍，均可以影响到另外两个系统。

2.力学因素

因早婚早育者，在其生殖器未完全成熟时负担过重，或房事不节、孕产频繁都容易产生盆腔静脉淤血。因大量雌激素和孕激素的影响，再加上子宫周围静脉的压迫，也可引起子宫周围静脉扩张。由于长期站立或久坐体位，子宫体的重力作用及膀胱充盈也使子宫体向后移位，可影响盆腔静脉血的流出。习惯仰卧睡眠者，盆腔大部分静脉的位置均低于下腔静脉，不利于盆腔静脉血液流出盆腔。

3. 自主神经功能紊乱

不少学者认为本综合征的主要症状是容易疲劳、腰痛、性感不快等，并可发生失眠、抑郁、癔症，这些均与盆腔静脉淤血关系密切。而这些因盆腔局部静脉淤血导致的种种临床表现，又多与自主神经调节功能失去平衡有关。

4. 体质因素

有些患者由于自身体质因素，其血管壁组织显著薄弱、弹力纤维少、弹性差，容易形成静脉血淤滞。

5. 输卵管结扎术

由于输卵管的血供为双重供应，动脉源于子宫动脉的输卵管支及峡支，漏斗部由卵巢动脉的伞支分布而来，两者之间相互吻合，而静脉一部分入卵巢丛，一部分入宫颈阴道丛，这样就形成了输卵管动脉与静脉走向不同的特点。在输卵管结扎的过程中，如果损伤了输卵管系膜静脉或出现局部病变，使血供的平衡关系受到破坏，就会影响盆腔静脉循环动力学的改变，使系膜内血管网血液循环受阻，造成静脉血管曲张。可以认为，输卵管结扎术造成的损伤或局部病变是发生盆腔静脉曲张的众多因素中的主要因素之一。

（二）临床上常见致病因素

与男性相比，女性盆腔循环在解剖学、循环动力学和力学方面有很大的不同，这是女性易形成盆腔淤血的主要原因，而任何使盆腔静脉血液流出盆腔不畅或受阻的因素，均可以导致盆腔静脉淤血。导致盆腔静脉瘀血的具体因素有：①手术损伤。如输卵管结扎术损伤输卵管系膜血管。②分娩时阔韧带裂伤等产伤。③疾病因素。如慢性盆腔炎症、子宫后屈、子宫内膜异位症、子宫肌瘤、慢性盆腔炎（尤其是形成输卵管卵巢囊肿者）、哺乳期慢性闭经宫颈炎等，造影时均可显示盆腔静脉淤血影像。④孕产频繁，房事不节，长期坐立或习惯性便秘。⑤精神因素和体质因素。

（三）中医论述和辨证

根据其临床表现，本病可归属于“妇人腹中痛”“经行腹痛”“产后腹痛”“带下”等疾病的范畴。中医对此病没有具体、明确的论述，但对其症状的论述却有许多，但均与血瘀有关系。如隋代巢元方《诸病源候论·妇人杂病诸候》云：“小腹痛者，此由胞络之间宿有风冷搏击血气，停结小腹，因虚发动与血相击，故痛。”宋代医家陈自明《妇人大全良方》亦云：“妇人腹中瘀血者，有月经痞涩不通，或产后余秽未尽，因而乘风取凉，为风冷所乘，血得冷则成瘀血也。”瘀血留滞冲任胞宫，气血运行不畅，不通则痛。中医认为，气为血之帅，气行则血行，气虚则无力推动血行；血行不畅，瘀阻经脉，气滞血瘀，气滞则见不胜劳累，神疲乏力，气短，小腹、肛门坠胀；气滞还致乳房胀痛，心烦易怒；瘀血阻滞，不通则痛，故见腰骶疼痛，性交后疼痛。

总之，本病的病理基础是气虚、血瘀兼有气滞，以气虚为本，气滞、血瘀为标。虚实夹杂，本虚标实。瘀血的形成，常与以下因素有关：

（1）肝气郁结、气机阻滞而致血瘀。内伤七情，肝气郁滞，血行不畅，冲任胞宫气血郁阻而成本病。

（2）湿热蕴结下焦而致血瘀。因外感湿热，湿热内蕴，或流连冲任，阻遏经脉，盘踞胞宫，气血运行不畅、停滞，而成本病。

（3）虚损所致血瘀。早婚、房劳、多产或素体虚弱，以致精气亏损；血运无力则气血涩滞不畅，冲任胞宫失于濡润，而生本病。

二、诊断和鉴别诊断

（一）根据病史诊断

可能存在前述的导致血液流出盆腔受阻或不畅的病因，如多产史、产伤、输卵管结扎术后、体质差等。

（二）根据临床症状诊断

1. 盆腔不适，下腹部坠胀痛

盆腔内有坠胀感，严重时两侧下腹疼痛，通常一侧较重。偶尔表现为阵发性疼痛，并可同时累及两侧及两下肢，尤其出现大腿根部及髋部的酸痛无力。

疼痛与体位有关，如站、蹲或屈曲过久，盆腔静脉压力持续升高，可以导致淤血，则症状加重。反之，则使盆腔静脉压力降低，如平卧、抬高腿部及臀部、胸膝卧位时，症状可以减轻。可做体位实验以协助诊断：嘱患者采胸膝卧位，盆腔静脉压力降低，无下腹疼痛或仅轻微疼痛；若立刻改为臀部向后紧紧坐在足跟部，保持略高于腹部的位置，因腹股沟屈曲较紧，髂外动脉向股动脉血流受阻，从而髂内动脉血流增多，使盆腔静脉压力升高而产生淤血，出现下腹疼痛。当回到胸膝卧位时症状减轻，称为“体位实验阳性”。

2. 低位腰痛

其疼痛位置相当于腰骶部，常与下腹疼痛同时出现，经前期久站、劳累、性交后加重。

3. 月经改变和痛经

通常是月经量多，周期延长似功能性子宫出血，但部分患者月经反而减少。半数以上患者有痛经症状。特点是月经前数天即出现下腹及腰骶部痛，或盆腔内坠痛，有的还逐渐转为痉挛性疼痛，到月经前 1 天或第 1 天最严重，月经第 2 天后明显减轻。

4. 性感不快

性交的时候有不同程度的疼痛，多为深部性交痛，同时次日下腹疼痛、腿痛、白带增多等症状加重，故对性生活厌烦。其原因是触动了淤血的宫颈、后穹隆，牵动整个子宫甚至淤血的卵巢；而性交时引起盆腔急性充血和淤血，也使症状加重。

5. 白带过多

为白色透明的黏液或水样分泌物，是盆腔淤血、宫颈肥大和腺体增生、阴道壁血管通透性增高的结果。

6.乳房疼痛及肿胀

在月经来潮前或经期出现，可以扪及乳房硬结，月经净后症状减轻或消失。

7.外阴及阴道肿胀、坠痛

外阴和阴道内肿胀坠痛，或有外阴烧灼、瘙痒感。外阴可以表现为着色现象，阴唇肿胀或肥大，以致出现某种程度的静脉充盈、怒张或曲张。

8.膀胱和尿道症状

有尿频、尿痛或血尿，但是尿常规正常。膀胱镜检查仅发现膀胱三角区的静脉充盈和水肿。有时会有痔疮出血，直肠坠痛，一般多在经前期出现。

9.极度疲劳

患者整天感到疲劳，甚至不能完成日常工作。

10.自主神经功能紊乱

常感到心悸、胸闷、气短、嗳气、腹胀、排气不畅、眼球发胀等，还有心烦、多梦、容易激动，以及头痛、关节痛等，或有精神忧郁、好哭流泪。

（三）辅助检查

1.选择性血管造影术

为最可靠的诊断方法。盆腔淤血综合征的静脉造影特征包括：①卵巢静脉最宽处直径大于10mm（正常小于5mm）。②子宫静脉充血扩张。③卵巢静脉丛中度或重度充血。④外阴及大腿静脉曲张充盈。

2.B超检查

子宫均匀增大，子宫内膜增厚，双侧卵巢有囊性感，没有特异性。彩色多普勒检查可发现盆腔静脉扩张，有助于诊断。

3.盆腔静脉造影术

在B超介导下将造影剂注射于子宫底肌层内时，可使子宫静脉、卵巢静脉及部分阴道静脉、髂内静脉显影。以一定的时间连续摄片，可了解盆腔血液流出盆腔的时间。

4. 盆腔血流图

采用 XL–1 型血流图仪及 XDH–2 型心电仪，分别测定两侧盆腔血流图形（即耻骨旁、尾骨导联），其图形可分为正常及不正常图形。此病异常波形占 63.6%，与正常的盆腔血流图形有统计学上的显著差异。可以认为这个检查是诊断参考指标。

此法操作简单，无痛苦，可以反复随诊。

5. 同位素盆腔血池扫描

可发现盆腔淤血局部静脉曲张。血液淤积成“血池”，放射性核素形成浓聚区。

6. 开腹或腹腔镜检查

开腹可见盆腔静脉增粗、迂曲或成团。腹腔镜检查因患者头低臀高位，不一定能看见曲张的静脉；但是盆腔内没有炎性病变，仍可以与其他疾病相鉴别。

（四）鉴别诊断

1. 慢性盆腔炎

盆腔淤血综合征与慢性盆腔炎的鉴别见表 1。

表 1　盆腔淤血综合征与慢性盆腔炎的鉴别诊断

疾病	盆腔淤血综合征	慢性盆腔炎
生育史	常多产，产后盆腔静脉复旧不良	不育史
炎症史	无盆腔感染史	有盆腔感染及反复发作史
下腹痛	与体位有一定关系	与月经周期有关
子宫颈阴道及下肢静脉曲张	往往并发	较少见
附件肿块	①一般无肿块；②严重时附件增厚，周界不清；③无固定粘连感	①盆壁明显增厚或有肿块，不易变形；②触诊肿块有明显周界；③常有粘连固定感
体位试验	阳性	阴性
盆腔静脉造影	盆腔内卵巢及子宫静脉曲张及淤血	不显示静脉曲张及淤血

2. 子宫内膜异位症

有明显渐进性痛经史，妇科检查子宫周围可扪及质硬、触痛明显的结节或卵巢囊性肿块。

三、治疗

（一）药物治疗

对于轻症病例，无须药物治疗。嘱患者早、晚坚持胸膝卧位 10 分钟，睡眠姿势改为侧卧位睡眠，节制房事，纠正便秘。

（1）口服谷维素，每次 20mg，每天 3 次。

（2）口服维生素 E，每次 50 mg，每天 2 次。

（二）手术治疗

对盆腔静脉淤血者行卵巢静脉栓塞治疗可以有效地缓解症状。主要有如下手术方式：

1. 阔韧带筋膜横行修补术

对于年轻、尚需生育而因阔韧带裂伤所致本征者，可采用此术。

2. 圆韧带悬吊术

对严重子宫后倾、后屈患者，可做圆韧带悬吊术，以恢复子宫正常位置。

3. 全子宫或并附件切除术

对年龄接近绝经期的患者，可采用此术。

（三）中医治疗

1. 辨证论治

（1）气滞血瘀证。下腹及腰骶部坠胀疼痛，月经前乳房胀痛，舌暗或边有瘀点，苔薄白，脉弦或涩。可疏肝理气，化瘀止痛。代表方为膈下逐瘀汤。

（2）湿热瘀阻证。少腹拘急、坠胀，腰骶部酸痛，白带量多、色黄，小便黄，大便秘结或不畅，舌红，苔薄黄腻，脉弦数或濡数。可清热利湿，活血化瘀。

代表方为萆薢渗湿汤。

（3）气虚血瘀证。少腹坠胀疼痛，劳累以后常加剧，白带量多、色白清稀，头昏，神疲，面色萎黄，大便溏薄，舌淡，苔薄白，脉细无力。可益气养血，活血化瘀。代表方为补阳还五汤。

（4）阴虚血瘀证。下腹及腰骶部疼痛，头昏眼花，手足心热，舌红，苔薄或少苔，脉细数。可补益肝肾，活血化瘀。代表方为四妙勇安汤。

2. 针灸疗法

穴位取关元、中极、气冲、肾俞、上髎、中髎、足三里。方法：平补平泻，1 次 / 天，留针 20 分钟，15 次为 1 个疗程。

四、注意事项

盆腔淤血的患者，应注意避免久坐久立。睡眠时取侧卧位，或胸膝卧位，以加强盆腔血液回流。注意保持大便通畅。

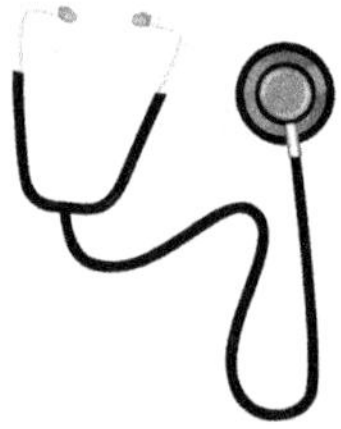

第四章　妇科常见肿瘤

第一节 宫颈肿瘤

女性宫颈易于生长肿瘤，包括恶性及良性肿瘤，尤以恶性肿瘤多见，主要是宫颈癌。宫颈良性肿瘤多为宫颈肌瘤，或宫颈上皮内瘤变（CIN）。

一、宫颈良性肿瘤

（一）宫颈肌瘤

本病较子宫体肌瘤少见，属子宫肌瘤的一部分，来自宫颈间质或血管壁内的肌组织，由平滑肌和结缔组织构成，多见于 30 ~ 50 岁女性，宫颈肌瘤约占子宫肌瘤的 8%。

1. 诊断要点

（1）妇科检查在宫颈部触到较硬球形肿块，常单发。多发生于宫颈后唇，表面常有糜烂、坏死、出血。

（2）压迫症状。向前压迫膀胱，出现尿频、排尿不畅、尿潴留；向后压迫直肠致排便困难。压迫盆底神经可产生疼痛。

（3）可有不规则阴道出血，继发感染则白带较多，多有臭味。

（4）B 超检查。在宫颈部可有大小不等低回声、有边界的肌瘤区。

（5）病理检查。镜下可见平滑肌细胞，排列纵横交错，有不规则旋涡状纹理。

2. 鉴别诊断

（1）宫体黏膜下肌瘤突出阴道者。通过蒂柄附着位置可鉴别。

（2）宫颈癌。宫颈黏膜下肌瘤继发感染，出现恶臭、排液时常被误诊为宫颈癌。而宫颈癌常组织不规则，基底部有浸润致轮廓不清，质脆易出血，瘤体活检可确诊。

（3）宫颈息肉。为红色舌形由宫颈外口突出的肿物，质软而脆。而宫颈黏膜下肌瘤呈球形带蒂伸入颈管，质硬而不脆，病理检查有助诊断。

3. 治疗

应根据患者年龄、肌瘤大小及部位，以及是否保留生育功能等，选择治疗方法。

（1）手术。如子宫全切及阴道单纯肌瘤摘除术。不论肿物大小，应尽早切除为宜。

（2）药物。适用于因某些情况暂时不能手术者，选用雄激素。

4. 注意事项

（1）手术前后注意抗感染及治疗贫血。

（2）长期服用雄激素有水钠潴留、男性化等不良反应，宜间歇用药。

（3）近绝经期采用保守治疗者应定期复查，每 3 ~ 6 个月查 1 次。

（二）宫颈上皮内瘤变

本病妊娠期较多发生，为宫颈上一种特有肿瘤。妊娠黄体和胎盘能分泌较多雌激素、孕激素，宫颈主要在雌激素影响下发生乳头状瘤。

1. 诊断要点

（1）宫颈增大，颈管黏膜外翻，有单发米粒或黄豆大小的乳头状物，从宫口脱出，色灰红、质软，易出血。

（2）阴道分泌物增多、不规则少量阴道出血或接触性出血。

（3）多发于妊娠期，分娩后可自行消退。

（4）病理检查。棘层细胞增生，上皮层增厚呈乳头状，其中心为纤维结缔组织。棘细胞排列整齐有层次，少数有核分裂，细胞内含糖原。

2. 鉴别诊断

（1）宫颈鳞状细胞疣状癌。疣状癌质地脆、易出血，镜下见浸润性生长，病检可确诊。

（2）宫颈尖锐湿疣。常为多发，并累及外阴和阴道。基底宽，表面呈疣状，主要因病毒引起。电镜下可找到病毒颗粒。

3. 治疗

妊娠期无特殊治疗，非妊娠期排除宫颈恶性肿瘤后，可行电烙、冷冻或激光治疗，个别可行宫颈锥切术。

（三）宫颈血管瘤

本病很少见，发生于放射治疗后及妊娠期，属血管扩张症，多为海绵状血管型或毛细血管型。组织活检可致阴道大出血，尽量不做。肿瘤小、无症状者可保守观察，肿瘤增长时应及早冷冻或激光治疗；海绵状血管型瘤体损伤出血多、不易止血者可行子宫全切术。

二、宫颈癌

宫颈癌是发生在生殖器官的最常见妇科恶性肿瘤。据世卫组织（WHO）2018 年发布的数据，宫颈癌全球发病率为每 10 万人中约 13 人，死亡率为每 10 万人中约 7 人。2018 年全球本病新发病例约 56.9 万例，84% 的病例发生于经济欠发达的国家，死亡病例约 31.1 万例。发病年龄呈双峰状，我国以 40 ~ 50 岁最多，60 ~ 70 岁为另一高峰，平均年龄 44.7 岁，20 岁以下少见。浸润癌高发年龄在 45 ~ 55 岁，原位癌 30 ~ 35 岁。

本病发病年龄呈年轻化趋势。近 40 年来本病全球发病率和死亡率呈明显下降趋势，这与 HPV 疫苗接种、健康教育及宫颈癌筛查有关。

（一）致病因素

一般认为是多种因素作用的结果，如早婚、早育、多产多孕、宫颈糜烂、性交过频、包皮垢及性激素失调等，而超过 90% 的宫颈癌伴高危型 HPV 持续感染，成为宫颈癌主要的危险因素，滴虫、单纯疱疹病毒Ⅱ型、沙眼衣原体等感染则参与到 HPV 引起宫颈癌的过程中。宫颈癌的发生还与社会经济状况和精神刺激有关，卫生条件差、吸烟、营养不良等也是宫颈癌的致病因素。

（二）病理类型和转移途径

1. 病理类型

（1）鳞癌。占宫颈癌 95%，按分化程度分三级：Ⅰ级，高分化；Ⅱ级，中分化，为非角化性大细胞型；Ⅲ级，低分化，常为小细胞型。

（2）腺癌。占 15% ~ 20%，主要有二型：①黏液腺癌。此型最常见，来自宫颈管柱状黏液细胞，镜下可见核分裂象，腺上皮细胞多层增生，有明显异型增生，腺腔见乳突状突入的癌细胞，可分为高、中、低分化。②恶性腺瘤。即微偏腺癌，为高分化宫颈管黏膜腺癌。有较多癌性腺体，形态多变且大小不一，点状突起伸入到间质深层。无异型性腺上皮细胞，淋巴结转移多见。

（3）腺鳞癌。占 3% ~ 5%。因储备细胞同时分化为腺细胞、鳞状细胞，癌灶含鳞癌、腺癌两类组织形态。

2. 转移途径

（1）直接浸润。局部浸润最多见，癌灶向邻近组织器官扩散。多往下侵及阴道壁，极少数往上侵及宫腔；往两侧浸润可侵及宫颈、阴道周围及骨盆壁；产生各种压迫症状。晚期可侵及直肠、膀胱，形成直肠阴道瘘或膀胱阴道瘘。

（2）淋巴转移。癌组织继直接浸润后，进到淋巴管产生癌栓，并沿淋巴管扩散，随淋巴液侵入淋巴结。①宫旁、宫颈旁、髂内、髂外、髂总、闭孔、骶前淋巴结为一级组。②腹股沟浅、深淋巴结，腹主动脉旁淋巴结，为二级组。

（3）血行转移。晚期可转移到肝、肺、骨骼等处，较少见。

（三）临床表现和辅助检查

1.临床表现

宫颈癌早期多无明显表现，宫颈光滑或类似宫颈柱状上皮异位。颈管型者由于宫颈外观正常，易误诊、漏诊。随病变发展可出现：

（1）症状。①阴道出血。早期出血常为接触性的，以后为不规则出血。年轻患者可表现为经量增多、经期延长，老年女性多为绝经后不规则出血。出血量依侵及间质内血管情况和病灶大小而异，如侵及大血管则可致大出血。②阴道排液。多数患者出现阴道排液（血性或白色），可有腥臭，稀薄或呈米泔状。晚期患者因肿瘤坏死伴感染，可有大量脓性恶臭或米汤样白带。③晚期表现。按病灶范围有便秘、下肢肿痛、尿频、尿急等不同继发症状。压迫或侵及输尿管，可致肾盂积水、输尿管阻塞甚至尿毒症。存在恶病质、贫血等衰竭症状。

（2）体征。微小浸润癌和原位癌可无明显肉眼病灶。随病情发展，内生型宫颈癌有宫颈管膨大及宫颈质硬、肥大；外生型可见菜花状及息肉状病变组织，质脆容易出血，多伴感染。癌组织晚期则有溃疡、空洞、坏死脱落伴恶臭。

累及宫周时双合诊、三合诊检查可触及宫颈周围结节状增厚、质硬，致冰冻状盆腔。累及阴道壁则可见阴道壁变硬或赘生物生长。

2.辅助检查

（1）细胞学宫颈刮片。为主要的宫颈癌筛查方法，应从宫颈转化区取样。

（2）阴道镜。上述刮片检查巴氏Ⅲ级或以上、宫颈细胞学（TBS）分类诊断为鳞状上皮内瘤变，都应在阴道镜观察下对可疑癌变区做宫颈活组织检测。

（3）宫颈及宫颈管活组织检测。取材应含间质和邻近正常组织。如宫颈活检阴性或宫颈光滑，但宫颈刮片阳性，可以小刮匙刮宫颈管，以刮出物做病理检查。可作为宫颈癌及宫颈癌前病变确诊的可靠根据。

（4）宫颈碘试验。宫颈阴道部的鳞状上皮含丰富糖原，涂碘溶液呈深褐色或棕色，出现不染色区示该区上皮缺少糖原，疑有病变。从该区取样活检能使诊断率提高。

（5）宫颈锥切术。用于宫颈活检示宫颈上皮内瘤变需排除癌浸润，或宫颈刮片多次检测阳性但宫颈活检呈阴性者。可用环形电切除、冷凝电刀及冷刀切除。

宫颈细胞学筛查的普遍应用，使宫颈癌及癌前病变常能早期发现并治疗。

（四）诊断和鉴别诊断

1.诊断

我国宫颈癌筛查对象包括有3年以上性生活或21岁以上有性行为的女性（高危人群适当提前）。诊断程序：子宫颈/阴道细胞病理学→阴道镜检查→组织病理学诊断。此为世界范围内专门筛查、诊治宫颈癌与CIN的常规方法。结合病史、临床表现及检查可确诊。

2.鉴别诊断

主要根据宫颈活组织病理检查，与有相似临床表现的疾病相鉴别。

（1）宫颈恶性肿瘤。如肉瘤及淋巴瘤、转移癌、原发性恶性黑色素瘤。

（2）宫颈良性肿瘤。如宫颈管肌瘤、宫颈乳头瘤、宫颈黏膜下肌瘤。

（3）宫颈良性病变。包括宫颈息肉、宫颈结核性溃疡、宫颈柱状上皮异位、宫颈子宫内膜异位症等。

（五）治疗

应按患者年龄、生育要求、临床分期、医疗技术水平和设备条件以及全身情况综合选择适当的个体化综合方案。一般以手术、放疗为主，化疗为辅。

1. 手术疗法

适用于早期宫颈癌患者。主要方式有全子宫切除、广泛全子宫切除加盆腔淋巴结清扫、次广泛全子宫切除加盆腔淋巴结清扫、腹主动脉旁淋巴切除和取样。应按不同分期选不同术式。

年轻患者卵巢正常时应保留。要求保留生育功能的患者，如在早期之初，可做根治性宫颈切除或宫颈锥形切除。

2. 放疗

多用于全身状况不好的早期患者、宫颈大病灶手术前放疗、手术后病理检查见高危因素而用作辅助治疗、中晚期患者。

3. 化疗

常用于复发转移或晚期患者，也用在放疗增敏。现也用在手术前新辅助化疗来缩小癌灶并防止亚临床转移。常用药有顺铂、紫杉醇、异环磷酰胺、氟尿嘧啶、博来霉素、卡铂。

（六）预后和预防

1. 预后

与病理类型、临床分期紧密相关。淋巴结转移患者预后差，而早期宫颈腺癌易出现淋巴转移，但一般治疗越早、预后越好。

2. 预防

（1）重视高危人群和因素，有异常应及时就医。

（2）发挥和健全女性防癌保健网的功能，进行宫颈癌筛查，以早发现、早诊疗。

（3）进行性卫生的教育，普及预防本病的知识。

（4）接种 HPV 疫苗。

（5）对宫颈上皮内瘤变要早发现、早诊疗，可防止宫颈浸润癌。

（七）HPV 疫苗

大多数宫颈癌与人乳头状瘤病毒（HPV）感染有关。现已发现的 HPV 有 100 多型，至少 14 型可致宫颈癌或其他癌症。全球大多数宫颈癌可测出高危亚型 HPV16、HPV18，以 HPV16 更易诱发癌变，为全球所有区域中占主导地位的致癌基因型。低危亚型 HPV6、11 则与绝大多数复发性呼吸道乳头状瘤和生殖器尖锐湿疣有关。阴道、外阴、肛门、阴茎癌前病变和癌变比较罕见，但 40% ~ 60% 外阴癌、阴道癌、阴茎癌及 80% 以上肛门癌由 HPV 诱发。

全球第一个 HPV 疫苗可预防 6、11、16、18 等 HPV 亚型所致生殖器疣、宫颈癌及癌前病变。研究显示，HPV 宿主的免疫反应对控制 HPV 感染及相关病变具有极为重要的作用，宫颈癌及癌前病变患者大多存在对 HPV 低免疫状态。预防性 HPV 疫苗主要合成 L1 晚期蛋白病毒样颗粒为靶抗原，诱导人体产生高滴度血清中和抗体，可中和病毒，还可促进肿瘤特异性杀伤 T 细胞清除病毒。

HPV 疫苗主要用于 9 ~ 26 岁女性，针对高危 HPV，有预防性及治疗性两大疫苗类型。前者诱发机体有效的体液免疫反应，后者刺激细胞免疫反应来清除病毒和变异细胞。疫苗接种可引起一过性、轻度的红肿和疼痛等局部反应。急性病患者应推迟接种，孕期女性、有严重疫苗过敏史者不宜接种。青春期女性接种 HPV 疫苗后发生晕厥的概率较大，可在接种疫苗以后观察 15 分钟。

第二节 子宫内膜癌

子宫内膜癌是女性常见恶性肿瘤，发生在子宫内膜层。根据国外资料，发病率占女性生殖系统恶性肿瘤的 20% ~ 30%；在我国子宫内膜癌发病率为 0.99% ~ 9.9%，远较欧美低，仅次于子宫颈癌，但近年来有上升趋势，原因是女性寿命较过去延长，大力开展宫颈癌的普查和普治工作，以及绝经后雌激素的较广泛使用。超过 80% 的子宫内膜癌发生在 50 岁以上绝经前后女性，40 岁以前者少见。

一、致病因素

确切病因不明，临床上发现有如下相关因素：

（一）长期持续雌激素刺激

多见于延迟绝经、子宫内膜增生过长、多囊卵巢综合征、卵巢颗粒细胞瘤、卵泡膜细胞瘤及产生大量雄烯二酮的卵巢肿瘤（黏液性囊腺瘤或囊腺癌及勃勒纳氏瘤）。绝经后长期服用雌激素的女性，而无周期性的孕酮抑制，可能为子宫内膜癌的发病因素之一。

（二）肥胖、糖尿病、高血压

此三种情况多在子宫内膜癌的患者中出现，被称为子宫内膜癌的三联征。目前认为体内过多脂肪蓄积者代谢缓慢，使雌激素在体内维持较高而恒定水平。脂肪细胞能使雄烯二酮芳香化，而转化为雌酮，而雌酮较雌激素与子宫内膜癌的关系更密切。

（三）未婚、未育

子宫内膜癌多发生于未婚、未育者，可能与子宫内膜受雌激素刺激时间较长有关。

（四）遗传

曾报道有易患子宫内膜癌的家族，认为本病与遗传有关。可能这又影响到子宫内膜中雌激素受体的多少。

（五）其他因素

盆腔放射治疗后，子宫内膜癌发病率增加；高脂肪饮食可影响激素的产生和储存，并影响激素同细胞内受体的反应，可能是本病的诱发因素。西方国家的高脂肪饮食，其女性患子宫内膜癌也多，因此与营养因素也有关。

二、临床表现和检查

（一）临床表现

1. 不规则阴道出血及溢液

因内膜癌组织糟脆，易坏死脱落引起渗液或出血，一般量不多，常淋漓不断。若并发感染时可出现恶臭的脓血分泌物。因 50% ~ 70% 患者发病于绝经之后，故绝经后出血成为患者最重要的主诉之一。

2. 疼痛

多发生于晚期，由于肿瘤压迫神经丛可引起下腹、腰、腿痛，也可因宫腔积脓、积血引起不规则宫缩痛。

3. 腹腔包块

晚期患者自己可触及下腹部固定的肿块，可能是子宫肿瘤直接扩散蔓延到邻近组织器官所致，或肿瘤穿透子宫浆膜层而种植在盆腔脏器上形成肿瘤。

（二）体检所见

1. 全身状态

表现为肥胖、高血压或贫血。晚期者可在颈部锁骨上或腹股沟触及肿大淋巴结。淋巴转移比较晚，但癌肿分化差者或一旦侵蚀至子宫深肌层或蔓延至颈管时，淋巴结阳性率显著增高。宫颈受累时，淋巴结的转移途径与子宫颈癌的转移途径相同，盆腔及主动脉淋巴结转移率为 30% ~ 40%；也可因淋巴逆流而转移至阴道及尿道周围，卵巢转移相当多见，还可通过淋巴或输卵管扩散至卵巢。晚期患者亦可通过淋巴系统和血液循环向全身扩散到肝、肠、肺、肾、胰、脑等。

2. 妇科检查

宫颈一般正常，分泌物自宫颈管流出。早期子宫大小、形态无变化，稍晚子宫增大且变软，宫腔积脓时子宫可显著增大并有囊性感。若并发肌瘤或肌腺瘤，子宫可特殊增大或表面有异常突起，但必须考虑癌组织穿出浆膜在子宫表面形成病灶的可能。绝经后患者子宫不仅不萎缩，反而饱满变硬。卵巢正常或增大，可伴颗粒细胞瘤或泡膜细胞瘤。晚期可在子宫旁扪及转移结节或肿块。少数可见阴道转移病灶，多位于阴道前壁尿道口上方，有时子宫切除术后阴道残端出现复发。

（三）辅助检查

子宫内膜癌的诊断与病变范围的确定，须根据患者情况选用下列辅助检查方法。

1. 分段诊断性刮宫

当临床疑有子宫内膜癌时应做分段诊刮术。用探针探测宫腔深度前，先刮颈管，再探测宫腔后刮宫，尤其注意宫底及两侧宫角，分别送病理检查，确诊率可达 94%。若刮取之组织量多且呈豆腐渣样时，内膜癌可能性极大，应立即停止搔刮，以避免子宫穿孔、出血和癌肿扩散。也可用负压吸引替代刮宫术，或用改进器械取子宫内膜，如软塑料螺旋器、海绵拭活体组织检查法或用内膜洗出法，所得内膜组织送病理检查。

2. 病理检查

从腺瘤样子宫内膜增生到不典型增生，均可能发展为原位癌或子宫内膜浸润癌，故称为癌前病变。1982 年国际妇产科联盟（FIGO）将腺瘤样增生至原位癌病变划为“0”期，但不列入子宫内膜癌治疗效果统计。子宫内膜癌外观有多种形态，依其累及范围分为局限型和弥漫型，前者仅累及部分内膜，多位于宫底或宫角，后壁比前壁多见；后者累及大部分子宫内膜，由局限型逐渐扩散而来。

早期病变呈息肉状、菜花状；晚期多为结节状，组织灰白，质脆，易出血。发生溃疡或坏死严重时可侵及宫颈，甚至有息肉状物脱出到宫颈外口。如宫颈管被阻塞，则可致宫腔积脓。晚期可侵入子宫肌层或浆膜层，或发生邻近器官转移。镜下按组织学特征可分为：

（1）腺癌。占子宫内膜癌 88% 以上，腺上皮重叠、层次不等，细胞形态大小不一，呈不同程度分化不良。腺体间无间质，邻接腺体形成“背靠背”构型。

（2）腺角化癌或腺棘皮样癌。约占 11% ~ 29%，腺癌中含成熟鳞状上皮。

（3）腺鳞状上皮癌。占 6.9% ~ 17.6%，腺癌与鳞癌并存，恶性度高，有早期转移，深肌层浸润较为多见。

（4）透明细胞癌。极少见，占 1.7% ~ 4.7%，镜下为大小不等的小管，内衬透明“靴钉”样细胞，恶性程度最高。

3. 脱落细胞检查

从阴道后穹隆取分泌物，宫颈刮片，或用所获宫腔标本做涂片找寻癌细胞，诊断率可达 90%，但最后确诊仍须内膜病理组织检查证实。

4. B 超检查

显示子宫增大，宫腔内有不规则回声增强，还能显示侵入肌层深度。

5. 宫腔镜检查

可直视子宫内膜病变范围及程度，在病变部位取活体组织检查做涂片检查。

6. 腹膜后淋巴 X 线造影

明确淋巴结是否受累，以利判定治疗方案和预后。子宫内膜癌淋巴结转移率为 32%，即或在早期亦有少数转移。

三、诊断和鉴别诊断

1. 诊断和临床分期

根据临床表现和检查所见，常能做出诊断，并明确临床分期。1982 年国际妇产科学会（FIGO）以子宫腔大小、是否累及宫颈及癌细胞分化程度三项评判标准订正了如下分期：

（1）0 期（不列入治疗效果统计）。腺瘤样增生或原位癌，组织学所见疑为恶性癌变。

（2）Ⅰ期。癌局限于宫体。Ⅰa期子宫腔长度≤8cm，Ⅰb子宫腔长度>8cm。Ⅰ期必须做组织学检查，再分级为G1（高度分化）、G2（部分分化）、G3（未分化）、G4（未定级）。

（3）Ⅱ期。病变累及宫体和宫颈。

（4）Ⅲ期。扩散到子宫外，但未超出真骨盆。

（5）Ⅳ期。扩散到真骨盆以外，或累及膀胱、直肠之黏膜。

2.鉴别诊断

在做出诊断前，有时还须与有相似表现的疾病进行鉴别。

（1）绝经期功能失调性子宫出血。绝经期子宫不规则出血，应先做诊断性刮宫，送病理检查，排除子宫内膜癌。

（2）子宫黏膜下肌瘤或内膜息肉。多表现为月经过多及经期延长，刮宫探查宫腔尤其宫腔镜检查有助于诊断。B超能显示宫腔内黏膜下肌瘤。

（3）老年性阴道炎。以血性白带为主要表现，应注意合并子宫内膜癌的可能。

（4）输卵管癌。以阵发性阴道排液为主要表现，刮宫为阴性，妇科检查及B超可在子宫旁发现肿物，腹腔镜可明确诊断。

（5）宫颈管癌、子宫肉瘤等均有子宫不规则出血，可借颈管刮术及宫腔诊刮术鉴别。

四、治疗

子宫内膜癌的治疗须根据病情、临床分期、癌细胞分化及技术条件等综合考虑。

（一）手术

1.手术治疗

手术是治疗子宫内膜癌的首选方法。具体如下：

（1）0期。可据患者年龄、生育要求、子宫出血情况，决定是否采用彻底刮宫、激素或手术治疗。

（2）Ⅰ期。一般行全子宫双侧卵巢、输卵管及阴道（1 ~ 2cm）切除术。手术时为预防阴道残端因癌细胞种植而复发，术前先缝合宫颈或用夹夹紧。为避免瘤细胞被挤入腹腔，切除子宫前先将两侧宫角夹紧，并用丝线将输卵管伞端扎住。术前应尽量避免挤揉子宫。对年轻患者可保留一侧正常卵巢，但因内膜癌患者卵巢转移多见，有时外观正常却已有转移，需剖视或做冰冻切片，无问题者才予保留。

（3）Ⅱ期。已浸润宫颈者应按宫颈癌手术方法，切除盆部腹膜后淋巴结，以及主动脉旁淋巴结；还可选择性切除腹膜后淋巴结，必要时做快速冰冻检查。凡淋巴结有转移，或淋巴、血管有癌栓者，术后应加化疗或放疗等。

（4）Ⅲ—Ⅳ期。先使用孕激素或放疗、化疗，待有手术指征时再行手术。手术后仍需附加其他治疗。

2. 手术、放疗联合方案

按 FIGO 分期的联合方案：①Ⅰ a、G1，全子宫加双侧附件切除，术后阴道残端镭疗。②Ⅰ a、G2、G3 及Ⅰ b、G1，术前放疗加手术（同前）。③Ⅰ b、G2、G3，术前放疗加手术（同前加腹膜后淋巴结切除）。④Ⅱ期，术前放疗加手术（腹膜后淋巴结切除及广泛子宫、附件切除）。⑤Ⅲ期，术前放疗加手术（同前），术后体外放疗。⑥Ⅳ期，因人制宜。⑦复发癌，局部转移或复发则手术切除或放射治疗，远处转移可放射治疗及激素治疗。

（二）非手术治疗

1. 放射治疗

包括腔内及体外照射。腔内照射可选用镭、铯 -137、钴 -60 或后装放疗。目前多采用手术前后放疗，能阻止癌肿扩散，降低种植性转移率，减少阴道复发，提高 5 年存活率。术前采用腔内照射比体外照射为多。腔内照射 2 次为 1 个疗程。手术时间可在第 2 次照射后 2 周左右，此时因放射反应引起的充血高潮已过，而瘢痕组织尚未形成，有利于手术进行。

术后腔内照射仅用于病变累及宫颈，或阴道残端复发，在手术后 2 ~ 4 周进行。术后采用体外照射较多，主要是补充手术之不足。对估计切除不彻底、瘤组织分化不良、已有深肌层浸润者，在手术恢复后即开始治疗。

2. 孕激素治疗

高效孕酮类药物对控制内膜癌的发展有一定效果，与放疗合并使用可增加癌细胞对放疗的敏感性。但孕激素的作用方式尚不清楚，对分化良好、生长缓慢的子宫内膜癌，孕酮治疗效果好，甚至有治愈者，故建议癌细胞分化良好者选用孕激素治疗。用药时需要符合两个原则：剂量大、用药时间长。但对最合适的剂量及用药时间没有统一意见。

3. 化疗

孕激素无效时，可考虑用抗癌化学药物。癌细胞分化愈差，化疗效果反而愈佳，故建议分化不佳者选用化疗。目前常用者如下：

（1）单一化疗药。静滴药：①氟尿嘧啶（FU）。每天 15mg/kg，45 天后每天 7.5mg/kg，一直维持到毒性出现为止，如骨髓抑制，白细胞下降到 4×10^9/L（4000/mm^3）以下，血小板下降到 100×10^9/L（10×10^4/mm^3）以下时。②环磷酰胺每天 200mg，总量 8 ~ 15g。③阿霉素每次 60mg/m^2，休息 3 周再重复使用，总量 500mg。④顺铂每次 100 ~ 200mg/m^2，休息 3 周重复使用，总量 800mg。

（2）联合用药。①阿霉素 +FU+ 环磷酰胺 + 甲羟孕酮。② FU+ 苯丙氨酸氮芥 + 甲地孕酮。③阿霉素 + 环磷酰胺 + 顺铂 + 甲地孕酮。

五、预后和预防

（一）预后

子宫内膜癌生长缓慢，为女性生殖器恶性肿瘤中疗效好的一种，其疗效和预后与癌的期别、子宫增大程度、癌细胞浸润肌层深度、癌细胞分化程度和淋巴结转移情况，以及治疗方法有关。一般统计5年存活率：Ⅰ期75%～85%、Ⅱ期50%、Ⅲ期30%、Ⅳ期5%左右。复发率为10%～20%，绝大多数在3年以内复发。如治疗5年后无复发迹象，则以后复发机会很小。

（二）预防

子宫内膜癌与其他肿瘤一样，没有行之有效的预防办法，但针对某些可能和发病有关的因素以及能识别的癌前病变，应加强宣传，普及防癌知识，组织定期防癌普查。对可疑者应定期随诊。对功能性子宫出血或更年期综合征患者，应慎用雌激素，以免内膜过度增生。已出现子宫内膜增生的患者，宜及时应用孕激素，如口服甲羟孕酮6mg/d，连续服4周，考虑再行诊刮检查内膜以了解治疗反应，决定是否继续用药。

如已处于绝经期者，不必考虑保守治疗而直接切除子宫。对良性妇科疾病，最好不用放射治疗，以免诱发肿瘤。

第三节 卵巢癌

本病是卵巢恶性肿瘤，其中的90%～95%原发于卵巢，余为转移癌。因早期症状少，且缺少特异性，难以通过筛查做出早期诊断。一般做出诊断时60%～70%为晚期，疗效差。卵巢癌发病率虽在妇科癌症中位于第三，较宫颈癌、子宫内膜癌为低，但其死亡率却高于二者之和，严重威胁女性健康。我国本病高发年龄在40～55岁，不同组织学类型平均发病年龄有所不同。美国主要发生在50岁以上女性，其中浆液性囊腺癌平均年龄为56岁，黏液性囊腺癌平均年龄为52岁，子宫内膜样癌平均年龄为57岁，透明细胞癌平均年龄为53岁。

一、卵巢肿瘤类别及卵巢癌扩散方式

（一）卵巢肿瘤组织学分类

在胚胎发生方面卵巢具有特殊性，其发生的肿瘤在结构和成分上有很大区别。世界卫生组织（WHO）卵巢肿瘤命名委员会在1973年根据1964年的FIGO标准首次制订了国际统一的卵巢肿瘤组织形态分类。1992年斯库利（Scully）又加以补充，将卵巢肿瘤主要分为四类：上皮性卵巢肿瘤、生殖细胞肿瘤、性索间质肿瘤及转移性卵巢肿瘤。

上皮性卵巢肿瘤分为浆液性肿瘤、黏液性肿瘤、子宫内膜样肿瘤、透明细胞瘤和纤维上皮瘤，又包括良性、交界性及恶性三类，具体如下：

1. 浆液性肿瘤

（1）囊腺瘤（如乳头状囊腺瘤）、表面乳头状瘤、腺纤维瘤、囊腺纤维瘤等，均存在良性及交界性两类。

（2）腺癌。乳头状腺癌及囊腺癌、表面乳头状癌、恶性的腺纤维瘤及囊腺纤维瘤等。

2. 黏液性肿瘤

（1）囊腺瘤、腺纤维瘤和囊腺纤维瘤等，均存在良性及交界性两类。

（2）腺癌和囊腺癌。如恶性的腺纤维瘤及囊腺纤维瘤。

3. 子宫内膜样肿瘤

（1）腺瘤和囊腺瘤、腺纤维瘤和囊腺纤维瘤等，均存在良性及交界性两类。

（2）癌。腺癌、棘腺癌、恶性的腺纤维及囊腺纤维瘤，子宫内膜间质样肉瘤，同质或异质中胚叶（苗勒管）混合瘤。

4. 透明细胞瘤

包括良性及交界性腺纤维瘤，恶性者及腺癌。

5. 纤维上皮瘤

包括良性及交界性纤维上皮瘤，恶性纤维上皮瘤或移行上皮癌，良性、交界性、恶性等混合性上皮肿瘤，未分类上皮性肿瘤，未分化癌。

以下主要叙述卵巢肿瘤中的恶性肿瘤。

（二）卵巢癌扩散方式

以局部蔓延、种植转移、淋巴道转移为主。血行转移为晚期表现，少见。

1. 局部蔓延

癌瘤超出卵巢范围后，可直接浸润周围组织器官，如盆腔侧腹膜、子宫、输卵管、乙状结肠、直肠及膀胱等，但多限于浆膜、腹膜浸润，很少侵犯器官实质，尤其初治时如此。

2. 种植转移

与其他恶性肿瘤不同，卵巢癌主要转移途径是肿瘤表面脱落细胞在腹腔内广泛种植。盆腔、腹腔及脏器浆膜种植播散最常见，特别是横膈、结肠旁沟、肠系膜、肠浆膜、子宫直肠窝及盆侧壁腹膜、膀胱浆膜等。其中，盆腔浆膜种植更为常见，可融合成片，形如“铠甲状”。

腹膜和横膈是早期卵巢癌亚临床转移常见部位，晚期癌腹膜种植则高达71.6%。大网膜也是最早卵巢癌亚临床转移部位之一，各期大网膜总转移率为23% ~ 71%。晚期大网膜转移灶可融合成块，是腹水的重要来源。卵巢癌转移至肠道者也多见，但大多数属于浆膜种植转移，进而可累及浅肌层而至深肌层，很少累及黏膜层。

肠转移导致不全梗阻者在Ⅲ、Ⅳ期或复发性卵巢癌中尤为多见，后果严重，为主要致死原因。完全梗阻多在复发癌中出现，最终导致死亡。肝表面种植转移亦为常见。脾表面种植转移者较肝脏转移少见，脾实质及脾蒂转移者时有报道。

3. 淋巴道转移

卵巢癌常扩散至腹膜后淋巴结，总转移率为20% ~ 41%，不同部位分别为：盆腔淋巴结转移占24% ~ 54%，腹主动脉旁淋巴结转移占18% ~ 36%，盆腔及腹主动脉旁淋巴结均有转移者占28% ~ 56%。

4. 胸腔转移

卵巢癌合并胸腔积液者以浆液性癌为多，占82.4%，绝大部分伴横膈转移。双侧胸腔积液的癌细胞阳性率为90%；单侧胸腔积液绝大多数为右侧（占85.7%），单侧胸腔积液不一定是胸腔转移，癌细胞阳性率只有14.3%，胸腔积液也并非均是肺转移所致。胸腔内注入硬化剂平阳霉素是一种较为有效控制胸腔积液的方法。

5. 血道转移

卵巢癌血行转移很少见，仅见于个别极晚期患者，但在治疗后复发的患者中，血行转移较多见，常转移到肝、肺。

二、诊断

（一）临床表现及妇科检查

卵巢癌不易做出早期诊断，通常是在盆腔检查时触到无症状的实性肿块或非均质性肿块才被发现。对高危患者，如有乳腺癌、结肠癌或子宫内膜癌个人史及卵巢癌家族史者，要定期随访；对40岁以上女性有卵巢功能障碍，出现胃肠道症状者，应引起医师重视，尽早检查。如发现附件肿块，要注意其位置、大小、形状、边界、质地、表面状况、活动度及子宫直肠窝结节等，并结合辅助检查及早处理。绝经后女性扪及卵巢者很可能是卵巢癌，须做剖腹探查，以明确诊断，年轻女性肿块直径大于5cm必须认真对待。

50%卵巢实性肿瘤是恶性的，尤以生殖细胞肿瘤多见。半囊状或质不均肿块，有一部分为实性，另一部分质软或有囊性感，增长迅速，由原先可活动性变成固定，多为囊性肿瘤恶变，或其本身就是恶性肿瘤。有上述情况如能仔细检查，有时可做出早期诊断。几乎75% ~ 85%卵巢上皮性癌患者是在腹盆腔内有病灶扩散时才被发现，即使此时亦有延误诊断的。如发现盆腔肿块有下列情况者应考虑为恶性和可疑恶性肿瘤：①实性者50%为恶性。②双侧70%为恶性。③肿瘤表面不规则，有结节突起者。④肿块粘连、固定、不活动或活动度差。⑤伴腹水或胸腔积液者，尤其呈血性。⑥伴非特异性胃肠道症状者，如恶心、消化不良、厌食、便秘等。⑦子宫直肠窝有硬结，排除子宫内膜异位症外，90%以上属恶性。⑧肿块生长迅速。⑨大网膜肿块，有消化道不全梗阻表现，恶病质。⑩如患者有胃病史，随后发生双侧卵巢实性肿瘤，则应想到有克鲁根勃氏瘤的可能，需详细检查消化道，以期找到原发病灶。

（二）影像学检查

超声扫描对盆腔肿块检查有重要意义，可显示肿块大小、物理性质，判别恶性肿瘤敏感性（82% ~ 100%）、特异性（97% ~ 100%）、准确率（83% ~ 99%）。CT用于卵巢癌术前检查，区别附件肿块良恶性，其敏感性、特异性、准确性分别为89%、96% ~ 99%、92% ~ 94%，与超声检查价值相当。

（三）细胞学检查

卵巢癌行细胞学检查可有多种途径，获得阳性细胞的比例不高。有腹水时抽腹水液涂片的阳性率约为50%。

（四）肿瘤标记物检测

肿瘤标记物检测是近几年发展较快的一个领域，已被广泛用于卵巢癌的辅助诊断及治疗后监测，有着广阔的临床应用前景。目前所说肿瘤标记物实际上是肿瘤相关抗原，与卵巢上皮性癌相关的抗原主要有CA125、CA15-3、CA19-9、CEA（癌胚抗原）等。一般说来，单个肿瘤标记物检测特异性低，假阳性高，如多个肿瘤标记物联合检测则可提高敏感性及特异性。

（五）其他检查

可根据患者的实际情况掌握适应证，行腹腔镜检查或细针活体组织检查。

三、治疗

（一）治疗原则

以手术治疗（首选）为主，辅以化疗和放疗，生物治疗现处于试用阶段。通过手术可以明确诊断，并对疾病进行全面评估。手术治疗是最有效治疗手段，只有将肿瘤切净或基本切净，患者生存时间才能明显延长，而且手术的彻底性也为辅助治疗创造了条件，直接影响化疗和放疗效果。化疗是上皮性卵巢癌的重要辅助治疗，能显著延长患者生存时间，甚至使一些晚期患者完全缓解，获得无癌生存。放疗在上皮性卵巢癌治疗中有一定的敏感性，疗效是肯定的，但对大多数晚期患者的效果不如化疗好。生物治疗的效果尚不肯定。

（二）手术目的和病理分期

1. 目的

手术是卵巢癌主要的首选治疗手段之一。对于不能手术的病例或大致已了解肿瘤类型而患者全身情况不能胜任手术者，可先试用化疗等辅助治疗后再视情况考虑手术。手术探查可进一步明确肿瘤类型和累及范围，并明确分期，为术后化疗及放疗提供依据。术中应尽可能切除肿瘤，亦可为术后化疗或放疗创造条件，提高疗效。卵巢癌手术目的主要有三类：

（1）诊断性手术。术中活检以做病理性诊断，还可明确手术分期，评价治疗效果。

（2）治疗性手术。分首次和再次肿瘤细胞减灭术，应尽量彻底切除肿瘤。

（3）姑息性手术。解除患者症状，改善生活质量。

2. 手术病理分期

（1）Ⅰ期。肿瘤局限于卵巢。①ⅠA，肿瘤限于一侧卵巢，包膜完整，表面无肿瘤，无腹水，或有腹水而未见恶性细胞。②Ⅰ B，肿瘤限于两侧卵巢，包膜完整，表面无肿瘤，无腹水，或有腹水而未见癌细胞。③Ⅰ C，一侧或者双侧卵巢Ⅰ A或Ⅰ B期，表面肿瘤生长，包膜破裂，腹水或腹腔冲洗可见恶性细胞。

（2）Ⅱ期。肿瘤侵入一侧或双侧卵巢并向盆腔蔓延。①Ⅱ A，蔓延或转移至子宫、输卵管。②Ⅱ B，蔓延至盆腔其他组织。③Ⅱ C，不论一侧或双侧卵巢的Ⅱ A或Ⅱ B期，表面肿瘤生长，包膜破裂，腹水或腹腔冲洗可见恶性细胞。

（3）Ⅲ期。肿瘤侵入一侧或双侧卵巢，伴盆腔以外的种植及后腹膜或腹股沟淋巴结转移，肝表面转移为Ⅲ期，肿瘤局限在真骨盆，但组织学证实侵及小肠或大网膜。①Ⅲ A，肿瘤大体所见局限于盆腔，淋巴结阴性，但组织学证实有腹腔腹膜表面种植。②Ⅲ B，肿瘤侵入一侧或双侧卵巢，腹腔腹膜种植瘤直径小于2cm，淋巴结阴性。③Ⅲ C，腹膜腹腔种植直径大于2cm，或腹膜后或腹股沟淋巴结转移。

（4）Ⅳ期。肿瘤侵及一侧或双侧卵巢，并有远处转移。发现胸腔积液，细胞学检查阳性定为Ⅳ期；肝实质转移同样列为Ⅳ期。

（三）早期卵巢癌手术治疗

早期卵巢癌治疗主要包括两种术式：

1.全面开腹分期手术

适用于无生育要求的Ⅰ、Ⅱ期卵巢癌。标准术式包括全子宫和双附件切除术、大网膜大部分切除术、盆腔和腹主动脉旁淋巴清扫术和阑尾切除术。手术步骤及注意事项：

（1）应有足够大的腹部纵切口（从耻骨联合至脐上4横指），保证腹腔内有足够显露和视野，能仔细探察上腹部器官和腹膜后淋巴结。

（2）探查前留取腹腔液或腹腔冲洗液，以便取腹水，或盆腔、结肠侧沟、上腹部冲洗液做腹腔细胞学检查。

（3）全面盆腹腔探查及活检（针对可疑病灶、粘连、大网膜、两侧结肠沟、肠系膜和子宫直肠陷窝、肝、膈、脾、胃肠道表面浆膜及盆腹腔壁腹膜），除对所有可疑部位进行活检外，还应在膀胱腹膜返折、后陷凹、两侧结肠沟、横膈以及盆腔两侧壁进行随机活检。

（4）大网膜切除。

（5）探查和切除卵巢肿物时应注意尽量避免肿物破裂。

（6）全子宫和双输卵管卵巢切除（卵巢动静脉高位结扎）。

（7）与肿物的粘连分解后，可疑粘连断端应送病理检查。

（8）盆腔及腹主动脉旁淋巴结清除（肠系膜下动脉水平）。淋巴清扫应尽量彻底，不要以淋巴活检代替淋巴清扫。

（9）上皮性癌应常规切除阑尾，因其转移率高达 19.8%。

2. 保留生育功能手术

卵巢癌保留生育功能手术即保留子宫和对侧附件，其余手术范围同分期手术。应在告知肿瘤扩散范围及可能的预后，以及与患者进行充分沟通、知情同意下，进行保留生育功能的手术。应严格、慎重筛选患者。具有以下条件者可进行保留生育功能手术：

（1）患者年轻，有生育要求。

（2）Ⅰ A 期，分化良好。

（3）对侧卵巢外观正常（不需进行楔切活检，因可能影响今后生育）。

（4）腹腔细胞学检查阴性。

（5）高危区如子宫直肠陷窝、大网膜、肠系膜、结肠侧沟、横膈和腹膜后淋巴结等探查活检均阴性。

（6）可按要求随访。

此术式亦可用于需要生育的Ⅰ A 期性索间质肿瘤和各期恶性生殖细胞肿瘤。

生育完成后可根据情况行二次手术切除子宫及对侧附件。

（四）晚期和复发性卵巢癌的手术治疗

按治疗原则以手术为主，辅以化疗、放疗和生物治疗。

1.初次肿瘤细胞减灭术

这是化疗开始前初次剖腹手术时，为减少肿瘤负荷，同时明确肿瘤诊断和分期而进行的手术。原则是尽最大努力切除原发灶及一切转移瘤。若残余癌灶直径＜ lcm，为满意的肿瘤细胞减灭术；残余癌灶直径＞ 1cm，称为不满意的肿瘤细胞减灭术。临床研究显示，晚期卵巢癌患者手术后残留灶大小是判断预后最重要的因素之一。对于卵巢癌来说，只要将肿瘤尽可能缩减，手术就有意义。卵巢癌肿瘤细胞减灭术的临床意义主要表现在以下几个方面：

（1）解除患者症状，改善生活质量。对于晚期卵巢癌患者，肿瘤细胞减灭术切除了大块肿瘤，解除了大量腹水产生的来源，不仅改善了患者症状，而且还去除了肠梗阻的潜在危险，同时也减少了因肿瘤生长对代谢造成的影响，有助于患者维持良好营养状态。

（2）增强术后化疗效果。Matthew 等人发现，满意的肿瘤细胞减灭术后患者对化疗的完全缓解率达 43%，而不满意的手术后患者对化疗的完全缓解率仅为 24%。肿瘤细胞减灭术的彻底性直接影响术后化疗效果。

（3）改善患者预后。Matthew 等人总结近 10 年来的有关文章发现，经过满意的肿瘤细胞减灭术后，患者的疾病缓解期平均为 31 个月，生存期可达 36 个月；而不满意的肿瘤细胞减灭术后，患者疾病缓解期仅平均为 13 个月，生存期也仅为 16 个月。

手术范围取决于能否做到残余癌灶＜ 1cm。只要能达到满意的肿瘤细胞减灭术效果，在保证患者安全的前提下，应尽量切除病灶，如单发的肠扭转、膀胱转移、输尿管转移等均可切除，然后行吻合或再造手术。如无法做到满意，则以是否有利于减瘤，同时又可最大限度地减少创伤，有利于术后恢复及尽早开始化疗为原则。残余癌灶和未切除的子宫等器官，可考虑在化疗后施行中间性肿瘤细胞减灭术。有充分证据显示，与只切除肿瘤组织相比，系统性盆腔和腹主动脉旁淋巴清扫并不能改善患者生存率,尽管无进展生存期可能稍有延长。

晚期卵巢癌的大块癌瘤和腹腔转移灶，往往来自非重要器官。大网膜的转移癌一般很容易与肠道脏器分开和切除，但有时在切除大网膜的同时需要切除一段横结肠。切除有转移的大网膜也许只是一般的网膜切除术，手术医师必须对更复杂的手术做好准备。晚期卵巢癌回盲部位转移是肠道经常受累部位，累及者还应做右半结肠切除。阑尾切除应为晚期卵巢癌常规手术之一。乙状结肠邻近卵巢而经常受累，这部分肠段一般不难与肿瘤分离，但是当难以分离时，为了切除大块肿瘤组织，进行乙状结肠切除还是必要的。有时晚期卵巢癌转移到多处肠道需同时切除几段肠管，对此，兼具良好外科判断和操作有助于掌握手术时间、控制过量失血以及正确决定必须切除的肠管范围。肿瘤侵犯肠道引起肠梗阻时，有时需将受累肠段同时切除，但切除肠道可能造成肠内容物污染腹腔，操作应放在最后。大网膜常有大块转移癌组织，一般可以顺利切除而不会影响重要器官的功能，大网膜切除术可在任何阶段进行。

初次手术的原则是尽量切除肿瘤病灶、明确肿瘤分期，再根据不同的分期、病理及细胞分化决定应用何种辅助治疗。有些晚期病例初次手术不能切净，化疗后可行二次手术切除残存肿瘤；也有难行初次手术者，经数次全身化疗后能较彻底地切除肿瘤，以后再进行化疗。

2. 二次肿瘤细胞减灭术

本手术泛指所有为再次减少肿瘤负荷而进行的手术，常常用于首次治疗后达到临床完全缓解又复发的患者。目前尚无临床随机对照试验证实手术治疗复发性卵巢癌的效果。二次手术并不改善化疗期间肿瘤进展和处于稳定状态患者的生存；确有部分患者二次手术后生存期延长，这部分患者绝大多数是经过初次手术和辅助化疗缓解达 1 年以上者。因为这些患者常为孤立病灶，或即使病灶多发但也可做到基本无肉眼残留，而实际上能否在二次手术中使残余灶缩减到 0.5cm 以下，是显著影响患者生存的唯一因素。

一般认为复发性卵巢癌二次手术死亡率与初次手术相同，手术时间、输血量及住院时间尚合理。术后发病率为 24% ~ 63%，术后肠梗阻和发热是常见并发症，但通常不到危及生命的程度。术后发病率常与肿物未切净相关，提示大量切除肿瘤不增加手术并发症的危险。患者如挑选合适，可耐受且与初次手术的术后并发症在发生率和性质上相似。Landoni 等曾报道，38 例复发性卵巢癌患者，经二线化疗后实行拯救性二次手术，100% 大块肿瘤得以切净，平均追踪 48 个月，平均存活 29 个月，无瘤生存率达 39%。这一结果提示，值得对此进行进一步的研究。本手术应注意：①对初次辅助化疗效果不满意或短期完全缓解后有复发的患者无论是否继续治疗，预后均差。②化疗中肿瘤进展或稳定，二次手术不延长生存。③对这类患者可单药化疗，或姑息性放疗，或仅用支持疗法，特别对一般情况较差者。④完全缓解＞1 年者可考虑二次手术，如能切净，则可延长生存。⑤复发后对铂类敏感者，用铂类为主的化疗与手术 + 化疗生存相似。⑥仔细筛选合适患者十分重要。

筛选患者应考虑下列因素：初次手术时残余癌的大小、既往化疗情况、临床缓解至复发的时间间隔、肿瘤复发部位、肿瘤组织学分级、术后有无敏感化疗药物可继续化疗、全身一般情况及复发所致症状对患者的影响。

3. 中间性肿瘤细胞减灭术

国内外文献对中间性肿瘤细胞减灭术尚无明确定义，包括以下几种情况：

（1）晚期卵巢癌病灶估计手术难以切净，或有肺、肝等远处转移，而先用几个疗程（不满 6 个疗程）化疗，再行肿瘤细胞减灭术。

（2）初次手术因病灶无法切除仅行开腹活检者先用数疗程化疗，再行肿瘤细胞减灭术。

（3）初次肿瘤细胞减灭术不满意的患者（残余癌＞2cm）先进行2～4个疗程化疗，再进行二次肿瘤细胞减灭术。似乎只要在彻底的肿瘤细胞减灭术前接受较系统化疗（6个疗程以下）再进行手术，均可称为中间性肿瘤细胞减灭术。前两种情况又称为新辅助化疗，其中术前接受化疗仅为1～2个疗程者又称为先期化疗。

中间性肿瘤细胞减灭术的临床意义：当肿瘤巨大、固定或存在肝、肺等远处转移以及有大量胸腹水而增加手术危险性时，术前化疗可使肿瘤缩小、松动，使转移灶消失；若胸腹腔给药，还可控制胸腹水，促进吸收，减少组织水肿，改善全身情况，有利于肿瘤细胞减灭术的实施和完成，提高患者的生存率，从而使原来无法手术的患者受益。1995年Burg等在278名患者中对本手术进行了前瞻性随机对照临床试验，其中140名患者在接受了3个疗程环磷酰胺和顺铂后进行手术治疗。与138名未进行手术的患者相比，手术组无进展期和总生存期比非手术组明显延长（P=0.01）。经多元化分析，手术是独立的预后因素（P=0.012）。因而认为中间性肿瘤细胞减灭术能提高晚期上皮性卵巢癌患者生存率，延长患者生存时间。国内医院亦在一项回顾性分析研究中证实，中间性肿瘤细胞减灭术可延长原本无法直接手术的晚期患者生存期。

4. 二次探查术

1940年Owen Wangenstein首先对直肠癌患者进行手术探查，以明确经手术完全切除肿瘤的患者是否有早期复发，并及时再切除。对卵巢癌而言，满意的肿瘤细胞减灭术后经过至少6个疗程化疗，通过妇科检查、影像学辅助检查和实验室检测均无肿瘤复发迹象，临床达到完全缓解，再次施行剖腹探查术。目的是了解盆、腹腔有无复发，是否可停止化疗或再行少数几个疗程作为巩固化疗，是否应更换化疗方案或改用其他治疗方法等，从而指导治疗以减少不必要的过度治疗。

二次探查术（简称二探术）有20%～50%假阴性率，阴性中约50%仍将复发。

二探术本身并不能改善有残余癌患者的生存率，但可发现残存癌并尽量切除，如初次手术未做时还可争取补加腹膜后淋巴清扫。至于化疗几个疗程后再进行二探术，各家报道也有出入，一般认为至少应在 6 个完整疗程之后，也有主张 6 ~ 12 个疗程不等，需以第一次手术情况而定。在没有其他更好方法时，二探术不失为治疗后明确盆腹腔内有无肿瘤的一个有效方法。

交界性肿瘤、早期卵巢癌、恶性生殖细胞肿瘤和性索间质肿瘤可不考虑二探术。随着临床肿瘤监测、随访技术和方法的进步，二探术有可能最终失去过去所有具有的重要意义，或有可能赋予新含义。目前在许多大的妇科肿瘤中心，二探术已不再是常规手术。

第四节 子宫平滑肌瘤

本病又称子宫肌瘤，为女性生殖器中最常见的一种良性肿瘤，因子宫平滑肌细胞增生而成，其间含少量纤维结缔组织。本病多见于 30 ~ 50 岁女性，小于20岁者少见，绝经后肌瘤可逐渐萎缩。据统计，至少20%育龄女性有子宫肌瘤。因本病很少有症状，临床报道的发病率远低于真实发病率。

一、病理分类和病因

根据其生长位置分为宫体肌瘤（90%）、宫颈肌瘤（10%），按发展过程中与子宫肌壁的关系可分为肌壁间肌瘤、浆膜下肌瘤、黏膜下肌瘤 3 类。各类型并存有多个肌瘤者称为多发性子宫肌瘤。由于供血不足肌瘤可出现退行性变或恶变，常见玻璃样变、红色样变、钙化、肉瘤样变、脂肪变性、囊性变及继发感染。本病原因还不明确。肌瘤好发于生育年龄，绝经后肌瘤可萎缩或消失，提示其与女性性激素高度相关。此外，子宫肌瘤发生还与遗传因素有关。

二、临床表现和检查

（一）临床表现

1.症状

与肌瘤大小、个数关系小，主要与肌瘤生长部位有关。较大浆膜下的肌瘤常没有明显症状，仅偶尔触及下腹肿物，而较小黏膜下肌瘤出血多。

（1）子宫出血。最常见，随肌瘤部位不同而表现不一。较大的肌层内肌瘤多表现为月经量多，因为壁间肌瘤使子宫变形增大，子宫内膜面积增加，妨碍子宫收缩，又常并发子宫内膜增生或息肉。黏膜下肌瘤主要表现为出血多或不规则出血，因黏膜面积增加，易发生表面溃疡和感染，浆膜下肌瘤则较少有月经变化。子宫肌瘤女性的绝经年龄多延至50岁以后。

（2）腹部肿块。肌瘤增大后可在下腹部摸到肿块，尤其在清晨膀胱充盈时子宫位置上升，肿物更为明显。

（3）压迫症状。子宫前壁肌瘤过大（直径≥10cm）时，肌瘤压迫膀胱尿道，引起尿频、尿急、尿潴留。子宫后壁肌瘤引起大便困难，偶见阔韧带肌瘤压迫输尿管和髂内外静脉，引起肾盂积水，下肢因静脉回流不畅导致水肿。

（4）疼痛。多无疼痛症状，但浆膜下带蒂肌瘤扭转或由此致子宫扭转，可发生急性腹部绞痛，伴恶心、呕吐等症状。阔韧带肌瘤压迫输尿管或局部神经，引起放射性疼痛。黏膜下有蒂肌瘤通过宫颈管脱入阴道内，可发生严重下腹痛。

肌瘤内有退行性变可产生钝痛，妊娠时肌瘤红色样变可发生急性腹痛，亦可因肌瘤感染坏死引起盆腔炎而导致疼痛，合并子宫内膜异位症可致严重痛经。

（5）白带增多。一般白带不增多。黏膜下肌瘤，尤其脱出子宫颈口者，常因黏膜表面溃疡和坏死产生大量白带或有臭味的脓性白带。

（6）不孕。子宫肌瘤可改变宫腔形态，或肿瘤本身作为异物可妨碍孕卵着床；子宫肌瘤生长在宫角部者改变输卵管间质或峡部位置，影响精子通行。

（7）继发症状。月经过多造成严重贫血，甚至引起贫血性心脏病。某些患者虽无月经过多，但因肌瘤退化所产生物质被吸收或恶性变，亦可出现贫血。肌瘤患者常有高血压，出现头痛等症状，切除肌瘤后血压下降至正常。巨大子宫肌瘤患者可合并红细胞增多症。

（8）转移与复发。子宫肌瘤可转移至肺、盆腔、腹膜、淋巴结或静脉等处，出现肿瘤结节，或手术后阴道残端复发等，但均罕见。临床表现及组织形态属良性。

2.体征

大肌瘤可在下腹部触及实质性不规则肿块。妇检子宫不规则增大，质硬，表面呈多个球形或结节状隆起。黏膜下肌瘤有时可见宫颈口或颈管内有球形实性包块突出，表面暗红色，有时出现溃疡、坏死。

（二）辅助检查

1.病理检查

肌瘤单个或多个散在生长于子宫任何部位，呈球形；大小不一，小者直径仅数毫米，大者可达几公斤充满腹腔。肌瘤周围与被压缩子宫肌纤维间有疏松结缔组织，称为假包膜。肌瘤切面色灰白，具不规则漩涡状纹理。切开后周围正常肌组织退缩致瘤面向外突出。镜检见漩涡状排列的平滑肌与纤维组织交叉，细胞大小均匀，胞核染色深，两种组织中主要为平滑肌细胞。若纤维组织成分多，则肿瘤较硬。

2.诊断性刮宫

探测宫腔大小、形态及不规则突起。将刮取的内膜送病理检查，排除并存子宫内膜病变。

3.子宫输卵管碘油造影

可显示子宫大小、宫腔形态及肌瘤附着部位。

4. 超声检查

B 型超声显示子宫增大，失去正常形态，肌瘤区出现圆形低回声区或近似漩涡状结构的不规则较强回声。B 超能较准确地显示肌瘤数目、大小及部位。

5. 内窥镜

子宫腔镜可窥视子宫腔内黏膜下肌瘤，腹腔镜可直视子宫外形及肌瘤情况。

三、诊断与鉴别诊断

（一）诊断

通过了解病史、临床表现、妇科检查及其他辅助检查手段，做出诊断不难，但对早期或无症状、临床表现不典型者，很易漏诊、误诊，还有相当一些患者生前并未做出诊断，而在尸检时被发现。

（二）鉴别诊断

具典型病史及体征，诊断子宫肌瘤一般不困难，但有几种情况须鉴别：

1. 子宫畸形

双角及残角子宫常被误诊为子宫肌瘤。畸形子宫多为先天疾患，肿块与子宫体部相连，患者年轻，B 超及子宫碘油造影可协助诊断。

2. 卵巢肿瘤

一般鉴别并不困难，但实质性卵巢肿瘤可被误诊为浆膜下肌瘤，而浆膜下肌瘤囊性变时也易误诊成卵巢囊肿。卵巢囊肿与子宫有粘连时则诊断更困难，但 B 超或腹腔镜检可鉴别。

3. 子宫内膜异位症

内膜异位囊肿与子宫粘连时可误诊为浆膜下子宫肌瘤，但痛经、子宫固定不活动及子宫骶骨韧带有触痛结节为内膜异位囊肿特征。子宫腺肌病子宫可增大，但很少超过 10 周妊娠大小，具经前子宫增大、经后缩小特征，B 超能帮助诊断，但肌瘤与腺肌病同时存在则不易诊断，常待术后病理证实。

4. 子宫肥大症

多见于生育多的经产妇，子宫复旧不全、纤维化，亦可有月经过多，子宫增大（很少超过 2 个月妊娠大小）、质硬，临床难与子宫壁间肌瘤鉴别，B 超可协助诊断。

5. 子宫翻出

与脱出宫颈口外有蒂黏膜下肌瘤有时难区别。两者都有不规则出血，检查见宫颈扩大及肿物由宫颈脱出，表面均为黏膜覆盖，但经双合或三合诊等仔细检查盆腔，子宫翻出者于肿物上方无子宫顶部，探针测宫腔常很浅，手指入宫颈摸不到瘤蒂，而子宫黏膜下肌瘤则与之相反。应注意两病同时存在，B 超有助于诊断。

6. 附件炎性包块

可有经血过多及不育史，因附件炎肿块质硬，与子宫角关系密切，难与肌瘤相区别，但详询病史有产生炎症的原因，如流产、产褥感染及阑尾炎史等。炎性包块有压痛，形状不规则，子宫不大，B 超检查有助于诊断。

7. 子宫体癌及子宫颈癌

脱出宫颈口的有蒂子宫肌瘤，须和菜花型子宫颈癌鉴别。两者形状很相似，但黏膜下肌瘤可触及扩大的宫颈口及肌瘤蒂部，活检可明确诊断。宫腔内黏膜下肌瘤不规则出血发生在绝经前后，应和宫体腺癌相区别，须进行分段刮宫，送病理检查。

8. 妊娠子宫

据闭经、妊娠反应、子宫增大变软等，妊娠子宫与子宫肌瘤不难鉴别。若肌瘤合并妊娠时用 B 超检查，妊娠 6 周即可肯定诊断。

四、治疗

应据有无症状、对生育的要求、患者年龄、肌瘤大小及部位、有无并发症、诊断是否明确以及最近的发展情况等综合判断，确定治疗方针。

（一）手术治疗

目前最常用。

1.适应证

（1）子宫超过12周妊娠大小。

（2）因肌瘤出现月经过多，造成严重贫血，而药物治疗无效者。

（3）肌瘤压迫致疼痛、尿频、排尿困难及尿潴留等。

（4）肌瘤生长迅速，有恶性变可能。

（5）黏膜下有蒂肌瘤及宫颈肌瘤。

（6）肌瘤蒂扭转或发生感染。

（7）年轻不孕女性，因肌瘤生长可能影响受孕，宜早行肌瘤摘除。

（8）年轻希望生育且输卵管通畅者，可行肌瘤摘除。

（9）诊断不明确，有卵巢肿瘤可能者。

2.肌瘤摘除术

即在肌瘤周围被压缩肌纤维所组成的假包膜内进行分离。壁间肌瘤可在肌瘤突出部分切开，深入瘤体则可见白色肌瘤与红色肌壁分界，沿分界线在假包膜中用手指行钝性分离。至大部分游离后再用双爪钳夹住肌瘤不断拧转，提出肌瘤，遗下空隙用0号或00号肠线做“8”字缝合，外层用0号或1号铬制肠线连续缝合。缝合时注意不留死腔，止血彻底。最后用膀胱腹膜反折或游离大网膜、腹膜进行覆盖，以免引起粘连。

若剔除肌瘤已进入宫腔，则切除多余黏膜，缝合时须注意保护切口及其外围组织，勿使子宫内膜移植于肌壁或腹腔，以免将来发生子宫内膜异位症。缝合近输卵管肌瘤壁时注意输卵管通畅。摘除肌瘤前可在子宫下段扎止血带，防止术中出血过多。如已进入宫腔，术后宜用抗炎药物防感染。术后第1次月经后做输卵管造影，了解宫腔及输卵管情况。术后避孕1年以争取早日怀孕，手术后还应注意肌瘤复发。

浆膜下带蒂肌瘤则环绕肌瘤根部切开，在分界线上分离。脱出宫颈口的带蒂黏膜下肌瘤可经阴道将蒂切断，残端缝扎；或用弯止血钳夹住肌瘤蒂部，留置24小时后去止血钳；或用子宫把持钩夹住瘤体，向固定方向旋转多圈，拧断瘤蒂，即可取出肌瘤，一般多无流血。在牵拉肌瘤向下时，部分宫壁被肌瘤牵引会向宫腔内翻出，因此不宜牵拉过度，也应注意在切夹瘤蒂时尽量接近肌瘤，以免损伤翻出的子宫壁。

如宫体肌瘤合并阴道带蒂黏膜下肌瘤时，一般需先将有蒂肌瘤由阴道摘除后用抗生素治疗数天后，再行子宫切除。因脱出于宫口的黏膜下肌瘤常有感染存在，同时手术切除易使感染扩散，增加手术后并发症风险。

3. 注意事项

较大肌瘤、月经过多、无继续生育要求者均应做全子宫切除术，卵巢保留与否视患者年龄及卵巢状况而定。一般年龄50岁以下可保留单或双侧正常卵巢，以维持内分泌功能。阔韧带子宫肌瘤、宫颈肌瘤、腹膜后肌瘤与输尿管关系密切，手术时应特别注意。浆膜下、肌壁间甚至宫腔内黏膜下肌瘤均可经腹摘除，保留子宫。

（二）非手术治疗

1. 随访观察

无症状、体积小于3个月妊娠大小者，可每3 ~ 6个月复查1次。年龄在40岁以上，出血量多，或有不规则出血者，应做诊刮以排除恶性变，明确有无黏膜下肌瘤及息肉。

2. 激素治疗

患者年近绝经期、月经紊乱或有其他原因不适于手术治疗，经内膜病检排除恶变后可考虑雄激素治疗，促子宫内膜萎缩，还直接作用于子宫肌层及血管平滑肌，使之收缩以减少出血。常用甲睾酮口服，每天1 ~ 2次，每次5 ~ 10mg;

或丙酸睾酮每周肌注 2 ~ 3 次，每次 25mg。二者每月剂量均不宜超过 300mg，以免男性化。

3. 放射治疗

极少用。对个别流血多、有严重并发症、不能耐受手术者，可考虑钴 -60 或深部 X 线外照射破坏卵巢功能，或宫腔镭疗破坏子宫内膜。

4. 中医治疗

以软坚散结、活血化瘀治疗为主，方剂用桂枝茯苓丸加减，对症可加益气健脾、收敛及止血的药。对防肌瘤继续生长及减少经血有作用，可作为综合治疗的一部分。

（三）介入治疗

子宫动脉栓塞（UAE）是治疗子宫肌瘤较为成熟的一种微创治疗方式。

1. UAE 治疗适应证

极富血流型子宫肌瘤、富血流型子宫肌瘤、一般血流型子宫肌瘤、自愿选择 UAE 治疗者及无一般介入治疗禁忌证等。

2. UAE 治疗禁忌证

非富血管型子宫肌瘤，子宫肌瘤内出现较大范围间变、钙化、坏死，阔韧带肌瘤，带蒂浆膜下肌瘤，肌瘤恶变或子宫肉瘤不能单独实施 UAE 治疗者。

3. 动脉栓塞后子宫肌瘤各部分坏死顺序

子宫肌瘤动脉栓塞后是从外层开始坏死，而后中层，最后瘤体中央部坏死，也就是说在动脉栓塞早期，肌瘤外层是坏死最早、程度最强的，肌瘤蒂部也是坏死最早、程度最严重的，并可见栓塞剂充塞血管内，中层次之，内层较轻。这符合肌瘤是由内向外呈膨胀性生长、外层细胞生长较为活跃的规律。到晚期整个肌瘤完全坏死，已无明显区别。

4. 子宫肌瘤 UAE 治疗后转归方式

UAE 治疗后可呈现完全性坏死、部分性坏死、水肿无坏死三种情况。坏死的转归表现呈多样性，具体如下：

（1）排出和消失。0 型和 Ⅰ 型黏膜下肌瘤坏死后变软、缩小、蒂部断裂或剥离而体外排出，肌瘤可全部消失，排出需 6 ~ 180 天。Ⅱ 型黏膜下者可部分排出或分次全部排出，排出时间最长为 2 年。富细胞型肌壁间肌瘤可大部分吸收，甚至全部吸收而消失。

（2）吸收缩小。最常见。吸收率与平滑肌细胞成分在肌瘤中所占比例、剂量及血流量丰富程度、栓塞剂颗粒大小及栓塞程度、肌瘤大小位置和数量、患者年龄等因素有关。如肌瘤内平滑肌细胞成分比例大、肌瘤内血流量丰富、栓塞剂颗粒直径选择得当、栓塞剂用量足够、患者年轻，坏死和吸收通常完全彻底。少数靠近浆膜层的肌间肌瘤不能吸收的残余坏死部分可向浆膜外排出突起，成为坏死浆膜下肌瘤。

（3）吸收、包裹、钙化。如肌瘤成分以纤维组织为主，多在坏死吸收了其中细胞成分后以钙化和包裹形式存在。

（4）抑制状态。肌瘤不完全坏死，在缩小后剩余部分在数年内处于静止状态，而后在某种因素（如妊娠和雌激素）刺激下重新出现增长趋势。

（5）增大。术后在水肿期（常约 1 个月）后仍继续增大，应考虑治疗无效并警惕恶变。

（6）复发。指原有肌瘤在缩小后重新增大，或原有肌瘤治疗后已坏死吸收或钙化而在其他部位再生肌瘤。UAE 治疗后确切复发率目前还缺乏系统研究，初步估计 5 年复发率约为 1% ~ 3%，明显低于子宫肌瘤剔除术的 5 年 20% ~ 50%。

5. 术中处理

按子宫肌瘤具体位置、血供情况实施个体化插管。宫体的子宫肌瘤血供来源于子宫动脉上行支，位于子宫颈的肌瘤血供来源于子宫动脉下行支，部分来源于上行支。须首先将导管插到子宫动脉主干明确的肌瘤供血动脉分支，而后将导管准确地插入肌瘤供血动脉。一方面可将栓塞剂全部栓塞在肌瘤主要供血血管，另一方面避开子宫动脉其他分支，减少副反应。

子宫肌瘤的 UAE 治疗中，栓塞是整个治疗最重要的一环，为决定临床疗效的关键，合适的栓塞剂是正确栓塞的第一步。在栓塞剂选择、分配及栓塞程度的控制上均应根据子宫肌瘤的血管网、供血类型、肌瘤内血流量而定。栓塞剂选择不当，不但影响疗效，而且会对卵巢功能、子宫内膜造成不必要影响。子宫肌瘤 UAE 治疗可供选择的栓塞剂中，最常见栓塞剂为 KMG 微球、非球形 PVA 颗粒。栓塞剂直径最好控制在 300 ~ 700 μm 间，太大影响临床疗效，太小会闭塞卵巢和子宫内膜的血管床，致卵巢不可逆坏死。因 KMG 微球膨胀系数小于非球形的 PVA 颗粒，选用 KMG 微球的直径应适当地大于 PVA。至于颗粒过小粉末样栓塞剂如经高压消毒的吸收性明胶海绵细粉，液体样栓塞剂如无水酒精、超液化碘油等在子宫肌瘤、子宫腺肌病的栓塞治疗中以不用为好，主要应根据子宫肌瘤 DSA 造影来选择。

应据子宫肌瘤的血供选择和分配栓塞剂。对子宫肌瘤血供进行分型的意义之一在于合理地选择和分配栓塞剂。如Ⅰ型血供患者，由于肌瘤血供主要来源于一侧子宫动脉，在栓塞剂剂量分配上就应以主要供血侧子宫动脉为主，非主要供血侧为辅。对Ⅲ型血供患者供血侧所选栓塞剂颗粒偏小是为了更好地栓塞肌瘤组织，而另一侧因主要为正常子宫肌层供血，栓塞剂颗粒要偏大以减少对正常肌层的损伤，还应据肌瘤内血流量选择和分配栓塞剂。按术中 DSA 造影情况可将子宫肌瘤内血流量分为极富血流型、富血流型、一般血流型、非富血流型。不同血流量类型意味着肌瘤内和正常子宫肌层内血流速度不同，如极富血流型、富血流型的肌瘤内血流速度明显大于正常肌层，而一般血流型两者相等，非富血流型肌瘤内的血流速度小于肌层。随血流运动的栓塞剂在同等条件下按虹吸原理优先进入血流丰富的地方，因此极富血流型、富血流型肌瘤患者可选择颗粒较小的栓塞剂且用量较大，但对一般血流型、非富血流型肌瘤患者在选择栓塞剂时尽量选择颗粒稍大者，推注时速度要慢，剂量也相对少一些。

6. 控制好栓塞程度

在子宫肌瘤栓塞过程中，将肌瘤血管网全部栓塞非常重要，为取得疗效的关键之一。最为理想的栓塞是只栓塞肌瘤血管网而不栓塞正常血管网。故栓塞程度可分为适度栓塞、过度栓塞和栓塞不足。

（1）适度栓塞。指在栓塞时将栓塞剂尽可能地栓塞在肌瘤血管网，保留子宫动脉上行支主干和卵巢支。

（2）过度栓塞。指在栓塞肌瘤血管网同时也将子宫动脉上行支主干和卵巢支栓塞，使栓塞剂较多地进入卵巢组织中。

（3）栓塞不足。相对于适度栓塞，肌瘤的内部血管网未能全部栓塞。

7. 术后处理

子宫肌瘤的 UAE 治疗，与传统子宫肌瘤手术治疗不同，实际上包括了两个大的过程：栓塞过程和吸收排出过程。栓塞过程是导致肌瘤死亡的关键步骤，为 UAE 治疗的基础，而随后吸收排出过程是保证肌瘤缩小率的关键。此过程又包括吸收、排出两过程，不同类型的肌瘤吸收和排出所占比例不同。

对于黏膜下子宫肌瘤，因存在天然的排出通道，以排出为主、吸收为辅，排出是由于正常子宫肌层收缩导致坏死的肌瘤经宫腔、宫颈、阴道排出，可以是完全排出（0 型黏膜下子宫肌瘤）、大部分排出（Ⅰ型黏膜下子宫肌瘤）和部分排出（Ⅱ型黏膜下子宫肌瘤），未排出部分则通过吸收。其他类型肌瘤（肌壁间和浆膜下）的吸收则是通过包裹肌瘤周围的正常子宫肌层来完成，坏死肌瘤组织通过正常肌层内的血管吸收入血，再经肾脏排出，此过程取决于以下方面：①包裹肌瘤周围正常肌层的量及厚度。②肾脏对坏死肌瘤组织的排出速度。

黏膜下肌瘤以及肌壁间、浆膜下肌瘤，术后一段时间内采取措施促坏死肌瘤吸收非常重要，还可术后给予 3 ~ 6 个月中药治疗，以缓解症状（因坏死肌瘤吸收所致），加快肌瘤缩小速度。

第五节 中西医微创治疗

一、子宫肌瘤

（一）钳夹旋扭或内套圈摘除术

对突出于子宫口带蒂的黏膜下肌瘤，瘤蒂较细的，可直接行钳夹旋扭法摘除。对术后出血者，可用宫颈注射催产素 10IU 或麦角新碱 0.2mg。瘤蒂较粗的黏膜下带蒂肌瘤可行经阴道内套圈技术摘除肌瘤。

（二）宫腔镜下肌瘤摘除术

宫腔镜下子宫肌瘤电切术适应证：①黏膜下肌瘤直径 4 ~ 5cm。②部分内突的壁间肌瘤直径 4 ~ 5cm。③宫颈肌瘤直径 3 ~ 4cm。

如果患者年龄＞ 40 岁，同时存在子宫内膜增生过长，可在肌瘤电切术的同时将子宫内膜切除。宫腔镜下肌瘤摘除术具有不开刀、创伤小、手术时间短、出血少、痛苦轻、术后恢复快、时间短、近期并发症少及不影响卵巢功能等优点，有较高的安全性和有效性。

注意事项：手术过程中防止子宫穿孔，可以在 B 超或腹腔镜监测下进行；手术时间长者应防止膨宫液引起水中毒；术后要注意观察有无子宫出血。一旦发生上述情况，应及时处理。

（三）腹腔镜下肌瘤摘除术和子宫切除术

腹腔镜下肌瘤摘除术适用于浆膜下及肌壁间子宫肌瘤，也可在镜下行子宫切除术。一般有以下情况之一者不宜进行腹腔镜肌瘤摘除术：①多发性子宫肌瘤。②有 3 个以上直径＞ 5cm 的肌瘤。③子宫体积超过妊娠 16 周。④单个肌瘤直径＞ 15cm。

由于术中无法通过触摸子宫来发现较小的肌瘤，因此小肌瘤可能会被遗漏，子宫切口止血也需要较好的缝合技巧。腹腔镜下肌瘤摘除术近期并发症发生率很低，与开腹子宫肌瘤摘除术比较，前者术后盆腔粘连的机会仅为 16.7%，而后者盆腔粘连的机会高达 88%，具有明显的优越性。腹腔镜下子宫肌瘤摘除术后妊娠率可达 38.5% ～ 75%，与开腹子宫肌瘤摘除术后的妊娠率相当。腹腔镜下子宫肌瘤摘除术具有手术效果好、并发症发生率低、患者术后恢复快、住院时间短等优点。

肌瘤过大或过多的患者，会给手术带来一定难度，术中出血量也可能会增多。对肌瘤位置较深，特别是接近内膜者，由于缝合困难，术中出血难以控制，术后也有腹腔内出血的可能，必要时需改开腹处理。开展腹腔镜手术需要更加纯熟的手术技术，对病例的选择也是手术成功的关键因素。

（四）子宫肌瘤介入治疗

1．概述

这是在影像设备的导向下，利用经皮穿刺和导管技术等，对一些疾病进行微创治疗或用以明确病变性质的一种方法。经过介入栓塞治疗后，阻断子宫肌瘤的血液供应和雌激素的进入，瘤体因缺血和失去雌激素的支持，逐渐萎缩变小，甚至变性坏死，子宫内膜生长也受到抑制，经量减少，经期恢复正常。

目前介入疗法治疗子宫肌瘤还没有明确的适应证，可用来治疗各种类型子宫肌瘤，包括多发性或黏膜下肌瘤出血过多、盆腔疼痛、不孕等。因肿瘤出现压迫症状，或年龄较轻，或将近绝经期不愿意手术的患者，以及对较大肌瘤预计手术切除并发症较多者，也可应用。据国内外临床文献报道，经导管子宫动脉栓塞术治疗子宫肌瘤有效率达 96%。由于该方法操作较简便，不痛苦，手术后不良反应少，能够保留子宫和生育能力，住院时间短，恢复快，所以容易为患者接受。介入疗法治疗子宫肌瘤绝对禁忌证较少，对有严重肝肾功能障碍、严重心血管疾病、凝血机制障碍及对造影剂和麻醉药过敏者，妊娠、子宫内膜癌及双侧附件包块而怀疑有肉瘤变性者，应禁止使用。

介入疗法治疗后 6 ~ 12 小时一般会有盆腔疼痛，可能持续数天，发热可达 38.3℃，一般不需抗生素治疗。因手术发生子宫内膜炎、宫腔积脓、腹膜后血肿的报道则十分罕见。术中接受大剂量射线会导致卵巢功能受损，出现闭经和不孕等现象。此外，还有注入广谱抗肿瘤抗生素平阳霉素碘油乳剂治子宫肌瘤的报道。此药抑制 DNA 合成，影响细胞代谢功能，破坏血管内皮细胞结构，抑制异常内皮细胞增生，破坏雌激素受体，使瘤体丰富的血管床广泛闭塞，具有祛血管作用。

有报道症状性子宫肌瘤 17 例，治疗后瘤体平均缩小 44%，疗效 100%，但例数较少，长期疗效尚待观察。经过介入疗法治疗后，再结合中药治疗，可减轻术后综合征的发生，加强临床疗效，有利于康复。

2. 子宫动脉栓塞治疗（UAE）

UAE 是一种治疗子宫肌瘤较为成熟的微创方式。

（1）适应证和禁忌证。①适应证：极富血流型子宫肌瘤、富血流型子宫肌瘤、一般血流型子宫肌瘤、自愿选择 UAE 治疗的患者、无其他一般介入治疗禁忌证者。②禁忌证：非富血流型的子宫肌瘤、子宫肌瘤内出现较大范围间变及钙化和坏死、带蒂的浆膜下肌瘤和阔韧带肌瘤、肌瘤恶性变或子宫肉瘤不能单独实施 UAE 治疗者。

（2）动脉栓塞后子宫肌瘤各部分坏死顺序。栓塞后是从外层开始坏死，而后中层，最后瘤体中央部分坏死。就是说，动脉栓塞早期，肌瘤外层是坏死最早、程度最强部位，肌瘤蒂部也是坏死最早、程度最严重部位，并可见栓塞剂充塞血管内；中层次之，内层较轻。这符合肌瘤是由内向外呈膨胀性生长、外层细胞生长较为活跃的规律，而到了晚期整个肌瘤完全坏死已无明显区别。

（3）UAE 治疗后转归方式。肌瘤在 UAE 治疗后呈现完全性坏死、部分性坏死、水肿无坏死三种情况。坏死转归表现呈多样性，有缩小、消失、不变三种，具体如下：①排出和消失。0 型和Ⅰ型黏膜下肌瘤坏死后变软、缩小，蒂部断裂或剥离向体外排出，肌瘤可全部消失，排出时间为 6 ~ 180 天；Ⅱ型黏膜下肌瘤可部分排出或分次全部排出，排出时间最长为 2 年；富细胞型的肌壁间肌瘤可大部分甚至全部吸收而达到消失的效果。②吸收缩小。最为常见。吸收率与以下因素有关：平滑肌细胞成分在肌瘤中所占比例，血流量丰富程度，栓塞剂颗粒大小和栓塞程度，肌瘤大小、位置和数量，患者年龄等。如果肌瘤内平滑肌细胞成分的比例大、肌瘤内血流量丰富、栓塞剂颗粒直径选择得当、栓塞剂用量足够、患者年轻，坏死和吸收通常是完全彻底的。少数靠近浆膜层的肌间肌瘤不能吸收的残余坏死部分可向浆膜外排出突起，成为坏死的浆膜下肌瘤。③吸收、包裹并钙化。如肌瘤成分以纤维组织为主，通常在坏死后吸收了其中的细胞成分后以钙化和包裹的形式存在。④抑制状态。肌瘤不完全坏死，在缩小后剩余部分在数年内处于静止状态，而后在某种因素（如妊娠和雌激素）刺激下重新出现增长趋势。⑤增大。术后在水肿期（一般 1 个月左右）后仍继续增大，应考虑治疗无效并警惕恶变可能。⑥复发。原有肌瘤在缩小后重新增大，或原有肌瘤治疗后已坏死吸收或钙化，其他部位的再生肌瘤为复发。UAE 治疗后确切复发率目前还缺乏系统研究，初步估计5年复发率约为1% ~ 3%，明显低于子宫肌瘤剔除术（5年20% ~ 50%）。

（4）术中处理。①插管到位。根据子宫肌瘤具体位置、血供情况实施个体化插管。生长于子宫上，位于宫体部的肌瘤，血供来源于子宫动脉上行支；而位于子宫颈部的子宫肌瘤血供来源于子宫动脉下行支，部分来源于上行支。因此必须先将导管插到子宫动脉主干，明确肌瘤的供血动脉分支而后将导管准确地插入肌瘤供血动脉。目的是一方面可将栓塞剂全部栓塞在肌瘤主要供血血管，另一方面可避开子宫动脉其他分支，减少副反应发生。②选择合适的栓塞剂。在子宫肌瘤UAE治疗中，栓塞是整个治疗最重要环节，为决定临床疗效的关键。合适的栓塞剂是正确栓塞的第一步。在栓塞剂的选择、分配及栓塞程度控制上均应根据子宫肌瘤的血管网、供血类型、肌瘤内血流量而定。

UAE治疗中栓塞剂选择不当，不但影响疗效，而且会对卵巢功能、子宫内膜造成不必要影响。在子宫肌瘤UAE治疗可供选择的栓塞剂中，最为常见的栓塞剂为球形KMG微球和非球形PVA颗粒。栓塞剂的直径最好控制在300 ~ 700μm之间，太大影响临床疗效，太小会闭塞卵巢和子宫内膜的血管床，导致卵巢不可逆坏死。由于球形KMG微球的膨胀系数小于非球形PVA颗粒，所以选用KMG微球直径应适当地大于PVA。至于颗粒过小粉末样栓塞剂如经高压消毒的吸收性明胶海绵细粉，液体样栓塞剂如无水酒精、超液化碘油等在子宫肌瘤和子宫腺肌病的栓塞治疗中，还是不用为好，主要是根据子宫肌瘤术中DSA造影选择栓剂。

应据子宫肌瘤的血供选择和分配栓塞剂。对子宫肌瘤的血供进行分型的意义之一在于合理地选择和分配栓塞剂。如对Ⅰ型血供患者，因肌瘤血供主要来源于一侧子宫动脉，在栓塞剂剂量分配上应以主要供血侧子宫动脉为主，非主要供血侧为辅。对Ⅲ型血供患者，供血侧所选栓塞剂颗粒偏小是为了更好地栓塞肌瘤组织，而另一侧主要是为正常子宫肌层供血，栓塞剂颗粒要偏大以减少对正常肌层的损伤。

应根据肌瘤内血流量选择和分配栓塞剂。可据术中DSA造影情况将子宫肌瘤内的血流量分为极富血流型、富血流型、一般血流型、非富血流型，不同血流量类型意味着肌瘤内与正常子宫肌层内血流速度的不同。如极富血流型、富血流型肌瘤内的血流速度明显大于正常肌层，而一般血流型两者相等，非富血流型肌瘤内的血流速度小于肌层。据虹吸原理，随血流运动的栓塞剂在同等条件下优先进入血流丰富的地方，因此极富血流型、富血流型的肌瘤患者可选择颗粒较小的栓塞剂，而且用量较大，但对一般血流型、非富血流型的肌瘤患者选择栓塞剂应尽量颗粒稍大、推注时速度要慢，其栓塞剂量也相对少一些。

（5）控制好栓塞程度。在子宫肌瘤栓塞过程中，将肌瘤血管网全部栓塞非常重要，为取得疗效的关键之一。最为理想的栓塞是只栓塞肌瘤血管网而不栓塞正常血管网。因此根据栓塞程度将栓塞分为适度栓塞、过度栓塞和栓塞不足：①适度栓塞。指在栓塞时将栓塞剂尽可能地栓塞在肌瘤血管网，保留子宫动脉上行支主干和卵巢支。②过度栓塞。指在栓塞肌瘤血管网同时也将子宫动脉上行支主干和卵巢支栓塞，使栓塞剂较多地进入卵巢组织中。③栓塞不足。相对于适度栓塞，肌瘤内部血管网未能全部栓塞。

（6）术后处理。子宫肌瘤UAE治疗与传统子宫肌瘤的手术不同，实际上包括了两大过程：栓塞过程和吸收排出过程。栓塞过程是导致肌瘤死亡的关键步骤，为肌瘤UAE治疗的基础，而随后吸收过程是保证肌瘤缩小率的关键。肌瘤坏死后的吸收、排出，实际上也包括两个过程，不同类型的肌瘤吸收和排出所占比例不同。对于黏膜下子宫肌瘤，由于存在天然的排出通道，因此以排出为主而吸收为辅，排出是由于正常子宫肌层的收缩导致坏死的肌瘤经宫腔、宫颈、阴道排出，可以是完全排出（0型黏膜下子宫肌瘤）、大部分排出（Ⅰ型黏膜下子宫肌瘤）和部分排出（Ⅱ型黏膜下子宫肌瘤），未排出部分则被吸收。其他类型肌瘤(肌壁间和浆膜下)的吸收则通过包裹肌瘤周围正常子宫肌层来完成。坏死肌瘤组织通过正常肌层内血管吸收入血，再经肾脏排出。此过程取决于以下方面：①包裹肌瘤周围的正常肌层厚度及多少。②肾脏对坏死肌瘤组织的排出速度。

无论是黏膜下肌瘤还是肌壁间、浆膜下肌瘤，术后一段时间内给予促进坏死肌瘤吸收的措施非常重要。根据辨证术后给予3 ~ 6个月的中药治疗对于缓解患者症状（由于坏死肌瘤的吸收所致）、加快肌瘤的缩小速度具有积极意义。

二、外阴脂肪瘤

小的脂肪瘤多无大危害，可不处理，如脂肪瘤较大，引起不适及性生活困难则需手术切除，可用中医外治法微创治疗：①成形未大及根蒂小者，可用枯瘤方点敷，使其枯落。其方为：白砒、硇砂、黄丹、轻粉、雄黄、乳香、没药、硼砂各3g，斑蝥20个，田螺3个。其后，以再敛瘤膏收功。其方为：血竭、轻粉、龙骨、海螵蛸、象皮（用牛皮替代）、乳香各3g，鸡蛋15个煮熟用黄，熬油1小时。②瘤体过大，引起疼痛，尤其出现恶变征象时，应速手术切除。

三、外阴毛细血管瘤

随时间推移可自控或消退，故不需积极治疗。成人海绵状血管瘤如无症状，也不需要治疗。对生长迅速、发生溃疡、出血和感染的血管瘤，则需行冷冻、放射性核素32-磷贴敷、深部X线或60-钴照射；还可在局部注射硬化剂5%的鱼肝油酸钠等治疗，每次0.2 ~ 0.5mL，1 ~ 2周1次。对较广泛的、深在的海绵状血管瘤还应考虑手术切除。

血管瘤体积不大者可用中医外治法微创治疗：①用针穿刺抽出血液，压迫止血后，外敷清凉膏，并加压包扎固定，可使瘤体消失。其方：芙蓉叶 60g，梅片少许，凡士林 300g，研匀。②根蒂细者可手术切除，并即用银烙匙烧红烙之，有止血不溃不再生之效。③血管瘤误触破流血不止，可外用桃花散止血。其方为白石灰 0.5L，大黄片 45g。先将大黄煎汁，白石灰用大黄汁发成末，再炒，以石灰变成红色为度，将石灰筛细备用。

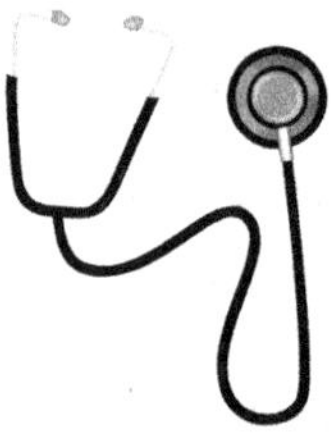

第五章　妇产科疾病辨证施治

第一节 月经病

一、月经延后

即月经周期延长7天以上，甚则两三个月一行。月经延后既是病名，又是症状，此病中医又称为“至期不来”“经行后期”“月经落后”“经迟”等，病变部位在冲任二脉，常见证型有肾虚、血虚、血寒、瘀滞、痰湿等。本病不外虚实两端，然虚与实常相互兼夹。本病如及时治疗，一般能获愈，预后良好。

要连续出现2周期以上才为经行后期，若仅延迟7天以内，无其他症状出现，或偶尔1次周期错后，均不作本病论。此外，青春期月经初潮后1年内或围绝经期周期时有延后而无其他症状者，亦不作疾病论。

（一）病因病机

本病主要病理在于阴虚。阴不足则带下少，经后初中期大大延长，月经周期延后。《校注妇人良方·调经门》引王子亨方论说：“阴不足则后期而来。”阴虚之形成，首先在于肾虚，与劳累、烦躁、紧张、长期睡眠偏少、睡眠过晚有关。次为肝阴不足。肝为肾之子，肾水能养木，但反过来肝木亦有辅助肾水的作用，故谓“乙癸同源”。阴虚亦常与阳有关，因阴阳互根，阴虚能及阳，阳虚亦能及阴，这是月经后期中最为主要的病因病机演变。本病尚有血寒、瘀滞、痰湿等兼夹因素。血寒常与素体阳虚及经期受寒饮冷有关，瘀滞常因心肝气郁、情绪不畅及经行排经不利，痰湿多见于脾肾阳有所不足之体，或肝郁气滞致痰湿滋生。

西医认为，排卵障碍、排卵延迟、雌孕激素分泌不足等均可引起月经延后。

（二）辨证论治

1. 血寒

经期延后，色暗红而量少，小腹绞痛，得热稍减，面色青白，肢冷畏寒，舌正常而苔薄白，脉沉紧，为实寒。如色淡量少，腹痛绵绵，喜暖喜按，头晕短气，腰酸无力，面色㿠白，舌淡，苔薄白，脉沉迟无力，为虚寒。因感受寒冷，血为寒滞，运行不畅，故月经延后，量少而色暗红；小腹绞痛，得热稍减，面色青白，肢冷畏寒，苔薄白，为寒邪在里之象。脉沉为在里，紧为寒束，寒搏于内，故脉沉紧，至于阳气不足，阴寒内盛的虚寒证，因阳虚不能化气以生血、行血及温煦胞宫，故经期延后，色淡量少，腹痛绵绵，喜暖喜按。头为诸阳之会，阳虚不能上荣，则头晕而面色㿠白。清阳不升，故短气。腰为肾之府，阳虚肾气不足，故腰酸无力。舌淡，苔薄白，脉沉迟无力，均为阳虚不能生血、行血以鼓血脉所致。

如实寒，治法宜温经行滞；虚寒，宜补血、温经、扶阳。实寒用温经汤，药有人参、牛膝、当归、川芎、白芍、桂心、莪术、牡丹皮、甘草。方中牛膝、当归、川芎、莪术、牡丹皮养血、活血、行瘀，桂心温经散寒，白芍和营敛阴，用人参者，寒邪在里，必伤于气，人参补气，气旺则邪易去而血易行矣。全方温而不燥，攻而不伤，补而不滞，以治实寒所致月经后期、痛经等，均有良好效果。如经量较多，去牛膝、莪术，加焦艾叶；如腹痛拒按，时下暗红血块，加蒲黄、五灵脂。

虚寒用大营煎，药有当归、熟地黄、枸杞子、炙甘草、杜仲、牛膝及肉桂。

本方中枸杞子、当归、熟地黄补血养血，杜仲补肾气、强筋骨，牛膝通经活血，肉桂扶阳散寒。如寒甚者，加附子；虚甚，加人参。

2. 血虚

经行后期，量少色淡，小腹空痛，体瘦弱，面色萎黄，皮肤不润，眼花心悸，舌淡红，无苔，脉虚细。此为营血亏虚之证。因久病或亡血，营血亏耗，血海至期而不满，故月经延后，量少色淡。血虚胞脉失养，故小腹空痛；血不足，不能内充经脉，外润肌肤，故身体瘦弱，面色萎黄，皮肤不润；血虚不能养肝则眼花，不能养心则心悸，不营于舌则舌淡而无苔，不充于脉，故脉虚而细。

治法以补血为主，佐以扶气。方用人参养营汤，药有人参、黄芪、当归、熟地黄、五味子、白芍、桂心、陈皮、白术、茯苓、远志、甘草、生姜、大枣。方中熟地黄、当归、白芍养血，人参、黄芪、白术、茯苓、甘草补气，气生则血长；人参、黄芪、五味子补肺，肺主气以运血；甘草、陈皮、茯苓、白术健脾，脾统血为生化之源；当归、白芍养肝，而肝主藏血；熟地黄滋肾，肾主藏精，精血相生；远志补肾以达于心；桂心导诸药入营生血。五脏交养而血自生，故称养营。

此外，用八珍汤加陈皮、香附（醋炒）、葛根（酒炒）、干姜、大枣，治疗血虚后期，效亦显著。如素体阴虚，阴火内动，热灼津液，致水亏血少，亦可出现经期延后。其主要症状为月经延后，色深红量少，质稠黏，面色潮红，心中烦热，舌质红，苔微黄而燥，脉细数。治宜养阴清热，佐以行滞。方用一阴煎，酌加知母、地骨皮。

（三）气郁

月经延后，色正常而量少，小腹胀甚而痛，精神郁闷，胸痞不舒而嗳气稍减，舌苔正常或有薄黄苔，脉弦涩。本证忧思愤怒伤气，以致气机郁结。血为气滞，故经行后期而量少，小腹胀甚而痛；气以宣达为顺，郁则不能宣达，故精神郁闷，胸痞不舒，得嗳则气机稍畅，故痞满稍减。证属气滞，内无寒热，故舌苔正常；郁甚化热，则苔现薄黄；脉弦涩亦是血为气滞，脉道往来不利之候。

治法为开郁行气。方用七制香附丸，药有香附、当归、莪术、牡丹皮、艾叶、乌药、川芎、延胡索、三棱、柴胡、红花、乌梅；和丸梧子大，临卧时酒下。方中香附解六郁，宣三焦壅滞，主调气开郁，用之为君，当归、川芎养血活血，乌药、延胡索理气行滞，红花、三棱、莪术活血行瘀，艾叶理下焦之气以止痛，牡丹皮清虚热又制燥，柴胡疏肝解郁，乌梅敛肺生津。诸药与香附同浸，取其性而去其药，则香附行气之力更专，解郁之效更捷。

二、经期超前

即月经周期提前 7 天以上，甚至 10 余天一行，连续 2 个周期以上者。经期超前既是病名，又是症状，若周期仅提前数天，无其他不适，则属正常范畴。本病中医又称为“经早”“经行先期”“经水不及期”等，病变部位在冲任二脉，常见证型有血热、郁热、虚热、气虚、血瘀等。临床虽有虚实之分，但以虚证居多。本病如及时治疗，一般能获愈，预后良好。

（一）病因病机

主要病机在于血热，血热者迫血妄行也，必导致月经先期，正如《校注妇人良方·调经门》引王子亨方论所说：“阳太过则先期而至。”阳太过意味着火热偏甚。从中医妇科而言火热偏甚有三种情况：①天暑地热，热邪入侵血分，迫血妄行，偏实证，临床上较少见。②阴虚之体，肝肾不足，高温相偏短偏低，或高温相提前上升，与阴虚火旺有关，不仅先期且量多，阴虚稍久，亦致阳虚，在临床上较多见。③情志失调、愤怒急躁、忧郁紧张，心肝郁火，迫血妄行，亦致超前，此属虚实夹杂，临床上亦常见。

尚有气虚、血瘀者。气虚与脾虚有关，常称为脾气虚，与劳累过度、饮食失调、思虑过多、坐卧较久、缺乏运动等关系密切。脾虚气弱，不能助子宫冲任之固藏，故见本病；但大多与心肝郁火有关，所以属丁兼证。血瘀导致经期超前，更与心肝郁火有关，亦属于兼夹证。

（二）辨证论治

1.血热

经期超前且量多，色紫稠黏，心胸烦闷，舌苔薄黄，脉滑数有力，为实热证。量少，色红黏稠，两颧红赤，手心灼热，舌红，苔微黄而干，脉细数，为阴虚血热证。色红或紫，量或多或少或夹瘀块，乳房、胸胁、小腹有胀痛感，烦躁易怒，脉弦数，为肝郁化热证。因血得热则妄行，故经量多；血为热灼，故色紫而稠黏；冲任有热，影响心肝两经，故心胸烦闷；如肾阴不足，则为水亏火旺，故经量不多；虚火上炎，故颧红，掌心发热，舌质红。如因肝郁化火，气机必不畅，故经色虽红，或排泄不爽而夹瘀，或气滞肝经，而兼见乳房及胸胁、小腹胀痛。这虽都为热证，但原因不同，呈现脉象也有滑数、细数和弦数等不同。

治法以清热凉血为主，虚热佐以养阴，肝郁佐以疏气，夹有瘀血者佐以和血。实热者方用清经汤，药有牡丹皮、地骨皮、白芍、熟地黄、青蒿、白茯苓、黄柏。方中牡丹皮、青蒿、黄柏能清热泻火凉血，地骨皮、熟地黄清血热而生水，白芍敛阴，茯苓滋水宁心。全方虽属清火之品，然多为滋水之药，使火泻而液不伤，其病自愈。如渴甚而舌干者，加玄参及知母清热生津止渴；经量多而数日不减者，加黄连、续断止血清热固经。如阴虚血热者，去熟地黄，加生地黄、玄参、麦冬、阿胶。

肝郁化热用丹栀逍遥散，药有当归、白芍、柴胡、白术、茯苓、甘草、栀子、煨姜、牡丹皮、薄荷叶。本方柴胡疏肝解郁散热，白芍、当归柔肝养血，白术、茯苓培土疏木（肝病实脾），薄荷解热消风亦含疏达之义，煨姜、甘草和中益脾，牡丹皮凉血散郁，栀子清肝泻热。全方可疏肝理脾、解郁清热。但方中煨姜辛温，如脉数、舌红、口干者，不宜用。如有头晕耳鸣者，重用白芍；胸痞嗳气者，去白术，加香附、青皮；经量少而有血块者，加泽兰及益母草；潮热者，去柴胡，加青蒿、鳖甲。

2.气虚

月经超前，量多色淡，质清稀，精神疲倦，气短心悸，小腹空坠感，舌质淡，苔薄而润，脉虚大无力。因脾主中气而统血，气虚则统摄无权，冲任因而不固，则先期量多而色淡质稀。气虚不能提挈，则神疲、气短、小腹空坠。心悸、舌淡，为血虚之征，脉虚大无力，为气虚之候。

治法为益气养血，佐以固摄、升提。方用归脾汤，药有人参、黄芪、当归、白术、龙眼肉、茯神、远志、酸枣仁、木香、甘草。方内木香行气，虽可疏脾，但气虚甚者应减去。经多不止，可加血余炭、陈棕炭止涩，牡蛎、龙骨固摄，升麻升提。

三、月经先后无定期

指月经周期或前或后1～2周，又称为“经水先后无定期”“月经愆期”“经乱”。青春期初潮后1年内及更年期月经先后无定期者，如无其他证候，可不予治疗。月经先后无定期若伴有经量增多及经期紊乱，常可发展为崩漏。

（一）病因病机

主要机理是冲任气血不调，血海蓄溢失常。其分型如下：

1.肾虚

少年肾气未充，更年期肾气渐衰或素体肾气不足，房劳多产，久病大病，损伤肾气。肾气不充，开阖不利，冲任失调，血海蓄溢失常，遂致经行先后无定期。

2.脾虚

素体脾虚，饮食失节，或思虑过度，损伤脾气。脾虚统摄无权及生化不足，冲任气血失调，血海蓄溢失常，遂致经行先后无定期。

3.肝郁

素性抑郁或愤怒过度，肝气逆乱。气血乱，冲任失司，血海蓄溢失常，遂致本病。

（二）辨证论治

以月经周期或长或短但经期正常为辨证要点。治疗以调理冲任气血为原则，或疏肝解郁，或调补脾肾，随证治之。

1.肾虚

经行或先或后，量少、色淡、质稀，头晕耳鸣，腰酸腿软，小便频数，舌淡而苔薄，脉沉细。因肾虚封藏失职，开阖不利，冲任失调，血海蓄溢失常，故经行先后无定期。肾虚则髓海不足，故头晕耳鸣；腰为肾之府，肾主骨，肾虚又致腰酸腿软；而舌淡苔薄，脉沉细，也为肾虚之征。

治法为补肾益气，养血调经。方用固阴煎。若腰骶酸痛者，酌加杜仲、巴戟天；带下量多，酌加鹿角霜、沙苑子、金樱子。若肝郁肾虚，症见月经先后无定期，经量或多或少，平时腰痛膝酸，经前乳房胀痛，心烦易怒，舌暗红，苔白，脉弦细。治宜补肾疏肝，方用定经汤，药有当归、白芍、熟地黄、柴胡、山药、茯苓、菟丝子、炒荆芥。方中柴胡、炒荆芥疏肝解郁，当归、白芍养血柔肝，熟地黄、菟丝子补肾而益精血，山药、茯苓健脾生血。全方疏肝肾郁气，补肝肾精血，肝气疏而肾精旺，气血疏泄有度，血海蓄溢正常，则病患必愈。

2.脾虚

经行或先或后，量多、色淡、质稀，神倦乏力，脘腹胀满，纳呆食少，舌淡而苔薄，脉缓。因脾虚统摄无权，冲任气血失调，血海蓄溢失常，故致月经先后不定期。脾虚气血生化之源不足，故经色淡红而质稀；脾主四肢、肌肉，脾虚则神倦乏力；脾虚运化失职，故脘腹胀满，纳呆食少；舌淡，苔薄，脉缓，也为脾虚之征。

治法为补脾益气，养血调经。方用归脾汤。若食少腹胀者，酌加麦芽、砂仁、陈皮；月经量多者，去生姜、当归，酌加乌贼骨、陈棕炭。

3. 肝郁

经行或先或后，经量或多或少，色暗红，有血块，或经行不畅，胸胁、乳房及少腹胀痛，精神郁闷，时欲太息，嗳气食少，舌质正常，苔薄，脉弦。因肝郁气结，气机逆乱，冲任失司，血海蓄溢失常，故月经或先或后，经血或多或少。肝气郁滞，经脉不利，故经行不畅，色暗有块；肝郁经脉涩滞，故胸胁、乳房、少腹胀痛；气机不利，故精神郁闷而时欲太息；肝强侮脾，脾气不疏，故嗳气食少；证属气滞，内无寒热，故舌象正常；脉弦也为肝郁之征。

治法为疏肝解郁，和血调经。方用逍遥散，药有柴胡、当归、白芍、白术、茯苓、甘草、薄荷、煨姜。若经来腹痛者，酌加香附、延胡索；夹有血块，酌加泽兰、益母草；有热者，加牡丹皮、栀子；脘闷纳呆者，酌加枳壳、厚朴、陈皮；兼肾虚者，酌加菟丝子、熟地黄、续断。

四、经行腹痛

即痛经，凡在经期或经行前后，出现周期性小腹疼痛，或痛引腰骶，甚至剧痛晕厥，称为经行腹痛，亦称痛经。中医又称痛经为“月水来腹痛”“行经腹痛”“经期腹痛”，可分为原发性和继发性者，前者又称为功能性痛经，易痊愈。继发性痛经病程较长，缠绵难愈。

（一）病因病机

本病与冲任、胞宫周期性生理变化密切相关，主要病机在于邪气内伏及精血素亏。更值经期前后冲任二脉气血的生理变化急骤，导致胞宫气血运行不畅，不通则痛；或胞宫失于濡养，不荣则痛，使痛经发作。具体如下：

1. 肾气亏损

先天肾气不足，或房劳多产，或久病虚损，伤及肾气，肾虚则精亏血少，冲任不足。经行血泄，胞脉愈虚，失于濡养，故使痛经。

2. 气血虚弱

素体虚弱，气血不足，或大病久病，耗伤气血，或脾胃虚弱，化源不足，气虚血少。经行血泄，冲任气血更虚，胞脉失于濡养，故使痛经。

3. 气滞血瘀

素性抑郁，或愤怒伤肝，肝郁气滞，气滞血瘀，或经期产后，余血内留，蓄而成瘀，瘀滞冲任，血行不畅。经前经时气血下注冲任，胞脉气血更加壅滞，故使痛经。

4. 寒凝血瘀

经期产后，感受寒邪，或过食寒凉生冷，寒客冲任，与血搏结，以致气血凝滞不畅。经前经时气血下注冲任，胞脉气血更加壅滞，故使痛经。

5. 湿热蕴结

素有湿热内蕴，或经期产后，感受湿热之邪，与血搏结，稽留于冲任、胞宫，以致气血凝滞不畅。经行之际，气血下注冲任，胞脉气血更加壅滞，故使痛经。

（二）辨证论治

本病以伴月经来潮的周期性小腹痛作为辨证要点，据其疼痛发生时间、部位、性质及喜按或拒按等不同情况，明辨其虚实寒热、在气在血。一般痛在经前、经行之初，多属实；痛在经后、经期，多属虚。痛胀俱甚、拒按，多属实；隐隐作痛、喜揉喜按，多属虚。得热痛减多为寒，得热痛甚多为热。痛甚于胀多为血瘀，胀甚于痛多为气滞。痛在两侧少腹病多在肝，痛连腰际病多在肾。治疗以通调气血为主。

1. 肾气亏损

经期或经后小腹隐痛，喜按，月经量少，色淡质稀，头晕耳鸣，腰酸腿软，小便清长，面色晦暗，舌淡，苔薄，脉沉细。因肾气本虚，精血不足，经期或经后精血更虚，胞宫、胞脉失于濡养，故小腹隐痛，喜按；肾虚冲任不足，血海满溢不多，故月经量少，色淡质稀；肾精不足，不能上养清窍，故头晕耳鸣；肾亏则腰腿失养，故腰酸腿软；肾气虚，膀胱气化失常，故小便清长；面色晦暗，舌淡，苔薄，脉沉细，也为肾气亏损之征。

治法为补肾填精，养血止痛。方用调肝汤，药有当归、白芍、山茱萸、巴戟天、甘草、山药、阿胶。方中巴戟天、山茱萸补肾气，填肾精；当归、白芍、阿胶养血，缓急止痛；山药及甘草补脾肾、生精血。全方共奏补肾填精养血、缓急止痛之功。若经量少，酌加鹿角胶、熟地黄、枸杞子；腰骶酸痛剧者，酌加桑寄生、杜仲、狗脊。

2. 气血虚弱

经期或经后小腹隐痛，喜按，月经量少，色淡质稀，神疲乏力，头晕心悸，失眠多梦，面色苍白，舌淡，苔薄，脉细弱。因气血本虚，经血外泄使气血更虚，胞宫、胞脉失于濡养，故经期或经后小腹隐痛，喜按；气血虚冲任不足，血海满溢不多，故量少，色淡质稀；气虚中阳不振，故神疲乏力；血虚不养心神，故心悸、失眠多梦；气血虚不荣头面，故头晕，面色苍白；舌淡，苔薄，脉细弱，也为气血虚弱之征。

治法为补气养血，和中止痛。方用黄芪建中汤加味，药有黄芪、白芍、桂枝、生姜、炙甘草、大枣、饴糖，加当归、党参。方中黄芪、党参、桂枝补气温中，通络止痛；当归及白芍、饴糖养血和中，缓急止痛；炙甘草、生姜、大枣健脾胃生气血，欲补气血先建中州。全方共奏补气养血、和中止痛之效。

五、闭经

女子年逾18周岁月经未来潮，或月经来潮后又中断6个月以上者，称为闭经，前者为原发性闭经，后者为继发性闭经，中医称之为“女子不月”“月事不来”“经水不通”“经闭”等。妊娠、哺乳及更年期月经停闭为生理现象，少女初潮2年内偶尔出现月经停闭也属正常现象。本病为难治之症，病程较长，疗效较差。

（一）病因病机

本病发生主要因冲任气血失调，有虚、实两方面。虚者由于冲任亏虚，源断其流；实者因邪气阻隔冲任，经血不通。闭经病因复杂，有先天因素，也有后天获得，可由月经不调发展而来，也有因他病致闭经者。常见分型如下：

1. 肾虚

少女先天不足，肾气未充，精气未盛，或房劳多产，久病伤肾，以致肾精亏损，冲任气血不足，血海不能满溢，遂致月经停闭。

2. 脾虚

饮食不节，思虑或劳累过度，损伤脾气，气血化生之源不足，冲任气血不充，血海不能满溢，遂致月经停闭。

3. 血虚

素体血虚或数伤于血，或大病久病，营血耗损，冲任血少，血海不能满溢，致月经停闭。

4. 气滞血瘀

七情内伤，素性抑郁，或愤怒过度，气滞血瘀，瘀阻冲任，气血运行受阻，血海不能满溢，遂致月经停闭。

5. 寒凝血瘀

经产之时，血室正开，过食生冷，或涉水感寒，寒邪乘虚客于冲任，血为寒凝成瘀，滞于冲任，气血运行阻隔，血海不能满溢，终致月经停闭。

6. 痰湿阻滞

素体肥胖，痰湿内盛，或脾失健运，痰湿内生，痰湿脂膜壅塞冲任，气血运行受阻，血海不能满溢，遂致月经停闭。

（二）辨证论治

在确诊闭经后，尚须明确是原发还是继发，后者先治原发病然后调经。辨证重在辨明虚实或虚实夹杂等不同情况。虚证者治以补肾滋肾，或补脾益气，或补血益阴，以滋养经血之源；实证者治以行气活血，或温经通脉，或祛邪行滞，以疏通冲任经脉。本病虚证多、实证少，切忌妄行攻破之法，犯虚虚实实之戒。

1．肾虚

（1）肾气虚证。月经初潮来迟，或月经后期量少，渐至闭经，头晕耳鸣，腰酸腿软，小便频数，性欲淡漠，舌淡红，苔薄白，脉沉细。因肾气不足，精血衰少，冲任气血不足，血海不能满溢，故月经初潮来迟，或后期量少，渐至停闭。肾虚不能化生精血，髓海及腰府失养，故头晕耳鸣，腰酸腿软；肾气虚阳气不足，故性欲淡漠；肾虚不能温化膀胱，故小便频数；舌淡红，苔薄白，脉沉细，也为肾气虚之征。

治法为补肾益气，养血调经。方用大补元煎加丹参、牛膝。闭经日久，畏寒肢冷甚，酌加菟丝子、肉桂、紫河车；夜尿频数，酌加金樱子、覆盆子。

（2）肾阴虚证。月经初潮来迟，或月经后期量少，渐至闭经，头晕耳鸣，腰膝酸软，或足跟痛，手足心热，甚则潮热盗汗，心烦少寐，颧红唇赤，舌红，苔少或无苔，脉细数。因肾阴不足，精血亏虚，冲任气血虚少，血海不能满溢，故月经初潮来迟，或后期量少，渐至停闭。精亏血少，上不能濡养空窍，故头晕耳鸣；下不能濡养外府，故腰膝酸软或足跟痛；阴虚内热，故手足心热；热劫阴液外泄，故潮热盗汗；虚热内扰心神，则心烦少寐；虚热上浮，则颧红唇赤；舌红，少苔或无苔，脉细数，也为肾阴虚之征。

治法为滋肾益阴，养血调经。方用左归丸。若潮热盗汗，酌加青蒿、鳖甲、地骨皮；心烦不寐者，酌加柏子仁、丹参、珍珠母；阴虚肺燥，咳嗽咯血者，酌加白及、仙鹤草。

（3）肾阳虚证。月经初潮来迟，或月经后期量少，渐至闭经，头晕耳鸣，腰痛如折，畏寒肢冷，小便清长，夜尿多，大便溏薄，面色晦暗，或目眶暗黑，舌淡，苔白，脉沉弱。因肾阳虚衰，脏腑失于温养，精血化生之源不足，冲任气血不足，血海不能满溢，故月经初潮来迟，或后期量少，渐至停闭。肾阳虚衰，阳气不布，故形寒肢冷；肾阳虚，不足以温养髓海、外府，故头晕耳鸣，腰痛如折；肾阳虚膀胱气化失常，故小便清长，夜尿多；肾阳虚不能温运脾阳，运化失司，故大便溏薄；肾在色为黑，肾阳虚，故面色晦暗，目眶暗黑；舌淡，苔白，脉沉弱，也为肾阳虚之征。

治法为温肾助阳，养血调经。方用十补丸，药有熟地黄、山药、山茱萸、泽泻、茯苓、牡丹皮、肉桂、五味子、炮附子、鹿茸。方中鹿茸、炮附子、肉桂温肾壮阳，填精养血；熟地黄及山茱萸补肾益精血，更以山药资生化之源；又佐以泽泻、茯苓渗湿利水，牡丹皮清泄虚火，与温肾药配伍，使补而不滞、温而不燥；五味子助肉桂引火归元，纳气归肾。全方温肾助阳，滋养精血，则肾气旺盛，任冲通盛，月事以时下。

2. 脾虚

月经停闭数月，肢倦神疲，食欲不振，脘腹胀闷，大便溏薄，面色淡黄，舌淡胖有齿痕，苔白腻，脉缓弱。因脾虚生化之源匮乏，冲任气血不足，血海不能满溢，故月经停闭数月。脾虚运化失职，湿浊内盛，故食欲不振，脘腹胀闷，大便溏薄；脾主四肢，脾虚中气不振，故肢倦神疲；舌淡胖，有齿痕，苔白腻，脉缓弱，也为脾虚之征。

治法为健脾益气，养血调经。方用参苓白术散，药有人参、白术、茯苓、白扁豆、莲子肉、甘草、山药、桔梗、薏苡仁、砂仁，另加当归、牛膝。

3. 血虚

月经停闭数月，头晕目花，心悸怔忡，少寐多梦，皮肤不润，面色萎黄，舌淡，苔少，脉细。因营血亏虚，冲任气血衰少，血海不能满溢，故月经停闭。血虚上不能濡养脑髓清窍，故头晕目花；血虚内不养心神，故心悸怔忡，少寐多梦；

血虚外不荣肌肤，故皮肤不润，面色萎黄；舌淡，苔少，脉细，也为血虚之征。

治法为补血养血，活血调经。方用小营煎，药有当归、熟地黄、白芍、山药、枸杞子、炙甘草，加鸡内金、鸡血藤。方中熟地黄、枸杞子、白芍填精养血，山药、鸡内金、炙甘草健脾以生血，当归、鸡血藤补血活血调经。全方合用，养血为主，兼能活血通络。

若血虚日久，渐至阴虚血枯经闭，症见月经停闭，形体羸瘦，骨蒸潮热或咳嗽咯血，两颧潮红，舌绛，苔少，甚或无苔，脉细数。治宜滋肾养血，壮水制火。方用补肾地黄汤，药有熟地黄、麦冬、知母、黄柏、泽泻、山药、远志、茯神、牡丹皮、酸枣仁、玄参、淡竹叶、龟板、桑螵蛸、山茱萸。方中知母、黄柏、地黄滋肾阴泻相火，佐以玄参、龟板、桑螵蛸滋阴潜阳，竹叶及麦冬清心火，远志、酸枣仁宁心神，使心气下通，胞脉流畅，月事自来矣。

4. 气滞血瘀

月经停闭数月，小腹胀痛拒按，精神抑郁，烦躁易怒，胸胁胀满，嗳气叹息，舌紫暗或有瘀点，脉沉弦或涩而有力。因气机郁滞，气滞血瘀，瘀阻冲任，血海不能满溢，故月经停闭。瘀阻胞脉，故小腹胀痛拒按；气机不畅，故精神抑郁，烦躁易怒，胸胁胀满，嗳气叹息；舌紫暗或有瘀点，脉沉弦或涩而有力，也为气滞血瘀之征。

治法为行气活血，祛瘀通络。方用膈下逐瘀汤，药用当归、赤芍、桃仁、延胡索、五灵脂、枳壳、红花、川芎、牡丹皮、乌药、香附、甘草。方中枳壳、乌药、香附、延胡索行气活血止痛；赤芍、桃仁、牡丹皮、五灵脂活血祛瘀止痛；当归、川芎养血活血调经；甘草调和诸药。全方行气活血，祛瘀行滞，故能通络。若烦躁、胁痛者，酌加柴胡、郁金、栀子；夹热而口干、便结、脉数者，酌加黄柏、知母、大黄。

5. 寒凝血瘀

月经停闭数月，小腹冷痛拒按，得热则痛缓，形寒肢冷，面色青白，舌紫暗，苔白，脉沉紧。因寒邪客于冲任，与血相搏，血为寒凝致瘀，瘀阻冲任，气血不通，血海不能满溢，故经闭不行。寒客胞中，血行不畅，不通则痛，故小腹冷痛拒按，得热血脉暂通，故腹痛得以缓解；寒伤阳气，阳气不达，故形寒肢冷，面色青白；舌紫暗，苔白，脉沉紧，也为寒凝血瘀之征。

治法为温经散寒，活血调经。方用温经汤，若小腹冷痛较剧者，酌加艾叶、小茴香、姜黄；四肢不温者，酌加制附子、淫羊藿。

6. 痰湿阻滞

月经停闭数月，带下量多，色白质稠，形体肥胖，或面浮肢肿，神疲肢倦，头晕目眩，心悸气短，胸脘满闷，舌淡胖，苔白腻，脉滑。因痰湿阻于冲任，占住血海，经血不能满溢，故经数月不行。痰湿下注，损伤带脉，故带下量多，色白质稠；痰湿内盛，故形肥胖；痰湿困阻脾阳，运化不良，水湿泛溢肌肤，故面浮肢肿，神疲肢倦；痰湿停于心下，清阳不升，故头晕目眩，心悸气短，胸脘满闷；舌淡胖，苔白腻，脉滑，也为痰湿之征。

治法为豁痰除湿，活血通经。用丹溪治湿痰方，药有苍术、白术、半夏、茯苓、滑石、香附、川芎、当归。方中苍术、半夏燥湿化痰，白术、茯苓健脾祛湿，滑石渗利水湿，当归及川芎、香附行气活血。痰湿去则冲任、血海自无阻隔，而获通经之效。若胸脘满闷者，酌加栝楼、枳壳；肢体浮肿明显者，酌加益母草、泽泻、泽兰。

第二节 妊娠期病证

一、妊娠恶阻

中医也称本病为“子病”“病儿”“食病”“阻病”，指妊娠二三月，恶心呕吐，头重眩晕，心中烦闷，恶闻食气，或食入即吐。这是妊娠期最常见疾患。

严重的可使孕妇迅速消瘦，或诱发其他疾病。产生恶阻的原因，主要是胃气不降，冲脉之气上逆。

（一）治疗原则

本病治疗原则，以调气和中、降逆止呕为主。轻者不必服药，只需在饮食情志方面加以注意。如病情较重，当根据不同病因，配合清热豁痰等法。禁用升散之剂。

（二）辨证论治

1.胃虚

孕后二三月，脘腹胀闷，呕恶不食，或食入即吐，全身无力，怠惰思睡，舌淡，苔白，脉缓滑无力。胃气素虚，平时食欲不振，怀孕后血盛于下，冲脉之气上逆，胃虚不降，反随逆气上冲，是以呕恶不食。胃脾为表里，胃虚脾亦虚，脾胃俱虚，中阳不振，浊气失降，故脘腹胀闷，全身无力，怠惰思睡；舌淡，苔白，脉缓滑无力，亦为脾胃气虚之征。

治法为健胃和中，调气降逆。方用香砂六君子汤，药有人参、白术、茯苓、甘草、半夏、陈皮、生姜、大枣、木香、砂仁，即六君子汤加砂仁、木香。人参、茯苓、白术、甘草健脾胃及和中气，半夏降逆，砂仁益胃温中，陈皮、木香理气行滞，生姜健胃止呕，大枣和中益脾。

2.肝热

妊娠初期呕吐苦水或酸水，脘闷胁痛，嗳气叹息，头胀而晕，精神抑郁，面色苍暗，苔正常或微黄，脉弦滑。本证属肝郁气滞，木火上炎，逆而犯胃。肝脉挟胃贯膈，肝气上逆犯胃，故胸满呕逆；肝与胆相表里，肝气既逆，胆火亦随之而升，故呕苦吐酸，脘闷胁痛；肝气郁结，而气机又欲得疏达，故常嗳气叹息；木火上炎，逆走空窍，故头胀而晕；苔黄，脉弦，亦为肝郁气滞、木火上逆之象。

治法为抑肝和胃，调气疏郁。方用苏叶黄连汤加减。药有半夏、竹茹、陈皮、紫苏叶、黄连。方中紫苏叶和胃止呕，黄连、竹茹清热，半夏降逆，陈皮健胃调气止呕。

3. 痰滞

妊娠初期呕吐痰涎，胸满不思食，膈间有水，心悸气促，口中淡腻，苔白而腻，脉滑。痰饮停滞中脘，孕后血壅气盛，冲脉之气上逆，饮随气上，故恶心而呕吐痰涎。痰饮阻塞中焦，阳气不运，水谷不化，则胸满不思食，口中淡腻；饮邪上凌心肺，则心悸气促，膈间有水气；苔白腻，脉滑，亦为痰饮内停之征。

治法为豁痰降逆。方用小半夏加茯苓汤，药有半夏、生姜、茯苓。方中半夏降逆豁痰止呕，生姜止呕祛痰，茯苓利水，水行则阻去。

二、妊娠腹痛

怀孕后胸腹之间或小腹部发生疼痛，称为妊娠腹痛。中医认为产生腹痛的原因为胞脉阻滞，故又称为胞阻，主要是由气血运行不畅所致，治疗原则应以调气安胎为主。因气调则血畅，则阻滞自通。但不宜多用辛温香燥、行血耗气之药，以免伤胎。

（一）病因病机

产生妊娠腹痛原因虽有虚寒、血虚、气郁等不同，但须导致气血运行不畅，才会出现腹痛，所以古人有“不通则痛”的说法。尤其在妊娠期血聚养胎，阴血偏虚，气易郁滞，气滞则血亦流行不畅，血虚而气运也不利，致胞脉阻滞而腹痛。

1. 虚寒

阳气素虚，孕后胎系于肾，肾阳益虚。阳虚则阴盛，于是阴寒盛于内，致子脏虚寒。寒则血凝，凝则气滞，故使少腹冷痛。

2. 血虚

素体血虚，妊娠后血以养胎，阴血益显不足。血少则气行不利，致胞脉受阻而腹痛。正如《金匮心典》所说："胞阻者，胞脉阻滞，血少而气不行也。"

3. 气郁

肝司血海，其性喜条达。妊娠后血聚下以养胎，肝血较虚，肝气易郁。肝郁则气滞，气滞则血行不畅，以致胞脉受阻而疼痛。

（二）辨证论治

1. 虚寒

妊娠数月，小腹冷痛，腹胀大，舌淡，苔薄白滑，脉弦。阳气虚弱则阴寒内盛，胞宫乏阳气以温煦，故少腹冷痛；阴寒气壅遏于内，故腹胀大。舌淡，苔白滑，脉弦，亦为阳虚阴寒内盛之象。

治法为温经散寒，扶阳抑阴。方用艾附暖宫丸，药有艾叶、香附、当归、熟地黄、吴茱萸、续断、川芎、白芍、黄芪、肉桂。前药研为细末，醋煮米糊为丸，如梧子大，每服 50 ~ 70 丸，淡醋汤下（亦可做汤剂服）。方中四物养血安胎，续断补肾养肝，艾叶、吴茱萸温经散寒，黄芪温阳扶气，肉桂温胞中之寒，香附理血中之气，佐以醋者，取其味酸性温，以防诸药辛散之意。

2. 血虚

妊娠小腹绵绵作痛，按之痛减，面萎黄，头昏目眩，心悸怔忡，口干不欲多饮，舌质淡红，苔薄，脉虚滑。因血虚气滞，胞脉受阻，故小腹作痛，绵绵不止；其痛属虚，故按之痛减。血虚，上不荣于巅则头昏目眩，外不荣于表则肤色萎黄，内不能养心则怔忡心悸及舌质淡红，不能充于脉则脉虚。血虚则津液不足，故口干而不多饮。舌质淡红，脉虚滑，均属血虚之象。

治法为养血、止痛、安胎。方用胶艾汤，药有当归、干地黄、白芍、川芎、阿胶、艾叶及甘草。方中川芎行血中之气，当归、干地黄、芍药养血，阿胶、艾叶和血、止痛、安胎，甘草和诸药而益血。全方有安胎、益血、止痛作用，不仅用于血虚胞阻有效，即以治血虚所致的经期、胎前、产后诸证，亦有很好效果。

3. 气郁

妊娠数月，胸腹胀痛，两胁尤甚，烦躁易怒，时时嗳气，不欲饮食，苔薄腻，脉弦滑。本证属肝郁气滞，经脉受阻。肝脉布胁肋，上贯胸膈，经脉壅滞，故胸腹胀痛，两胁尤甚；肝主怒又喜条达，肝郁气结，不能宣达，则烦躁易怒，时时嗳气；肝气郁滞，下克脾土，以致脾不化湿，故食欲不振，苔腻；脉弦为肝病，滑为妊娠，肝郁气滞，故脉弦滑。

治法为疏肝解郁，理气行滞。方用逍遥散加紫苏梗、陈皮以理气行滞。

三、羊水过多

中医称羊水过多为“胎水肿满”，又称其为“子满”，首见于《诸病源候论·妊娠胎间水气子满体肿候》。妊娠期羊水量超过2000mL即为羊水过多，可分急性与慢性两种。前者在短期内羊水急剧增加，后者则在较长时间内渐渐增加，而以慢性羊水过多症较为多见。胎儿先天畸形与单卵双胎妊娠等常伴羊水过多，母体则以妊娠高血压及糖尿病等较常见。

（一）病因病机

本病主因是脾肾不足、阳气薄弱，不能制水，还有水血相抟等因素。脾胃虚弱，中气不足，运化失职，湿浊阻滞，气机不利，水湿停聚，发为胎水；或肾阳不足，阳气不化，水湿停聚，壅蓄胎中，发为胎水肿满；或如《校注妇人良方》所谓“胎中挟水，水血相抟”使然。

（二）辨证论治

1. 血虚脾弱证

妊娠后期腹部增大逾常，胸闷气喘，头昏心悸，甚至不能平卧，或伴面浮足肿及纳呆神疲，小便偏少，舌苔淡白，脉细滑或带数。因脾主运化，脾虚失健，输精无力，水湿不运，故纳呆；水湿泛溢肌肤，故腹部增大逾常，面浮足肿，小便偏少；脾为气血生化之根源，脾虚化源不足，不能充达肢体，故肢体倦怠，神疲乏力；气血亏虚，不能濡养头目，故头昏；血不养心，故心悸；舌脉均有血虚脾弱之象。

治法为健脾养血，利水消肿。方用千金鲤鱼汤合防己黄芪汤加减，药有当归、白芍、枸杞子、白术各10g，茯苓15g，黄芪、防己各10g，鲤鱼1条。方中鲤鱼和防己行水消肿，黄芪益气固表又能行水消肿。白术补气健脾祛湿，与黄芪为伍，增其益气固表之力，与防己相配，则祛湿行水之功加倍。茯苓健脾理气渗湿以行水；当归、白芍养血安胎，使水行而不伤阴血。方中鲤鱼去骨洗净，煎汤煮上药，每天1剂，分2次服。羊水特多者，加车前子、猪苓等利水之品；脾气虚甚者，加党参15g，炙甘草6g，广木香5g；肾虚者，加淫羊藿9g及肉桂3g（后下）。

2. 脾肾阳虚证

妊娠后期腹大逾常，胸闷气喘，形体畏寒，腰腿酸软，纳欠神疲，腹胀便溏，小便量少，舌淡，苔白，脉细滑。因禀赋肾虚，命火不足，孕后胎阻气机，碍肾阳敷布，上不能温煦脾阳，下不能温运膀胱，水湿停聚胞中，故小便量少，腹大逾常。脾肾阳虚、水气凌心则胸闷气喘，血失温运则形体畏寒，运化失司则纳欠神疲，脾不升清则便溏；腰为肾之府，肾主骨生髓，肾虚则腰腿酸软；舌淡，苔白，脉细滑亦为脾肾阳虚之象。

治法为温肾健脾，利水消肿。方用真武汤加减，药有制附片6～9g，炒白术10g，炮干姜6g，白芍10g，茯苓、党参各15g，泽泻10g，乌药6g，生姜3片，鹿角霜10g。方中附子温肾助阳，化气行水，兼暖脾土以温运水湿；茯苓、白术健脾利湿，淡渗利水，使水气从小便而出；生姜温散，既助附子温阳祛寒，又伍茯苓、白术以散水湿；白芍开阴结，与附子同用，引阳药入阴以消阴霾之气。诸药配伍，温脾肾，利水湿，共奏温阳利水之效。需注意的是附子各地用量不一，一般用量宜轻，并需久煎，中病即止，可水煎分服，每天1剂。

心悸不宁者，加炙桂枝5g，炙甘草8g，合欢皮10g；烦躁寐差者，加钩藤15g（后下）及黄连3g；小便不畅并有淋痛之感者，加炒黄柏9g，泽泻10g，黛灯心1米。

第三节 产后病

一、产后腹痛

指产后以小腹部疼痛为主的疾病，又称儿枕痛，西医称之为产后痛。本病以小腹部疼痛为主，可分为三类：①轻度腹痛。腹痛隐隐，按之可缓，为产后常见反应。②中度腹痛。小腹疼痛，痛势不剧，但无休时，活动后疼痛增剧，经服药和适当休息后可缓解。③剧烈腹痛。小腹疼痛剧烈，拒按，恶露量少，色暗有块。

若仅见小腹微微疼痛，为产后常见反应，数日后气血恢复，其痛可自行消失，无须治疗。

（一）病因病机

本病与新产后子宫收缩及产妇身体状态密切相关。妊娠期子宫藏而不泻，蓄藏精血且濡养胎儿，随胎体逐渐增大，子宫渐蓄至极。分娩后胎儿、胎衣次第俱下，子宫由藏而泻并由膨满顿成空虚状态，加之子宫缩复排出余血浊液，子宫在此一藏一泻过程中，气血变化急剧。

若产妇体健，多可适应。若产妇素体气血虚弱，或产时失血过多，或产后调摄失当而致血虚，冲任、胞脉失于濡养，不荣则痛；或瘀阻胞宫，不通则痛。

（二）辨证论治

1. 血虚

产后腹中疼痛而软，喜按，头晕耳鸣，腰部坠胀，大便燥结，恶露淡少，舌质淡红，苔薄，脉虚细。产后失血过多，经脉空虚，运行无力，冲任失养，故少腹疼痛而软、喜按；气血虚损，精髓不足，故头晕耳鸣，腰部坠胀；血虚津少，大肠失润，是以便燥；舌淡，脉虚，乃气血俱亏之象。

治法以补血益气为主。方用肠宁汤，药有当归、熟地黄、人参、麦冬、阿胶、山药、续断、甘草、肉桂。方中当归、地黄、阿胶、麦冬均为养血滋液之品，人参大补元气，山药及甘草扶脾健中，续断补肾养肝，佐以少许肉桂而取其温通之效。血燥便秘者，可减肉桂。若血虚兼寒，症见面色青白、腹痛得热则减，手足逆冷，脉细而迟，宜养血散寒，方用内补当归建中汤，药有当归、桂枝、白芍、生姜、甘草、大枣。大虚，加饴糖，汤成纳于火上暖，令饴消；去血过多，崩伤内衄不止，加地黄、阿胶。产后虚羸不足，故用桂枝汤配芍药加饴糖以散寒建中；腹中刺痛乃寒凝血行不畅所致，故加当归以养血活血。

2.寒凝

产后小腹冷痛拒按，得热稍减，面色青白，四肢不温，痛甚欲呕，舌质暗淡，苔白滑，脉沉紧。因寒为阴邪，主收引，寒邪入侵，气血凝滞，故少腹冷痛拒按，得热则温通而痛稍减。寒邪内闭，阳气不宣则面色青白，四肢不温；寒伤胃阳，浊气失降则欲呕；舌暗，脉沉紧，亦为寒邪侵袭、阳气不宣所致。

治法为活血散寒，佐以行滞。方用香桂丸，药有当归、川芎、桂心、木香。共为末，炒砂糖糊丸，荷叶（炒）煎汤送下。当归、川芎活血止痛，桂心温经散寒，木香理气行滞，以荷叶汤下，取其升清之意。如寒甚者，酌加炮姜、吴茱萸之类。

二、产后身痛

产褥期出现肢体关节酸楚、疼痛、麻木、重着等，称为产后身痛，又称“产后关节痛”“产后痛风”“产后风”。本病绝大多数患者治疗后能痊愈，但有极少数可致残。

（一）病因病机

本病多属内伤，主要原因是产后气血两亏，百节空虚，经脉失养，或产伤肾气，腰为肾之府，膝属肾，肾之经脉过足跟，肾虚府失所养，经络失濡，故见腰痛、膝关节酸痛、足跟痛。本病兼夹病因多为外感风寒，产后血去气伤，正气不足，卫表不固，腠理不密，百节开张，若起居不慎，风寒之邪易乘虚侵袭。风性善行，走窜于血脉经络，寒主收引、凝滞，经脉收引，气血运行不畅，故致身痛。若寒邪凝滞，气滞血瘀，瘀阻脉络、关节，亦可致身痛。

本病具以下特点：①时间性，发生在产褥期。②季节性，以冬春严寒季节多见。③地区性，北方较多、南方少见。农村、山区产后需劳动，亦多见，城市较少见。④突发性，风邪善行而数变，产妇突然受邪后多于短时间内肢体即不能屈伸，甚或不能着地行走。

（二）辨证论治

1．气血不足证

产褥期遍身关节酸痛，肢体酸楚、麻木，面色㿠白，头晕目眩，心慌气短，失眠多梦，神疲乏力，舌质淡红，苔薄白，脉细弱。因素体气血虚弱，产时产后失血过多，百骸空虚，血虚经脉失养，故遍身关节酸楚、疼痛，肢体麻木，神疲乏力。血虚不能上荣，故面色㿠白，头晕目眩；心神失养，故心慌气短，失眠多梦；舌质淡红，苔薄白，脉细弱均为气血不足之象。

治法为补气养血，温经和络。方用黄芪桂枝五物汤，药有桂枝、白芍、当归各10g，党参15g，黄芪20g，大枣30g，生姜3片。气血亏虚，不荣则痛。方中黄芪、党参、大枣补气健脾，益血荣脉；当归、白芍养血和络，柔筋缓急；桂枝、生姜温阳散寒，活络止痛。水煎分服，每天1剂。

营血亏虚者，加熟地黄、枸杞子、鸡血藤各10g；脾气虚者，加白术、山药、扁豆各10g。

2. 肾精亏虚证

产后腰背酸痛，两腿乏力，俯仰不利，足跟疼痛，眼睑暗黑，头晕目眩，耳鸣如潮，按之可缓，夜尿多，舌质淡，苔薄白，脉沉细。因腰为肾之府，膝属肾，足跟为肾经所过，素体肾虚或因产耗伤精血，肾之精血亏虚，失于濡养，故眼睑暗黑，腰背酸痛，两腿乏力，俯仰不利，足跟疼痛；肾精亏损，髓海空虚，故头晕耳鸣；肾虚固摄无权，故夜尿多；舌质淡，苔薄白，脉沉细均为肾精亏虚之象。

治法为补肾强腰，壮骨祛风。方用养荣壮肾汤，药用杜仲、续断、当归、独活、桑寄生及防风各10g，肉桂5g，川芎6g，生姜3片。

腰为肾之府，方中杜仲、续断、桑寄生补肾强腰，独活、防风祛风除湿，当归、川芎养血和络，肉桂、生姜片温化肾气，祛寒止痛。水煎分服，每天1剂。兼外感风寒者，加秦艽10g，细辛3g。

3. 风寒侵袭证

产后周身关节酸痛，屈伸不利，或腰背强痛，或痛无定处，或疼痛剧烈如锥刺，或周体肿胀，麻木、重着，步履艰难，或足不任地，得热则舒，恶风怕冷，纳谷不香，舌质淡红，苔薄白，脉细缓。因产后气血不足，卫阳不固，腠理不密，起居不慎，风寒湿邪乘虚而入，留滞经络关节，气血痹阻不通，故肢体关节疼痛，屈伸不利或腰背强痛；风邪偏盛则痛无定处；寒邪独盛则恶寒怕风，疼痛剧烈，宛如针刺；湿邪偏盛则肢体肿胀，麻木重着，步履艰难，或足不任地；血脉得热而通利，故疼痛得热则舒；脾运失健，故纳谷不香；舌质淡红，苔薄白，脉细缓乃产后气血虚弱兼有风寒之象。

治法为养血祛风，散寒除湿。方用独活寄生汤，药用当归、干地黄、怀牛膝、独活、桑寄生、秦艽、防风、桂枝、杜仲、党参各10g，细辛3g，川芎5g。方中秦艽、独活及防风祛风散寒，除湿和络；当归、川芎养血活血，血行风自灭，可通络止痛；细辛、桂枝温经助阳，散寒止痛；牛膝、桑寄生、杜仲补肾壮腰；地黄补肾养血；党参益气补血。水煎分服，每天1剂。

兼肾虚者，加续断、淫羊藿各10g；寒凝血瘀者，加桃仁、红花各10g；湿盛者，去干地黄，加苍术6g，薏苡仁20g。

三、恶露不绝

胎儿娩出后，胞宫内遗留余血和浊液称为恶露。正常情况下恶露一般在20天内完全排尽。如超过这段时间，仍然淋漓不断，称为“恶露不绝”或“恶露不尽”“恶露不止”。若迁延日久，常致血虚液竭而发生其他病变。

（一）病因病机

本病原因有气虚不能摄血，或血滞行而不畅，以及阴虚血热、迫血妄行等。治法有虚实热之分：虚者，扶气养血；实者，活血行血；热者，清热凉血。

本病机制主要是冲任为病、气血运行失常。因冲为血海，任主胞胎。恶露为血所化，虽出于胞中，但源于血海，是以冲任不固，不能摄血；或血瘀气滞，影响冲任，均可发生恶露不绝。

（二）辨证论治

1. 气虚

产后恶露过期不止，淋漓不断，色淡红，量多质稀薄，无臭味，时觉小腹下坠，精神倦怠，舌质淡红，苔正常，脉缓弱。因气虚失摄，致恶露过期不止而量多。气虚生寒，血失温煦，故色淡、质清而不臭；气虚下陷，故小腹空坠，精神倦怠；舌质淡，脉缓弱，亦气血虚弱之征。

治法为补气摄血。方用补中益气汤（《脾胃论》），药有黄芪、人参、甘草、白术、陈皮、当归、升麻、柴胡、干姜、大枣，加鹿角胶和焦艾叶温阳、和血、补虚，二者与当归一同温养奇经。方中人参、黄芪、白术、甘草补中益气，陈皮、姜、枣可和中，升麻、柴胡用以升清，使元气旺而血自归经，胞宫暖而冲任得固。

2. 血热

恶露过期不绝，色红、质稠而臭，面色潮红，口舌干燥，舌质红，脉虚细而数。因产后阴液亏损，阴虚生热，热迫血行，是以恶露过期不止，色红质稠而臭；热邪上干，故面色潮红；热伤阴液，则口舌干燥；舌质红，脉虚细而数，为阴虚血热之象。

治法为养阴、清热、止血。方用保阴煎，去熟地黄，加阿胶、墨旱莲、海螵蛸以养阴清热止血。如肝郁生热，则两胁胀痛，精神郁闷，口干心烦，苔黄、脉弦数，治以疏肝解郁及清热凉血为主，方用丹栀逍遥散。

3. 血瘀

产后恶露淋漓不绝，量少，色紫黑或夹血块，少腹疼痛拒按，甚则可触及包块，自觉胸腹胀痛，舌质正常或舌边紫，脉象弦涩或沉实有力。血瘀于内，则色呈紫黑或夹血块，少腹疼痛拒按；瘀血内阻，恶露行而不畅，则淋漓量少而不绝；邪与血搏，阻碍气机运行，是以腹胸胀痛；舌边紫，脉涩，为血行瘀滞所致。

治法以活血行瘀为主。方用佛手散，药有当归（去芦）、川芎，加益母草、延胡索炭及炮姜炭。方中当归、川芎活血行瘀，益母草去瘀生新，延胡索炭活血镇痛，炮姜炭温寒行气止血。

四、缺乳和回乳

（一）缺乳

哺乳期间产妇乳汁甚少或全无，称为“缺乳”，亦称“乳汁不行”“乳汁不足”。

1. 病因病机

一为化源不足，二为瘀滞不行。常见分型如下：

（1）气血虚弱。素体气血虚弱，复因产时失血耗气，气血亏虚，或脾胃虚弱，气血生化不足，以致气血虚弱无以化乳，产后乳汁甚少或全无。

（2）肝郁气滞。素性抑郁，或产后七情所伤，肝失条达，气机不畅，气血失调，以致经脉涩滞，阻碍乳汁运行，因而缺乳。

2. 辨证论治

缺乳有虚实两端。乳房柔软、乳汁清稀者，多为虚证；乳房胀硬而痛，乳汁浓稠者，多为实证。虚者补气养血，实者疏肝解郁，均宜佐以通乳之品。

（1）气血虚弱。产后乳少，甚或全无，乳汁清稀，乳房柔软，无胀满感，神倦食少，面色无华，舌淡，苔少，脉细弱。气血虚弱，乳汁化源不足，无乳可下，故乳少或全无；乳腺空虚，故乳房柔软无胀满感；气血不足，阳气不振，脾失健运，故神倦食少；气虚血少，不能上荣，则面色无华；舌淡，苔少，脉细弱，为气血不足之征。

治法为补气养血，佐以通乳。方用通乳丹，药有人参、生黄芪、当归、麦冬、木通、桔梗、猪蹄。方中人参、黄芪大补元气，当归、麦冬养血滋液，猪蹄补血通乳，木通宣络通乳，桔梗载药上行。全方共奏补气养血、宣络通乳之效。

若纳少便溏者，酌加炒白术、茯苓、山药以健脾止泻。

（2）肝气郁滞。产后乳汁涩少、浓稠或乳汁不下，乳房胀硬疼痛，情志抑郁，胸胁胀闷，食欲不振，或身有微热，舌质正常，苔薄黄，脉弦细或弦数。因情志不畅、肝气郁结、气机不畅使乳脉淤滞，致令乳汁不得出而乳汁涩少；乳汁淤积，则乳房胀硬、疼痛，乳汁浓稠；肝脉布胁肋，肝气郁滞，失宣达，则胸胁胀闷；肝气不疏，则情志抑郁；木郁克土，脾失健运，则食欲不振；乳瘀日久化热，则身有微热；舌质正常，苔薄黄，脉弦细或弦数，为肝郁气滞或化热之征。

治法为疏肝解郁，活络通乳。方用下乳涌泉散，药有当归、川芎、天花粉、白芍、生地黄、柴胡、青皮、漏芦、桔梗、通草、白芷、王不留行、甘草。方中青皮、柴胡疏肝解郁，四物、天花粉养血滋液，王不留行、漏芦活络下乳，桔梗、通草可宣络通乳，甘草调和诸药。诸药同用，全方共奏疏肝解郁、通络下乳之效。

（二）回乳

产后不需哺乳，或因产妇有疾不宜授乳，或婴儿已届断奶之时者，可予回乳。

1. 麦芽煎

炒麦芽 60g。煎汤频服。

2. 免怀散

红花、赤芍、当归尾、川牛膝。水煎服，连服 3 剂。

3. 朴硝外敷

朴硝 120g。分装纱布袋内，置两乳房外敷，待湿后更换之。

第四节 疑难杂症

一、不孕症

指女子婚后夫妇同居 2 年以上，配偶生殖功能正常，未避孕而未受孕者；或曾孕育，未避孕而 2 年以上未再受孕者。前者为原发性不孕症，后者为继发性不孕症，古称前者为“全不产”、后者为“断绪”。不孕症主要与排卵功能障碍、盆腔炎症、盆腔肿瘤和生殖器官畸形等疾病有关。中医对不孕症总结了“五不女”，有螺（骡）、纹、鼓、角、脉五种，其中除脉之外，均非药物治疗所能奏效，故不在本节论述。

（一）病因病机

男女双方在肾气盛、天癸至、任通冲盛条件下，女子月事以时下，男子精气溢泻，两性相合，便可媾成胎孕，可见不孕主要与肾气不足、冲任气血失调有关。临床常见类型如下：

1. 肾虚

先天禀赋不足或房事不节，损伤肾气，冲任虚衰，胞脉失于温煦，不能摄精成孕。或伤肾中真阳，命门火衰，不能化气行水，寒湿滞于冲任，湿壅胞脉，不能摄精成孕。或经期摄生不慎，涉水感寒，寒邪伤肾，损及冲任，寒客胞中，不能摄精成孕。或房事不节，耗伤精血，肾阴亏损，以致冲任血少，不能凝精成孕，甚则阴血不足，阴虚内热，热伏冲任，热扰血海，以致不能凝精成孕。

2. 肝郁

情志不畅，肝气郁结，疏泄失常，血气不和，冲任不能相资，以致不能摄精成孕。

3. 痰湿

素体肥胖或恣食膏粱厚味，痰湿内盛，阻塞气机，冲任失司，躯脂满溢，闭塞胞宫；或脾失健运，饮食不节，痰湿内生，湿浊流注下焦，滞于冲任，湿壅胞脉，都可阻碍摄精成孕。

4. 血瘀

经期、产后余血未净时，涉水感寒或不禁房事，邪与血结，瘀阻胞脉，致不能摄精成孕。

（二）辨证论治

主要依据月经变化、带下病轻重程度，其次依据全身症状及舌脉，做综合分析，明确脏腑、气血、寒热、虚实，以指导治疗。治疗重点是温养肾气，调理气血，使经调病除，则胎孕可成。此外，还须情志舒畅，房事有节，以利于成孕。

1. 肾虚

（1）肾气虚证。婚久不孕，月经不调，经量或多或少，头晕耳鸣，腰酸腿软，精神疲倦，小便清长，舌淡，苔薄，脉沉细，两尺尤甚。因肾气不足，冲任虚衰，不能摄精成孕，而致不孕。冲任失调，血海失司故月经不测，量时多时少；腰为肾之府，肾主骨生髓，肾虚则腰酸腿软；髓海不足则头晕耳鸣，精神疲倦；气化失常，则小便清长；舌淡，苔薄，脉沉细，为肾气不足之征。

治法为补肾益气，填精益髓。方用毓麟珠，药有人参、白术、茯苓、白芍（酒炒）、炙甘草、川芎、当归、熟地黄、制菟丝子、鹿角霜、杜仲（酒炒）、川椒。共为末，炼蜜为丸。方中菟丝子、鹿角霜、杜仲补肾强腰膝而益精髓，四君子以补气，配四物以养血，川椒以扶阳。全方既养先天肾气以生髓，又补后天脾气以化血，并用调和血脉之品，使精充血足，冲任得养，胎孕乃成。

（2）肾阳虚证。婚久不孕，月经后期，量少色淡，甚则闭经，平时白带量多，腰痛如折，腹冷肢寒，性欲淡漠，小便频数或失禁，面色晦暗，舌淡，苔白滑，脉沉细而迟或沉迟无力。因肾阳不足，命门火衰，冲任失于温煦，不能摄精成孕，故不孕。阳虚气弱，不能生血行血，冲任空虚，血海不按时满，故使月经后期，量少色淡，甚则闭经；肾阳虚，气化失常，水湿内停伤任带，故带下量多；肾阳不足，命门火衰，胞脉失煦，故腰痛如折，腹冷肢寒，性欲淡漠；肾阳不足，气化失常，关门不固，故小便频数或不禁；面色晦暗，舌淡及苔白滑，脉沉细而迟或沉迟无力，为肾阳不足之征。

治法为温肾助阳，化湿固精。方用温胞饮，药有巴戟天、肉桂、附子、杜仲、白术、补骨脂、菟丝子、山药、芡实、人参。方中巴戟天、补骨脂、菟丝子补肾助阳而益精气，杜仲补肾而止腰痛，肉桂、附子温肾助阳以化阴，人参、白术健脾益气而除湿，山药、芡实补肾涩精而止带。全方共奏温肾助阳、填精助孕之效。

寒客胞中致宫寒不孕者，症见月经后期，小腹冷痛，畏寒肢冷，面色青白，脉沉紧，治宜温经散寒，方用艾附暖宫丸，药有艾叶、香附、当归、续断、川芎、白芍、生地黄、吴茱萸、黄芪、肉桂。方中香附理气行血，祛胞中之瘀滞；肉桂、吴茱萸、艾叶温经散寒而暖宫；地、芍、归、芎养血和血以调经，黄芪、续断补气固肾而养冲任。全方可收温经散寒、暖宫调经之功，经调则胎孕可成。

（3）肾阴虚证。婚久不孕，月经错后，量少色淡，头晕耳鸣，腰酸腿软，眼花心悸，皮肤不润，面色萎黄，舌淡，苔少，脉沉细。肾阴亏损，精血不足，冲任空虚，不能凝精成孕，则月经后期，量少色淡，婚久不孕。精血亏少，血虚不能上荣清窍，则头晕、耳鸣、眼花；内不荣脏腑则心悸，腰酸腿软，外不荣肌肤则皮肤不润，面色萎黄；舌淡，苔少及脉沉细，为精血亏虚之征。

治法为滋肾养血，调补冲任。方用养精种玉汤，药有当归（酒洗）、白芍（酒炒）、熟地黄（酒蒸）、山茱萸（蒸熟）。方中熟地黄、山茱萸滋肾益精血，当归、白芍养血调经。全方共奏滋肾养血调经之效，精血充足，冲任得滋，自能受孕。

若血虚甚者，酌加鹿角胶、紫河车等血肉之品填精养血，大补奇经。若血虚伤阴，阴虚内热者，症见月经先期，量少，色红，腰酸腿软，手足心热，甚则潮热盗汗，口燥咽干，颧赤唇红，舌红而干，脉细数，治宜养阴清热，方用清血养阴汤。若兼有潮热者，酌加知母及青蒿、龟甲、炙鳖甲等以滋阴而清虚热。

2. 肝郁

多年不孕，月经愆期，量多少不定，经前乳房胀痛，胸胁不舒，小腹胀痛，精神抑郁，或烦躁易怒，舌红，苔薄，脉弦。因情志不舒，则肝失条达，气血失调，冲任不能相资，故多年不孕；肝郁气滞，故经前乳房胀痛，胸胁不舒，小腹胀痛；肝郁疏泄失常，血海失司，则月经愆期，量多少不定；舌红，苔薄，脉弦，为肝郁之征。

治法为疏肝解郁，理血调经。方用百灵调肝汤，药有当归、赤芍、牛膝、通草、王不留行、川楝子、栝楼、皂角刺、枳实、青皮、甘草。方中当归、赤芍活血养肝，枳实、青皮、川楝子疏肝解郁理气，栝楼宽胸利气化痰，通草、王不留行行水活血以通肝经之滞，皂角刺、牛膝活血通经以行少腹之瘀。全方共奏疏肝解郁、调经助孕之效。

若肝气犯脾，肝郁脾虚者，兼见不思饮食，倦怠嗜卧等，治宜疏肝理脾，养血调经，方用开郁种玉汤，药有当归、白芍、白术、茯苓、天花粉、牡丹皮、香附。方中当归、白芍养血柔肝，香附理气行滞以解肝郁，牡丹皮凉血活血，白术、茯苓健脾胃以资化源，天花粉生津益血。全方共奏疏肝理脾、养血调经之效。

3. 痰湿

婚久不孕，形体肥胖，经行延后，甚或闭经，带下量多，色白质黏无臭，头晕心悸，胸闷泛恶，面色㿠白，苔白腻，脉滑。因肥胖者痰湿内盛，气机不畅，则冲任阻滞，脂膜壅塞于胞而致不孕。冲任阻滞，则经行延后，甚或闭经；痰湿中阻，清阳不升，则面色㿠白，头晕；痰湿停于心下，则心悸，胸闷泛恶；湿浊下注，故带下量多，色白质黏无臭；苔白腻，脉滑，为痰湿内蕴之征。

治法为燥湿化痰，理气调经。方用启宫丸，药有制半夏、苍术、香附、茯苓、神曲、陈皮、川芎。共为细末，蒸饼为丸。方中苍术、茯苓、神曲健脾祛湿消积，半夏、陈皮燥湿化痰理气，香附、川芎理气行滞调经。

若痰湿内盛，胸闷气短，酌加栝楼、天南星、石菖蒲宽胸利气以化痰湿；经量过多者，去川芎，酌加黄芪、续断补气益肾以固冲任；心悸者，酌加远志以祛痰宁心；月经后期或闭经者，酌加鹿角胶、淫羊藿、巴戟天。

4. 血瘀

多年不孕，月经后期，量少或多，色紫黑，有血块，经行不畅，甚或漏下不止而少腹疼痛拒按，经前痛剧，舌紫暗，或舌边有瘀点，脉弦涩。因瘀血内停，冲任受阻，胞脉不通，则致多年不孕。瘀血阻滞，故使经行后期，量少，色紫黑，有血块及少腹疼痛；血不归经，或致漏下不止；舌脉也为瘀血内阻之征。

治法为活血化瘀，温经通络。方用少腹逐瘀汤，药有小茴香、干姜、延胡索、没药、当归、川芎、肉桂、赤芍、蒲黄、五灵脂。方中小茴香、干姜、肉桂温经散寒，当归、川芎及赤芍养血活血行瘀，没药、蒲黄、五灵脂、延胡索活血化瘀止痛。

若血瘀日久化热，症见小腹灼痛，拒按，月经量多，色红，质黏有块，舌红，苔黄，脉滑数。治宜清热解毒，活血化瘀，方用血府逐瘀汤加大血藤、败酱草、薏苡仁、金银花等。若兼血虚者，伴头晕眼花，心悸少寐，治宜养血活血，方用调经种玉汤，药有当归、川芎、熟地黄、香附、白芍、茯苓、陈皮、吴茱萸、牡丹皮、延胡索。方中四物养血调经，茯苓、陈皮健脾和胃，香附、牡丹皮、延胡索理气化瘀止痛，吴茱萸温通血脉。全方共奏养血活血之效，使其经调而胎孕可成。

二、阴挺

即子宫脱垂，指子宫从正常位置向下移位，甚至完全脱出于阴道口外。中医又称之为“阴脱”“阴癞”“阴菌”“子宫脱出”等。本病常发生于劳动女性，以产后损伤多见。

（一）病因病机

主要机理是冲任不固，提摄无力。常见分型如下：

1. 气虚

素体虚弱，中气不足，分娩时用力太过或产后操劳持重，或久嗽不愈，或年老久病，便秘努责，损伤中气。中气下陷，固摄无权，系胞无力，以致子宫下垂。

2. 肾虚

先天不足或房劳多产，或年老体弱，肾气亏虚，冲任不固，系胞无力，以致子宫下垂。

（二）辨证论治

若见子宫下移，小腹下坠，四肢无力，精神疲倦，属气虚；若子宫下脱，腰酸腿软，头晕耳鸣，小便频数，属肾虚。治疗应本《内经》“虚者补之，陷者举之”原则，以益气升提及补肾固脱为主。重度子宫脱垂对妇女危害较大，是难治之病，宜中西医结合治疗。

1.气虚

子宫下移，或脱出阴道口外，劳则加剧，小腹下坠，神倦乏力，少气懒言，小便频数，或带下量多，色白质稀，面色少华，舌淡，苔薄，脉缓弱。脾司中气，脾虚则中气不足，气虚下陷，冲任不固，无力系胞故子宫下脱，小腹下坠。脾主四肢，脾虚中阳不振，则神倦乏力，少气懒言，面色不华；下元气虚，膀胱失约，故小便频数；脾虚不能运化水湿，湿浊下注，则带下量多，色白质稀；舌淡，苔薄，脉缓弱，为气虚之征。

治法为补气升提，方用补中益气汤加枳壳。若带下量多，色白质稀者，酌加山药、桑螵蛸、芡实以止带固脱。

2.肾虚

子宫下移或脱出阴道口外，小腹下坠，小便频数，腰酸腿软，头晕耳鸣，舌淡而苔薄，脉沉细。因肾虚冲任不固，带脉失约，不能系胞，故子宫脱垂，小腹下坠。肾气不足及下焦不固，膀胱失约，故小便频数；肾虚精血不足，外府及髓海失养，故腰酸腿软，头晕耳鸣，舌淡，苔薄，脉沉细，为肾虚之征。

治法为补肾固脱。方用大补元煎，加鹿角胶、升麻、枳壳。若子宫脱出阴道口外，摩擦损伤，继发湿热证候者，局部红肿溃烂、黄水淋漓、带下量多、色黄如脓，有臭秽气味，不论气虚、肾虚，轻者可于原方加黄柏、苍术、土茯苓、车前子等清热利湿，重者可选用龙胆泻肝汤加减。

三、癥瘕

妇女下腹有结块，或胀，或满，或痛者，为癥瘕。癥与瘕，按其病变性质有所不同。癥坚硬成块，固定不移，推揉不散，痛有定处，病属血分；瘕则痞满无形，时聚时散，推揉转动，痛无定处，病属气分。但就其临床所见，每有先因气聚，日久则血瘀成癥瘕，因此不能将其截然分开，故中医每以癥瘕并称。

（一）病因病机

多因脏腑不和，气机阻滞，瘀血内停，气聚为瘕，血结为癥，以下述病因为多见。

1. 气滞

七情所伤，肝气郁结，气血运行受阻，滞于冲任胞宫，结块积于小腹，成为气滞癥瘕。

2. 血瘀

经期产后，胞脉空虚，余血未尽之际，房事不节；或外邪侵袭，凝滞气血，或暴怒伤肝而气逆血留；或忧思伤脾，气虚而血滞，使瘀血留滞，瘀血内停，渐积成癥瘕。

3. 痰湿

素体脾虚或饮食不节，损伤脾胃，健运失职，湿浊内停，聚而为痰，痰湿下注冲任，阻滞胞络，痰血搏结，渐积成癥瘕。

4. 毒热

经期产后，胞脉空虚，余血未尽之际，外阴不洁，或房事不禁，感染湿热邪毒，入里化热，与血搏结，瘀阻冲任，结于胞脉，而成癥瘕。

（二）辨证论治

辨证要点是按包块性质、大小、部位、病程长短、兼症和月经情况辨其在气在血，属痰湿还是热毒。治疗以活血化瘀、轻坚散结为主，佐以行气化痰，兼调寒热，但又必须据患者体质强弱、病之久暂，酌用攻补，或先攻后补，或先补后攻，或攻补兼施，随证施治，并需遵循“衰其大半而止”的原则，不可一味地猛攻峻伐，以免损伤元气。诊断明确的内生殖系统肿瘤，可施行中西医结合治疗。

1. 气滞

小腹包块不坚，推之可移，时聚时散，或上或下，时感疼痛，痛无定处，小腹胀满，胸闷不舒，精神抑郁，月经不调，舌红，苔薄，脉沉弦。因瘕乃气聚而成，故小腹有包块，积块不坚，推之可移，时聚时散，或上或下，气滞则痛，气散则止，故时痛时止，痛无定处。肝失条达，气机不畅，故小腹胀满，胸闷不舒，精神抑郁；气滞冲任失司，则月经不调；舌红，苔薄，脉沉弦，为气滞之征。

治法为疏肝解郁，行气散结。方用香棱丸，药有木香、丁香、三棱、莪术、枳壳、川楝子、青皮、小茴香。上药共研细末，面糊为丸，如梧子大，朱砂为衣。方中木香、丁香、小茴香温经理气；青皮疏肝解郁，消积行滞；川楝子、枳壳除下焦郁结，行气止痛；三棱、莪术行气破血，消瘕散结；朱砂护心宁神。

2. 血瘀

小腹有包块，积块坚硬，固定不移，疼痛拒按，肌肤少泽，口干不欲饮，月经延后或淋漓不断，面色晦暗，舌紫暗，苔厚而干，脉沉涩有力。因瘀血积结，气血不畅，故小腹有包块，积块坚硬，固定不移，疼痛拒按。瘀阻脉络，肌肤失养，则肌肤少泽，且面色晦暗；瘀血内阻，津液不能上承，则口干不欲饮；瘀阻冲任，甚则血不归经，故经期错后，或淋漓不止；舌紫暗，苔厚而干，脉沉涩有力，为血瘀之征。

治法活血破瘀，散结消癥。方用桂枝茯苓丸，药有桂枝、茯苓、牡丹皮、桃仁、赤芍。各等分研细末，炼蜜为丸。方中桂枝温通血脉，芍药行血中之滞以开郁结，茯苓淡渗以利行血，与桂枝同用能入阴通阳，牡丹皮、桃仁破瘀散结消瘕。

若积块坚牢，酌加鳖甲、穿山甲以软坚散结，化瘀消癥；疼痛剧烈者，酌加延胡索、莪术、姜黄以行气活血止痛；小腹冷痛者，酌加小茴香、炮姜以温经散寒；月经过多，崩漏不止者，酌加三七粉、炒蒲黄、血余炭等化瘀止血。若血瘀甚者，兼肌肤甲错，两目暗黑，用大黄䗪虫丸。本方重在搜剔脉络，祛瘀消癥。

3. 痰湿

小腹包块按之不坚，或时作痛，带下量多，色白质黏稠，胸脘痞闷，时欲呕恶，经行愆期甚或闭而不行，舌淡胖，苔白腻，脉弦滑。因痰湿下注冲任，阻滞胞络，积而成癥，则小腹有包块，按之不坚，时或作痛；痰饮内结，则胸脘痞闷；痰阻中焦，则恶心泛呕；痰湿阻于冲任经脉，则月经愆期甚或经闭不行；湿痰下注则带下量多，色白黏稠；舌淡胖，苔白腻，脉弦滑，为湿痰内阻之征。

治法为除湿化痰，散结消癥。方用散聚汤，药用半夏、陈皮、茯苓、当归、杏仁、桂心、槟榔、甘草。方中杏仁、陈皮、槟榔行三焦之气滞而化痰结；半夏、茯苓除湿化痰，降逆止呕；桂心、当归温经活血消癥；甘草调和诸药。全方共奏除湿化痰、消结散癥之效。

若脾胃虚弱，纳差神疲者，酌加党参、白术健脾益气。若兼血滞者，用三棱煎，药有三棱、莪术、青皮、半夏、麦芽。上药用醋 6 升煮干，焙干为末，醋糊丸如梧桐子大。每服 30 ~ 40 丸，淡醋汤下。痰积多者姜汤下。方中三棱、莪术理气活血消癥，青皮、半夏、麦芽行气燥湿化痰。

4. 毒热

小腹包块拒按，下腹及腰骶疼痛，带下量多，色黄或五色杂下，可伴经期提前或延长，经血量多，经前腹痛加重，烦躁易怒，发热口渴，便秘溲黄，舌红，苔黄腻，脉弦滑数。因湿热积聚，蓄久成毒，阻滞冲任，气滞血瘀，结而成癥瘕，故小腹有包块拒按，下腹及腰骶疼痛；湿热蕴结，损伤任带二脉，任脉不固，带脉失约，湿浊下注，故带下量多，色黄臭秽；热扰冲任，迫血妄行，又瘀血内阻，血不归经，故经期提前或延长，经血量多；瘀血内停，气机不畅，经前血海盛满，故经前腹痛加重，烦躁易怒；毒热壅盛，营卫不和，故发热口渴；热邪伤津，故便秘溲黄；舌红，苔黄腻，脉弦滑数，为湿热毒邪内蕴之征。

治法为解毒除湿，破瘀消癥。方用银花蕺菜饮，药有金银花、蕺菜、土茯苓、炒荆芥、甘草，加赤芍、牡丹皮、丹参、三棱、莪术、皂角刺。方中金银花、土茯苓、蕺菜、炒荆芥清热解毒，且利湿排脓；赤芍、牡丹皮、丹参清热凉血，并活血化瘀；三棱、莪术、皂角刺行气破瘀，消瘕散结。

若小腹包块疼痛，兼带下量多，色黄稠如脓，或五色带杂下，臭秽难闻，疑为恶性肿瘤者，酌加半枝莲、穿心莲、白花蛇舌草、重楼（七叶一枝花）以清热解毒消瘕。

第五节 妇科肿瘤

一、外阴良性肿瘤中成药治疗

（一）通气散坚丸

见于《外科正宗》卷二。本药以陈皮、茯苓、半夏为主料制作而成。

1. 药方和制法

（1）药方。陈皮、半夏、茯苓、甘草、石菖蒲、枳实（炒）、人参、桔梗、胆南星、天花粉、川赤芍、当归、贝母、香附、海藻、黄芩（酒炒）各等分。

（2）制法。上药制成末，以荷叶煎汤制丸，如豌豆大小。

2. 功效

具有调气宣肺、散坚通气、化痰散结的功效，主治气瘤或脂肪瘤。适用于阴阳失度、忧郁伤肺，致气浊不清，聚而成结为瘤者，色白不赤，软而不坚，随忧喜而有消长者。

3. 用法

每次 3g，空腹用生姜 3 片，灯心草 20 根泡汤送下。宜饭前服用。

（二）顺气归脾丸

见于《外科正宗》卷二。

1. 药方和制法

（1）药方。陈皮、贝母、黄芪、香附、乌药、白术、当归、茯神、酸枣仁、远志、人参各 30g，木香、甘草（炙）各 9g。

（2）制法。上药制成末，以合欢树根皮 120 克煎汤，煮老米糊制丸，大小如梧桐子。

2. 功效

具有健脾益气、理气消肿、宽中化痰之功效。主治思虑伤脾而使脾气郁结，气虚生痰而致之瘤。其瘤质软，因脾气虚弱而日久渐长，不疼或仅微疼。

3. 用法

每次 9g，每天 3 次，饭前服用，以温开水送下。或每服 60 丸。

（三）芩连二母丸

见《外科正宗》卷二。

1. 药方和制法

（1）药方。黄连、黄芩、知母、川芎、当归、白芍、生地黄、贝母、熟地黄、蒲黄、羚羊角、地骨皮各等分，甘草减半。

（2）制法。上药制成末，以侧柏叶煎汤，搅打成寒食面（主要成分为荞麦）为丸，大小如梧桐子。

2. 功效

具清心凉血、化瘀散结之功效。主治心火妄动、迫血沸腾而外受寒凉所结成之血瘤。其瘤软硬间杂，微红微紫，皮肤隐见如红丝所缠，皮破而血流止之不住者。

3. 用法

每服 70 丸，灯心草汤送下，宜饭前送。或做煎剂服之，亦效。

（四）清肝芦荟丸

见《外科正宗》卷二。本药用于清肝，按中医辨证，也可化痰软坚，用于外阴良性肿瘤。

1. 药方和制法

（1）药方。川芎、当归、白芍各 60g，生地黄（酒浸后捣膏）60g，青皮、芦荟、昆布、海蛤粉、甘草节、牙皂、黄连各 15g。

（2）制法。上药为末，以中药神曲研细加水，糊为丸，如梧桐子大。

2. 功效

本方具有清肝解郁、化痰软坚、养血舒筋之功效。主治火旺、血燥、痉挛，以及气滞痰凝、血虚肝郁，结为瘿瘤者。患处色紫坚硬，显露青筋，患者多逢怒则痛、遇喜则安。

3. 用法

每服 80 丸，白开水送服；或每次 26 丸，每天 3 次，宜饭前服用。

二、卵巢上皮性肿瘤

包括卵巢浆液性囊腺瘤和黏液性囊腺瘤。中药治疗是辅助疗法，主要为辨证施治。早期患者用软坚散结、行气活血的方法；晚期多以扶正培本方法调节全身功能，提高抗癌能力。

中药莪术制剂可以静脉注射或腹腔内注射，被认为有治疗卵巢癌及控制癌性腹腔积液的作用。软坚散结、行气活血的主要药物为半枝莲、莪术、三棱、红花、桃仁、猫爪草、白花蛇舌草、海藻、昆布等。补气血、滋阴壮阳、疏肝健脾多用党参、黄芪、当归、熟地黄、白芍、鳖甲、何首乌、阿胶、鹿角胶、柴胡、白术等。

三、子宫肌瘤辨证施治

（一）血瘀证

1.主证

经行量多有块，或量少不畅，经色紫暗，下腹疼痛，痛有定处，血块下后腹痛缓减，或月经后期，经期延长，下腹正中可能触及肿块，舌紫暗，或舌边尖有瘀点，或舌下静脉青紫而粗，苔薄白，脉弦或涩。在非经期消瘤，治拟活血化瘀、散结消瘕。本法也可以在月经开始、经量涩少时使用，经量转多时停用。

2.方药

（1）桂枝茯苓丸（见《金匮要略》）加味。药有桂枝 6g，制乳香、制没药各 5g，茯苓、赤芍、牡丹皮、桃仁、水蛭各 10g，三棱、莪术、茺蔚子、荔枝核、橘核各 12g，海藻及牡蛎各 30g。加减：①腹痛较重，加三七 4g，延胡索 10g，以活血行瘀止痛。②如腹胀明显者，加大腹皮 10g，路路通 12g，以行气导滞。③大便闭结，加制大黄 10g，虎杖 20g，以通腑行瘀。④乳房结块胀痛，加八月札、漏芦、郁金各 12g，山慈菇 15g，以疏肝、清热、散结。⑤面色少华头晕，加当归 8g，鸡血藤 20g，以养血和血。

（2）经期经量过多，治拟养血、和血、调经。药用龟甲胶（烊冲）、侧柏、益母草及大黄炭各 10g，半支莲，白花蛇舌草 15g，槐花、白头翁、椿根皮、大蓟、小蓟各 20g，贯众炭、马齿苋、地榆各 30g。

有些患者症状为月经量少，经期过长，血色咖啡样，或夹白带，有臭气，小腹隐痛，舌淡红，苔薄腻，脉细。治拟清理湿热止血。

（3）化湿清宫汤（经验方）。药有龟甲胶（烊冲）、茵陈、炒栀子、茜草炭各 10g，地榆、槐花、土茯苓各 12g，贯众炭、马齿苋、海螵蛸各 15g。加减：①食欲不振，大便溏软，加苍术 10g，薏苡仁、白扁豆各 20g，以健脾理湿。②小腹下坠明显，加防风 10g，升麻 12g，生黄芪 15g，以益气升提。

（二）气阴不足、瘀血内阻证

1. 主证

月经后期，经量或多或少，色鲜有块，下腹隐痛，倦怠无力，食纳不佳，胃脘痞满，口干欲饮，下腹正中可能触及肿块，舌淡红稍嫩，苔薄白，脉细涩。在非经期消瘤，治拟益气补阴、活血消瘕。

2. 方药

（1）用理冲汤（《医学衷中参西录》）加味。药用白术（炒）、三棱、莪术、生鸡内金各 10g，生黄芪、党参、天花粉、丹参、知母各 12g，生山药、鳖甲各 15g，水蛭（研磨吞服）6 ~ 10g。加减：①面色少华，头晕，加桑椹 15g，何首乌 12g，以养血补阴。②服药后觉气弱无力，改生黄芪、党参各为 20g，减三棱、莪术各为 6g；待症状消失后，恢复原来的用量，以免耗伤正气。③服药后腹泻，去知母，加炒薏苡仁 30g，炮姜 5g，原用炒白术加至 15g，以温脾止泻。④脾胃寒凉，口淡恶心，去知母、天花粉，加炮姜 5g，肉桂 4g，以暖脾胃。⑤阴血不足，口干饮冷，加生地黄 15g，天冬 15g。⑥大便虚秘，加生何首乌 20g，改炒白术为生白术 30g，以润肠通便。

（2）经期量多倦怠腰痛，治拟益气阴止血。药用五味子 6 ~ 10g，生晒参（调冲）10 ~ 15g，阿胶（烊冲）、藕节、白及各 10g，白术 12g，生黄芪、山茱萸 15g，天冬、生地黄和冬桑叶各 20g，墨旱莲 30g。

（3）阴道不规则少量出血、色红，治拟益气养阴止血。药用五味子5g，麦冬、生白芍、木贼草、龟甲胶（烊冲）各10g，生地黄12g，石斛、怀山药、北沙参、白茅根、地榆各15g，煅牡蛎、墨旱莲各20克。

（三）肝肾不足、瘀血阻滞证

1. 主证

经量或多或少，经色红。头晕耳鸣，腰膝酸软，足部疼痛，夜尿频数，下腹正中可能触及肿块，舌稍淡嫩，苔薄白，脉细。

非经期消瘤，治拟补益肝肾、和血消瘕。

2. 方药

（1）鸡内金10g，熟地黄12g，怀牛膝、鳖甲、天冬、丹参、半支莲、白花蛇舌草、鬼箭羽各15g，山海螺、蛇六谷各20g，何首乌、野荞麦根各30g。加减：①夜尿频数或不禁，加五味子5g，桑螵蛸12g，金樱子15g，以固涩收敛。②带下清稀，滑脱量多，加海螵蛸、金樱子各20g，芡实30g，以固涩止带。

（2）经期血量多，色红，治拟益肾固冲。方用乌梅炭6g，龟甲胶（烊冲）10g，女贞子、天冬、桑叶各15g，山茱萸、山海螺各20g，何首乌、生地黄各30g，仙鹤草、墨旱莲、煅龙骨、煅牡蛎各30g。

（3）月经量少，经期过长，治拟滋肾、清热、止血。方用五味子4g，炒黄柏、龟甲胶（烊冲）各10g，生地炭、天冬、桑叶、山茱萸、石斛、怀山药各15g，海螵蛸20g。

（四）气血亏虚证

1. 主证

经量过多，色鲜红或偏淡，或存在小血块，短气懒言，面色苍白，头晕心悸，记忆力减退，倦怠无力，下腹正中可能触及肿块，舌淡嫩，苔薄白，脉细软。

在非经期消瘤，治拟补益气血、和血消瘕。

2.方药

（1）当归、川芎各8g，炒白术、三棱、莪术、茺蔚子各12g，炙黄芪、党参、何首乌和丹参各15g，鸡血藤、猕猴桃根各30g。加减：①胃纳欠佳，加鸡内金9g，山楂、怀山药各20g，以助运消瘤。②大便秘结，改炒白术为生白术30g，加甜苁蓉20g，锁阳15g，以润肠通便。③失眠，加远志10g，酸枣仁、首乌藤各20g以安神。

（2）经期量多倦怠，治拟益气摄血养血。当归、艾叶炭、炙甘草各6g，荆芥炭、血余炭、白芍、阿胶（烊冲）各10g，白术、熟地黄各12g，炙黄芪15g，何首乌20g，党参20～30g，仙鹤草30g。

（3）如阴道不规则出血，量少色淡，倦怠无力，小腹空坠，面色少华，舌稍淡嫩，苔薄白，脉细无力。治拟益气摄血。方用益气缩宫汤（经验方）。药物包括柴胡5g，炙甘草6g，枳壳8g，升麻炭、阿胶（烊冲）、荆芥炭各10g，白术、生黄芪、侧柏炭各12g，党参15g，仙鹤草、海螵蛸各20g。

四、用于妇科肿瘤辅助治疗的中药

肿瘤患者常有“内虚”表现，因正气不足而后邪气踞之，而且，癌症为一种全身消耗性疾病，常可因病致虚。另外，临床上常见经过手术、化疗、放疗后，损伤正气的情况，使虚者更虚，故补虚、扶正、固本，成为中医治疗癌症的重要法则之一。中药调理癌症，一般使用扶正培本药，即那些具有扶助正气、培植本元、治疗虚损不足的药物。

（一）人参

性味甘、微苦、温，归脾、肺、心、肾经。可大补元气，补脾益肺，生津安神。

1.药理作用

人参的主根及侧根均含多种人参皂苷，根据皂苷元的不同可分为人参二醇、人参主醇和齐墩果叶酸等，还含糖类、低分子肽和多种氨基酸、胆碱、B族维生素、维生素 C、软脂酸、硬脂酸、亚油酸、β－谷甾醇以及葡萄糖苷、锰、砷等化合物。人参具多方面药理作用：

（1）双向调节中枢神经系统的兴奋和抑制过程，改善兴奋过程，也增强抑制过程。

（2）抗疲劳，能显著延长小鼠游泳的持续时间。还具抗放射作用，可使大鼠经 X 线照射后的存活时间延长 1 倍。

（3）增强机体对有害因素的抵抗力，如非特异性抵抗力，属适应原性药物。

（4）人参中提取的一种甾体化合物对小鼠 S_{180} 及腺癌 755 有抑制作用。国外药理临床研究发现，其有效成分人参活素（Prostisol），可增强机体特异性免疫力，属蛋白质合成促进因子，可促进蛋白质、脂质代谢。有研究发现，Prostisol 对腹水肝癌大鼠肝功能有促进作用，能改善癌宿主的脂肪合成代谢，但对癌细胞的蛋白质、RNA、DNA 及脂肪合成无影响，表明 Prostisol 无助于癌细胞的代谢，而可改善带癌宿主的代谢。

还有人将 Prostisol 用于胃癌、胰腺癌、结肠癌、甲状腺癌、肉瘤等，多数病例使用 1 ～ 2 周后，食欲增进，体重增加，临床症状改善，腹水减少，转移灶停止增大。根据对患癌宿主细胞和癌细胞作用各有不同，将本品用于癌症治疗，长期给药（约 3 个月以上），对消化道癌（如胃癌、大肠癌）效果较好。

（5）调整内分泌功能。可兴奋垂体－肾上腺皮质系统，增强肾上腺皮质功能，提高机体对疾病的抵抗力。人参皂苷还有促性腺活性作用。

（6）调节身体功能。可降低血糖，调节胆固醇代谢，抑制高胆固醇血症发生，改善消化吸收功能，增进食欲，并促进核糖核酸及蛋白质合成，使骨髓处细胞生成素含量升高，还有明显的抗利尿及抗过敏作用。

（7）能使红细胞和血红蛋白升高，促白细胞生成，防治放、化疗所致白细胞减少，可使淋巴细胞数增加，促淋巴母细胞转化，增加网状内皮系统的功能，促免疫球蛋白生成，提高晚期肿瘤患者的细胞免疫功能。

2. 中医临床应用

各种癌症手术后康复期，放、化疗期间，以及肿瘤患者有正气亏虚时及放、化疗所致的白细胞减少者，均可应用。具体如下：

（1）重病、久病及大出血后虚脱，冷汗淋漓、肢冷，脉细弱而微。如独参汤、参附汤。

（2）用于肺气虚亏，气短而喘，声低息促，行动乏力，动则气喘，常与黄芪、冬虫夏草、核桃肉、蛤蚧等同用。

（3）脾虚气亏、食少便溏者，配白术、茯苓等。

（4）气血双亏、心悸自汗、失眠怔忡者，配龙眼肉、酸枣仁、当归等。

（5）热伤气阴、汗出口渴、气短神疲者，配麦冬、五味子等。

3. 用法用量和注意事项

3 ~ 10g，单煎服；或研末服，每天 2 ~ 3 次，每次 0.6 ~ 0.9g。注意人参反藜芦、畏五灵脂；可大补元气、甘温峻补，有热象者须慎用；下午 4 点钟以后服易引起失眠。服人参腹胀者，可用莱菔子或山楂解之。

（二）党参

又名潞党参。性味甘、平，入脾、肺经。补中益气、养血。

1. 药理作用

含皂苷、糖类、微量生物碱及微量元素铁、锰、铜等。可使兔红细胞数升高、白细胞下降、中性粒细胞增加、淋巴细胞相对减少，口服较皮下注射效果显著。切除脾脏则此作用基本消失，其补血作用可能与此有关。还可提高血色素，增强 T 细胞功能，显著增强网状内皮系统功能。其作用与卡介苗相近，与黄芪、灵芝合用时增强网状内皮系统作用超过卡介苗。

2. 中医临床应用

（1）肿瘤患者术后体虚气亏，特别是消化道癌手术切除后，患者表现为四肢乏力、食欲不振、贫血等。

（2）肿瘤患者脾胃虚弱、疲乏无力、大便稀溏、下肢浮肿等，可配黄芪、白术、茯苓和扁豆等，以扶正补气。

（3）治疗血虚心悸、健忘失眠、中气不足等。

（4）用于气虚不足所致各种病症，有类似人参补气的作用，但较弱。在补益元气、挽救虚脱方面远不如人参。

3. 用法用量和注意事项

10 ~ 20g，水煎服。反藜芦，糖尿病患者慎用。在有些配合化疗药物升白细胞的方剂中常应用党参，但亦有报道党参能使白细胞减少，故在临床上应注意观察。

（三）西洋参

性味甘、微苦、凉，归心、肺、肾经。补肺益气，养胃生津，清热泻火。

1. 药理作用

含五种人参皂苷，水解后得人参二醇及三醇和齐墩果叶酸，另含挥发油、植脂等。原产于美国、加拿大，补气之功不及人参，而以养阴清热为主。现已移植成功，名为种参或种洋参。研究表明国产西洋参均含人参皂苷，所含人参皂苷元基本相同。原产者总皂苷含量平均为 7.45%，人参皂甙元含量平均为 1.72%，国产西洋参分别为 3.95% 和 0.83%。

2. 中医临床应用

用于肺胃津亏、阴虚内热，病后少气无力，阴虚咳嗽、咯血、肺痿失音者。肿瘤患者气虚而有热者适用，亦可配合放疗服用。临床上常用于因放、化疗所致白细胞减少症，效果较佳。

（四）太子参

又名孩儿参、童参。性味甘、微苦，平，入肺、脾经。补气养血，健脾生津。可用于肿瘤病后体虚、疲乏无力、食欲不振等，或用于放、化疗时白细胞减少症防治。另外肺虚咳喘，津液不足，口渴尿多，自汗、盗汗、心悸等症，也可应用。作用同人参、西洋参和党参而力较弱，但补而不燥。故肿瘤患者有热象或不受人参、党参之补者均可用太子参。15 ~ 30g，水煎服。

（五）黄芪

又名黄耆、棉黄芪。性味甘、温，归肺、脾经。可补气健脾，升阳、固表、止汗，托毒排脓，生肌、利尿、消肿。

1. 药理作用

黄芪含糖类、黏液质成分、胆碱、甜菜碱、微量硒、香豆素及数种氨基酸等。

（1）提高肿瘤患者的免疫机能。据报道，黄芪可促进体液免疫，促脾脏抗体生成，提高网状内皮系统吞噬功能，还能增进食欲，保护肝脏，改善肝功能，增加末梢循环中白细胞数及增强细胞免疫力，可提高虚证患者血浆中环磷酸腺苷（cAMP）、IgM、IgE 等的水平。黄芪本身无诱生干扰素能力，但能提高患者白细胞诱生干扰素的能力。

可提高淋巴细胞转化率，其水提液在体外对淋巴细胞的增殖具相当程度促进作用，对正常人淋巴细胞有明显促分裂效应。其可增强 T 细胞酯酶活性，有利于恶性肿瘤患者的细胞免疫，为一种细胞免疫促进剂。

（2）黄芪降低乙肝表面抗原（HBsAg）滴度或使之转阴，可用于各型肝炎患者，尤其适用于细胞免疫功能低下的慢性持续性或迁延性肝炎（CPH）和慢性活动性肝炎（CAH）患者。

（3）黄芪对正常心脏有加强收缩作用，对因中毒或疲劳而陷于衰竭的心脏，强心作用更加显著，还有扩张冠脉血管及全身末梢血管、降压、改善血液循环及营养状况作用。口服或注射黄芪制剂均有明显利尿作用。

（4）对实验性肾炎有抑制作用，能消减蛋白尿。

2. 中医临床应用

（1）肿瘤患者体质虚弱时用其可扶正培本、益气健脾，提高机体免疫机能，用于肿瘤患者手术后、放化疗治疗中及恢复期。此外，其与当归、川芎、桃仁、地龙等活血化瘀药合用，有益气活血、通络利痹功效。

（2）用于表虚自汗或手术、化疗后动则汗出者，配浮小麦、煅牡蛎、麻黄根。表虚恶风及汗出者，配防风、白术。

（3）脾虚气亏、倦怠乏力、全身酸软、脾虚腹泻，或中气下陷、久泻脱肛、子宫脱垂。

（4）气血不足、疮疡内陷、脓成不溃或久溃不敛。

（5）肾炎水肿及蛋白尿、高血压、糖尿病、消渴、冠心病等。

3. 用法用量

生用或炙用，15 ~ 30g，水煎服。

（六）白术

又名冬术、浙术。性味苦、甘、温，入脾、胃经。可健脾益气，祛湿利尿，固表止汗及和中安胎。

1. 药理作用

含挥发油，油中主要含苍术酮、苍术醇，尚含倍半萜化合物、氧香豆素类、糖类、树脂及维生素 A 样物质。

（1）白术挥发油体外实验对食管癌有明显抑制作用，对 S_{180} 抑制率为 31% ~ 49%。体内对艾氏腹水癌有较强抑制作用，体外对艾氏腹水癌有杀灭作用。

（2）刺激造血系统、增进网状内皮系统吞噬功能，对化疗、放疗引致的白细胞减少症有升白细胞作用，尚能提高淋巴细胞转化率和自然玫瑰花形成率，促进 IgG 明显提高。动物实验表明，其可使体重增加、体力增强、机体免疫力加强。

（3）白术有明显且持久的利尿作用，促电解质尤其钠排泄，能恢复肾功能、消除蛋白尿。

（4）能增加消化液的分泌，缓和胃肠蠕动，降血糖，有抑制宫缩作用。

2. 中医临床应用

（1）用于肿瘤患者手术后气虚、脾胃虚弱，或防治因放、化疗所致消化道不良反应。白术挥发油可用于治疗消化道肿瘤。

（2）脾胃虚弱、运化失常所致的饮食减少、消化不良、脘腹虚胀、倦怠乏力。

（3）脾虚浮肿、水饮内停、肾炎水肿、妊娠浮肿及胎动不安。

（4）表虚自汗。

3. 用法用量和注意事项

6 ~ 15g，水煎服。对于胃阴不足、舌苔光剥、津液缺少、唇燥口干者不宜应用。

（七）甘草

又名甜草根、蜜草、粉甘草。性味甘、平，归心、肺、脾、胃经，入十二经。可健脾益气、清热解毒、润肺止咳及调和诸药。

1. 药理作用

含甘草酸，主要为甘草酸的钾、钙盐，此为甘草甜味成分。甘草酸水解后生产葡萄糖酸和甘草次酸，尚含黄酮化合物、甘草苷等 20 余种成分，还含甘味质、树脂等。

（1）抗肿瘤作用。甘草次酸对大白鼠移植骨髓瘤有抑制作用。甘草酸单胺盐、甘草次酸钠及其衍生物等的混合物，对小鼠艾氏腹水癌及肉瘤均有抑制作用。甘草酸单铵盐可对抗喜树碱的毒性，但不降低其抗癌作用。对甘草配伍，“十八反”

提出“藻戟遂芫俱战草”。研究发现甘草、芫花合用有相反作用，二者合浸组的毒性较各单味提出液的毒性显著增加，且芫花的利尿与泻下作用受到抑制；甘草、甘遂配伍，小剂量降低毒性，大剂量作用相反，并且还发现，甘草量等于或小于甘遂时无相反作用，甘草量大于甘遂则有相反作用。甘草使用过量可引起心脏病和高血压。

（2）从甘草中提取的黄酮苷及糖苷配基具有解痉和抗溃疡作用。甘草酸有增加胆汁分泌及抑制胆红素升高的作用。

（3）具肾上腺皮质激素样作用，促进水钠潴留。

（4）甘草酸有解毒作用。

（5）甘草有抗炎、抗过敏作用，甘草次酸有明显的中枢性止咳作用，对5-羟色胺等引起的支气管痉挛有保护作用。

2. 中医临床应用

（1）用于脾胃虚弱、气血不足、食少乏力、便溏气短。

（2）用于疮疡肿毒、咽喉疼痛，以及药物、食物中毒等症。

（3）用于咳嗽气喘。

（4）用于胃痛、腹中挛急作痛，胃、十二指肠溃疡等病症。

（5）有减低或缓和药物烈性的作用，古称调和百药。

3. 用法用量和注意事项

3 ~ 10g，入煎剂。生用偏凉，可清热解毒；炙用偏温，善补虚和中。久服量大可致水肿。

（八）三七

又名田七、滇三七。性味甘、微苦，温，归肝、胃经。活血止血，祛瘀定痛。

1. 药理作用

（1）适用于癌症出血，可消肿止痛，用于无名肿痛。

（2）各种出血及跌打损伤。

（3）与丹参合用治疗冠心病。

2. 中医临床应用

含多种皂苷，经鉴定与人参所含皂苷类似。参三七总皂苷水解后，主要得到人参三醇及人参二醇，未检出齐墩果叶酸。另含黄酮苷及生物碱。水煎醇提物能增加冠状动脉血流，降低心肌耗氧量。三七A素有强心及收缩血管作用。动物实验三七能缩短兔血凝时间。

3. 用法用量

1～2g，研末吞服，或6～10g炖服。

（九）菟丝子

又名黄丝、无根草。性味辛、甘、温，入肝、肾、脾经。滋补肝肾，益精明目。

1. 药理作用

种子含树脂样的糖苷、糖及淀粉等，尚含胆固醇、菜甾醇－豆甾醇、β－香树精、三萜酸类物质、β－谷甾醇，以及维生素A。实验证明菟丝子水煎剂有明显促淋巴细胞转化的作用。

2. 中医临床应用

（1）白细胞减少症。防治因放、化疗所致的白细胞减少症。

（2）肾虚腰膝酸软，遗尿、尿频、遗精；肾虚耳聋、耳鸣，视力减退、眼花；胎动不安及习惯性流产等。

3. 用法用量

10～30g，水煎服。

（十）百合

性味甘、寒，入心、肺经。润肺止咳，清心安神。

1. 药理作用

百合含秋水仙碱等多种生物碱，以及淀粉、蛋白质、脂肪。对小鼠 S_{180}、U14 有抑制作用。秋水仙碱能抑制癌细胞的增殖，临床上用以治疗癌症，特别是乳腺癌，还有镇咳作用，能对抗组织胺引起的蟾蜍哮喘。

2. 中医临床应用

治疗肺癌咳嗽、痰中带血、舌红少苔等肺阴不足之症，亦用于乳腺癌、宫颈癌、恶性淋巴瘤、白血病、食管癌、皮肤癌、胃癌等有心烦、失眠者，还用于肺燥、肺热、热病后有余热未清、虚烦不寐等百合病者。

3. 用法用量

15 ~ 30g，水煎服，或蒸食、煮粥食用。

（十一）胡桃（核桃树）

性味涩、甘、温，肉润皮涩。肉及里壳敛肺定喘、固肾涩精、温肺补肾。

1. 药理作用

仁含亚油酸、油酸、亚麻酸甘油酯、蛋白质、碳水化合物及微量元素。外果青皮含胡桃醌、黄酮苷、鞣质及没食子酸等。对肉瘤 S_{37} 有抑制作用。

动物试验胡桃青皮对肿瘤有抑制作用。

2. 中医临床应用

核桃树细枝条及其各种制剂，适用于多种癌症，如肺癌、食管癌、胃癌、宫颈癌、乳腺癌、肠癌、肝癌及淋巴和造血系统恶性肿瘤，亦用于软组织肉瘤。

临床上观察到其能改善晚期癌症患者的一些症状，增进食欲，个别有瘤体缩小或控制发展作用。配合放、化疗比单用效果好。民间曾以核桃树枝煮鸡蛋用于治疗各种癌症。果仁主用于肺肾气虚咳喘者。

3. 用量用法

树枝 15 ~ 30g，水煎服，或制成各种制剂。

（十二）山茱萸

又名山萸肉、枣皮。性味酸、涩、微温，归肝、肾经。补肝肾，涩精，敛汗。

1. 药理作用

含莫罗忍冬苷、当药苷、山茱萸苷、番木鳖苷，尚含熊果酸、酒石酸、草果酸、没食子酸等。有明显利尿、降血压、抗菌等作用。动物实验证明，其对放、化疗所致白细胞减少有升提作用。体外试验山茱萸能杀死腹水癌细胞。

2. 中医临床应用

（1）放、化疗后白细胞减少症，配女贞子、鸡血藤等。

（2）癌症患者盗汗、虚汗不止。

（3）肿瘤患者肝肾不足，见头晕耳鸣、腰酸目眩等。

3. 用法用量和注意事项

10 ~ 15g，水煎服，敛汗时可用至30g。治大汗亡阳、阴虚阳浮或阴阳俱虚引起的暴脱症，因药力较缓，重症宜用较大剂量（50 ~ 100g），并与人参、附子、龙骨、牡蛎等同用。

（十三）地黄

又名生地黄。干生地黄甘、凉，滋阴养血。鲜生地黄甘、苦、寒，归心、肝、肾经，清热、凉血、生津。熟地黄甘、微温，归肝、肾经，养血补肝肾。

1. 药理作用

凉血、止血用鲜品，滋阴、降火用干生地黄，养血、补肾用熟地黄。

2. 中医临床应用

（1）晚期肿瘤患者有阴虚、肝肾不足及血虚者。

（2）肾阴不足，低热盗汗，消渴，手足心热。

（3）阴虚火旺，骨蒸潮热。

（4）贫血。

（5）血热出血、咯血、吐血、衄血，热病热入营血。

3. 用法用量和注意事项

10 ~ 30g，水煎服。本品碍胃，可配砂仁同用，脾虚者慎用。

（十四）当归

性味甘、辛、温，归心、肝、脾经。补血养肝，活血调经。

1. 药理作用

含挥发油、维生素 B_{12}、β－谷甾醇、脂肪酸、亚叶酸、烟酸及生物素等。当归具补血与活血双重作用，量大则活血，具免疫抑制作用；用量小则补血，具免疫促进作用。对子宫具双向调节作用，可镇静、镇痛、抗炎，还有保护肝脏、防肝糖原减少、抗贫血等作用。

2. 中医临床应用

（1）凡肿瘤患者有血虚、血滞经闭者。

（2）外科用治痈疽疮疡，能消肿排脓、活血止痛。

（3）血虚肠燥，大便秘结。

3. 用法用量

3 ~ 15g，水煎服。

（十五）龟甲

又名败龟板、下甲。性味甘、咸、微寒，归肝、肾、心经。滋阴潜阳，益肾健骨、退蒸。

1. 药理作用

含骨胶原，其中有多种氨基酸、甾类化合物及钙磷等。龟甲筛取物对 S_{180}、EAC 腹水型肝癌有抑制作用。龟甲还能提高机体免疫力，有利于肿瘤患者恢复。

2. 中医临床应用

（1）肿瘤阴虚血少伴有痞块者。

（2）阴虚内热或阴虚阳亢，或热病伤阴等症。

（3）龟甲胶用于阴血亏少、贫血或血小板减少、白细胞减少症。

3. 用法用量

15 ~ 30g，水煎服。

（十六）鳖甲

又名甲鱼壳、团鱼甲、上甲。性味咸、微寒，归肝、肾经。滋阴潜阳，软坚散结。

1. 药理作用

含骨胶原、蛋白质、碘、钙盐等。本品能抑制结缔组织增生，增加血浆蛋白，延长抗体存在时间，提高机体免疫能力。鳖肉与胶质有滋补、强壮、营养作用。

2. 中医临床应用

（1）癌症患者有阴虚低热者。

（2）阴虚内热、盗汗及贫血、血小板减少等症。

（3）癥瘕疟母，肝脾肿大。

3. 用法用量

15 ~ 30g，水煎服。

（十七）鸡血藤

性味甘、苦、温，归肝、肾经。补血活血，疏筋通络。

1. 药理作用

含无羁萜等。鸡血藤在体外对癌细胞有抑制作用。临床研究其有提升白细胞的作用。对实验性贫血的家兔有补血作用。

2. 中医临床应用

（1）放、化疗所引起的白细胞减少症。

（2）贫血。

3. 用法用量

15 ~ 30g，水煎服。

（十八）天冬

又名明天冬、天门冬。性味甘、苦、寒，归肺、肾经。养阴生津，润肺止咳。

1. 药理作用

块根含天冬酰胺、β-谷甾醇、聚糖类。对小白鼠 S_{180} 有抑制作用。体外试验表明，对急性淋巴细胞白血病、急性单核细胞白血病及慢性粒细胞型白血病的白细胞脱氧酶有一定抑制作用。有抗菌、镇咳、祛痰、平喘及止血作用。

2. 中医临床应用

（1）阴虚肝热、干咳少津、痰中带血的肺癌患者。

（2）放疗时口干津少，或放射性肺炎。

（3）乳腺癌、食管癌、胃癌、肝癌等。

3. 用法用量

10 ~ 20g，水煎服。

（十九）云芝

又名白山云芝。性味甘、平，归心、脾、肝、肾经。滋补强壮，健脾利湿，清热解毒。

1. 药理作用

含脂肪、蛋白质、多糖类。云芝中提取的蛋白质多糖类物质 PS-K 对小鼠 S_{180} 有强烈的抑制作用，口服 600mL/kg 的抑制率达 99.3%。口服或腹腔注射 PS-K，可延长肝癌腹水型 AH-13 大鼠的存活期。作用机制可能是增强机体免疫功能。在体外培养中，云芝多糖能明显地刺激淋巴细胞转化为淋巴母细胞。云芝多糖在体内抗瘤谱广，特别能抑制对烷化剂有耐药性的 AH-7974、A-66F 或 L1210、P388 和腺癌 755 瘤株。

云芝多糖与放疗合用，可增强对射线的敏感性，减轻射线不良反应。据实验报道，其与丝裂霉素 C、环磷酰胺、FT-207、阿霉素等并用，可显著提高疗效，减轻毒副反应。动物实验证明，PS-K 对移植小鼠皮下的肉瘤有显著抑制作用，对 S_{180} 的效果比丝裂霉素 C 和香姑多糖高 10 倍。实验观察到云芝多糖可使荷瘤宿主降低了的免疫力恢复至接近正常，似有消除免疫抑制物质以恢复荷癌机体免疫功能的作用，为免疫增强剂。

2. 中医临床应用

各种癌症患者存在细胞免疫机能低下者适用，与放、化疗结合可提高疗效。

3. 用法

云芝多糖注射液肌肉注射。

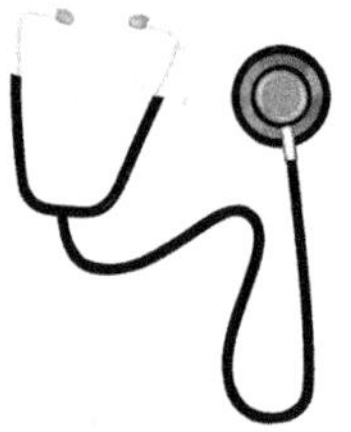

第六章　小儿创伤和常见急重症

第一节 小儿创伤

创伤是指机械因素直接或间接地一次作用于人体，引起人体组织或器官的破坏。创伤最容易发生在儿童中，这不仅与小儿好奇、好动的天性有关，也与小儿年幼缺乏经验有关。因此，创伤不仅高发于儿童，也成为儿童致死、致残的常见原因。不同年龄段儿童发生创伤的类型也不同，1 岁以内小儿易因坠落致伤，稍大一点则以碰伤、烫伤多见，学龄前儿童以摔伤或跌落伤多见，此后则以交通事故常见。

创伤的局部表现有损伤区疼痛、肿胀及压痛等，引起骨折脱位时还可发生畸形及肢体功能障碍。严重的创伤还可能导致致命性大出血、休克、窒息及意识障碍等，以及全身反应，儿童尤其容易产生这类反应。

一、伤口处理

伤口是身体表面因外伤产生的破口，有的仅仅是皮肤和皮下组织受损，有的则累及深层结构。伤口一般可分为切割伤、撕裂伤、捻挫伤、刺破伤、爆炸伤和挤压伤。在小儿的伤损中，手和前臂受伤最多，其次是膝关节的前方。小儿伤口污染较成人多，而伤口愈合较成人快，但是，不应因此而忽视伤口的正确处理。治疗伤口的目的主要是为了加速伤口愈合和恢复，大的伤口若处理正确可使之较快愈合，小伤口却可因忽视而能引起不良后果。

伤口处理还与瘢痕有关。瘢痕瘤和瘢痕均可随小儿生长而发展，一个短的瘢痕切口以后可变长，有的小儿伤口愈合后瘢痕不符合美容要求，这都是需要在伤口处理中加以考虑的。

（一）病史和病情

从伤口的情况可推测伤害物的锐或钝，有时也要从伤口判断外力方向。一般捻挫伤的病情常较估计的严重。有时从伤口表面看像是切割伤，而实际上是个爆炸伤。挤压伤，如门边挤压手指，皮肤损伤轻而深层组织受伤较重。由于皮肤强韧且有弹性，如果钝伤能穿破皮肤，多能伤及深层组织。

暴力的方向与造成的伤口有关。前臂远端穿刺伤，伤器向上倾斜就可累及前臂近端的深层组织。牵拉和撕裂的方向不同，所引起的神经和肌腱损伤可较切割伤更重。受伤时环境中的泥土多，污染机会就高。伤口内有异物，易并发破伤风或产气杆菌感染。应从伤口的部位估计潜在的深层损伤。腕部掌侧伤口可能伴有正中神经或尺神经损伤，以及屈指、屈腕肌腱断裂。另外，有些部位的表浅静脉密集，如头面部，外伤出血多但愈合快。足跟和小腿部的伤口则愈合较慢。

不论哪种伤口都应注意有无因水肿、栓塞或感染造成的组织坏死。锐器切割伤的皮缘较捻挫、挤压或爆炸伤破坏轻。伤口四周皮肤边缘呈粉红色、易出血的，多能愈合。相反，皮肤边缘有水疱、不渗血且有组织捻挫的，其生命力小，应予切除。二者之间的组织，能否成活有时不易判断。侧面暴力所致的挤压伤常因撕断皮下血管而造成组织坏死。有的创面皮肤表面可见到静脉栓塞。

（二）伤口检查

检查伤口时应注意有无异物和深层组织损伤。伤口内发生过大出血的，应及时创造手术条件，在麻醉下再检查伤口。伤口一般不要反复检查，否则会给患儿造成精神创伤。

前臂和手的伤口应注意有无肌腱损伤。小儿怕疼，伤后不敢活动手指，检查时要分别观察各指间关节的自主活动。肌腱断裂伤的真实发生率较临床所获印象高。因此，只要患儿不活动手指，就应警惕肌腱损伤。

开放的伤口深层有无神经损伤多不易确定。除正中神经和尺神经完全切断外，手部用针刺方法检查常无临床意义。用棉花或手指检查患儿手指触觉是有用的。因神经支配重叠，有时正中神经切断伤可能会漏诊。检查指端感觉时，会因手指微动传导到前臂受伤的肌腱而误认为患儿手指有感觉功能。做小指外展动作可观察尺神经是否麻痹，伸展掌指关节了解桡神经或骨间背侧神经有无麻痹。按伤口的部位推测大神经可能受累时，需手术探查。

检查血管损伤时应去除支架和止血带，肢体大血管损伤的表现有发绀和指端毛细血管反应不良。对于膝和手指等表浅关节附近的伤口，应观察有无关节伤。关节有伤口的可见滑液外流，X线片显示关节内积气。活动关节时产生疼痛的并不一定有关节损伤。确定有无关节损伤唯有依靠手术探查。伤口部位的X线片能诊断有无骨折，并可观察软组织中有无异物或气体。有伤口的开放骨折多为粉碎性的，伤口有时和骨折相距一段软组织。

（三）治疗

1.一般处理和抗休克治疗

急救是创伤抢救工作的一部分。严重外伤的急救重点是压迫创面止血和抬高患肢以保存患儿的生命。同时还应注意休克患儿的抢救。受伤初期神经性休克较失血性休克多见。伤部用夹板制动可缓解疼痛，对无循环障碍者必要时用止痛剂（吗啡 0.3mg/kg）。失血量如超过全血量的 20% 可致失血性休克。抢救失血性休克时，要按患儿的失血量、损伤范围、临床表现、血压和脉率等掌握输血量。另外，还应根据需要测定中心静脉压和血红蛋白。

破伤风类毒素的预防注射也不应忽视。

2. 伤口愈合的病理和处理

清洁伤口缝合后，皮缘之间有血凝块。局部血流量增加，周围细胞间有渗出，渗出物为血清、巨噬细胞、白细胞和组织细胞，可借此清除伤口内的组织碎块和细菌，并降低凝血块四周的可透性以防止细菌侵入。随后毛细血管袢的内皮细胞填充皮缘之间，成纤维细胞形成纤维组织和上皮。凡伤口皮缘不能靠拢，或伤口内有坏死组织、异物以及伤口感染的，则愈合延缓。治疗时力求伤口边缘靠拢，清除坏死组织和异物，并防治感染。污染的伤口有时酿成感染：伤口内有坏死组织的，细菌容易繁殖；伤口渗血的，也和坏死组织一样，极易感染。

3. 伤口治疗

从受伤到处理伤口的时间长短颇为关键。过去认为伤后 8 小时以内的伤口始能缝合，但从临床上看，现在超过 24 小时的清洁切割伤，缝合后也能一期愈合。伤口内如存在坏死组织，则不应缝合。应该清洗伤口，冲掉泥土，清除异物，切除可疑的坏死组织，缝合伤口，以及应用抗生素，均可促进伤口愈合。

伤口内有异物的一般应当取出，但深层异物是否坚持要取出，须衡量异物危害和手术损伤大小而定。取异物前应先定位。异物摘除手术最好在全身麻醉下进行，利用止血带，使手术野和局部解剖清晰。

二、骨折及治疗原则

儿童的骨有 217 ~ 218 块，初生婴儿的骨更多，可达 305 块。这是因儿童在生长发育过程中，存在着生理性的骨融合：骶骨有 5 块，长大成人以后合为 1 块；尾骨原来有 4 ~ 5 块，长大后也合成了 1 块。儿童还有 2 块坐骨、2 块髂骨、2 块耻骨，长大以后，就合并成为 2 块髋骨了。如这样相加，儿童的骨骼要比成人多 11 ~ 12 块。不过，一般小儿骨折也与成人相似，可以是闭合骨折，也可以是开放骨折。在形态和性质上，则有压缩骨折、螺旋骨折、横断骨折、多段骨折、斜行骨折、撕脱骨折及粉碎性骨折等，这都与成人骨折相似。但儿童骨折也有其特点，应加以注意，对于治疗儿童骨折方面缺少经验的医生，尤其在发生骨骺损伤、弯曲骨折及青枝骨折时，易发生误诊或漏诊，继而可能采用错误的治疗方案。

（一）常见临床类型

1. 竹节型骨折

在纵向外力作用下易在干骺端发生此型骨折，常为挤压性压缩骨折。竹节型骨折易出现漏诊，检查时应仔细。可在 X 线片上见两侧的骨皮质有鸟喙样变化；但如受具一定角度的外力作用，则此形态仅出现在一侧的骨皮质，骨膜多未见断裂。

2. 骨骺板损伤

此种损伤占小儿骨损伤的 15% ~ 30%，骨折可穿过骺板或骨骺从骺板分离，有时纵向作用力可将骺板压碎。骨骺板损伤是小儿特有的。

3. 青枝型骨折

常见于 10 岁以下小儿，骨折时一侧的骨膜及骨皮质出现断裂，但对侧却大体完好。此类骨损伤骨折端多无明显移位，情况较为稳定。

4. 弯曲型骨折

可看作是另一类型青枝骨折，患者年龄大多更为幼小。此种骨折在通常 X 线片上仅可见长骨弯曲变形，看不见骨折线，如不仔细很易漏诊。弯曲型骨折最大特点为一直无骨痂的生成。

5. 产伤骨折

常由于分娩操作不当或过度牵引所致，损伤范围广，可能有颅骨凹陷性骨折、颅内出血、四肢骨折、神经损伤及腹腔实质脏器破裂等。常见肱骨干、股骨干、锁骨等骨折，以及近关节位置骨骺滑脱，其他部位的骨折较少见。此类骨折一般预后好。

6. 虐待骨折

患儿多身体瘦小，发育及营养情况差，健康状况常很差。年龄也较幼小，3岁以下者占66%左右。骨折多见于胫骨、股骨及肱骨，干骺端及骨干连接处更多见。患儿还可有不同时期皮肤裂伤、皮下瘀血或是烧伤；可同时存在多发性骨折，常见新旧骨折并存，有不同时期修复过程，表明重复发生损伤。孩子父母所说病史明显地与检查结果不符或不合理。

7. 病理性骨折

此类骨折在小儿较为常见，因各种疾病引起骨质异常所致。常见原因包括：

（1）脑瘫、多发性关节挛缩症、脊髓灰质炎等神经肌肉疾病导致的失用性肌萎缩。

（2）脆骨病等发育性疾病所致成骨不全。

（3）原发及继发性垂体功能亢进、甲状旁腺功能亢进等。

（4）佝偻病、坏血病等维生素缺乏病或内分泌疾病。

（5）肿瘤、某些先天性疾病及炎症等也容易引起骨折。

（二）诊断

应根据X线片、计算机化断层显象（CT）等检查结果及临床表现做出诊断。对于小儿骨折，依据其特点，做出正确的诊断是相当重要的。错误的诊断将产生错误的治疗方案，导致严重的不良后果。做出诊断尤其应注意以下方面：

1. 注意病史和临床表现

（1）注意病史可靠性及完整性。详询病史，保证病史的可靠性和完整性，对于临床判断及鉴别诊断大有帮助。如：桡骨小头的半脱位一般由于5岁以前牵拉手腕所导致，但肘部骨折常有跌摔等外伤病史，不是仅由牵拉造成。又如：对于怀疑陈旧性孟氏骨折的病例，须与先天性桡骨头脱位相鉴别。

（2）留意病情变化。发生小儿骨折时，一般经复位、固定及牵引等处理后，患儿因疼痛减轻而不再哭闹。如患儿仍然很不合作、躁动哭闹，就可能还存在其他问题，须进行认真的检查，看是否存在早期肌间隔综合征或神经血管压迫，对于绷带或石膏压迫更要紧急处理。

2. 注意儿童骨骼生理和发育特点

例如，要对骨骺损伤做出正确的临床判断，就要熟练掌握各部位骨骺的出现以及闭合时间，结合儿童年龄进行分析。10个月以内婴儿发生肱骨远端骨骺分离，在X线片上会显示为肘关节脱位；而小于6岁的患儿，仅见尺桡骨及肱骨小头共同移位，由于肱桡关节一直维持着正常的关系，就可和肱骨小头的骨骺分离做出鉴别；年龄大于12岁，X线检查会表明尺桡骨与肱骨小头和滑车骨骺共同移位。又如，因新生儿塑形能力相当强，且有代偿性的增长，发生产伤骨折时，易被误诊为脱位或假性麻痹、感染等，应加以注意。

3. 应注意辨别X线表现

（1）正确区分骨折线与骨骺线。小儿的骨骺板为软骨成分，在一般X线片上不显示，但如投照的位置略有偏移，就可看见两条线。辨析的关键为两骺板线于内外骨皮质处光滑而连续，而骨折则是呈锯齿状，还可结合有无明显的临床症状、有无疼痛和肿胀来判断。

（2）注意X线片上的细微表现。避免只注意显著的X线片表现，却忽略了不明显的脱位或微小的骨折。例如在X线片上见到尺骨的骨折，却遗漏桡骨小头的脱位，等愈合以后发现是孟氏骨折就晚了。

（3）拍下对侧相同部位X线片。在绝大多数情况下，如诊断出现困难，可拍下对侧同一投照角度、相同部位X线片作为参考，这对鉴别诊断大有帮助。

（4）竹节型和弯曲型骨折。此两种骨折的畸形轻微，骨膜完整，肿胀也不明显，常出现在婴幼儿，因而临床上容易遗漏。如果患儿存在疼痛、患肢活动受限等，就应拍该处标准的X线片，并仔细进行检查。如有必要，还应拍对侧相同部位X线片做比较，尤其对于有无微小褶皱或突出，近关节位置的骨皮质是否连续、光滑，都应加以注意。

（5）无移位骨骺分离及软骨膜损伤易漏诊。对于这类损伤，生长板位置触痛是唯一的诊断依据，常规X线拍片不能显示任何的阳性表现，也可结合CT及核磁共振成像（MRI）检查来做判断，按Salter-Harris Ⅰ型骨骺损伤进行临床观察并按此型骨折予以外固定。

（三）治疗原则和处理要点

1. 治疗原则

大多数小儿骨折均可经由保守疗法来获得痊愈，一般可在透视之下做手法复位，再用石膏、支具或夹板等做固定。如竹节型骨折就较容易治疗，许多这样的病例只需进行单纯外固定，可以获良好预后；青枝型骨折也易于整复，预后也较好；产伤骨折同样几乎不需要进行手术，在各种小儿骨折中预后相当好。这是因为小儿骨折愈合得很快，治疗后期再塑的能力也非常强，但对于开放性骨折或一些极为严重的小儿骨折，就需通过手术进行矫治。一般骨折手术多是在直视之下做骨折处复位，同时进行相应内固定，由此实现骨折的固定和矫正。

小儿骨折愈合快，需要尽早进行处理，以防对今后骨骼发育、生长产生不良的影响。另外，须注意弯曲骨折的塑形及自愈能力不如其他类型的骨折，处理时的疏忽可能给患儿带来长期的弯曲变形后遗症。对于弯曲较为明显的骨折，应采用轻手法将弯曲处往反方向做三点挤压，以助恢复正常的外观，但需要注意不要“矫枉过正”，导致明显的断裂，出现这种情况处理的困难更大、更复杂。

2. 处理要点

（1）股骨干骨折。患儿皮牵引后，对骨折位置做复位处理，同时要持续进行牵引治疗。

（2）科雷氏、巴尔通骨折及桡尺骨远端双骨折。对于骨折位置做牵引，用指压方式来稳定骨折处。固定采用小夹板，要根据骨折的类型选择固定姿势，如手掌骨折应选适当的背侧屈曲或掌尺屈曲固定方式。

（3）孟氏骨折。对孟氏骨折，首先要对桡骨头做牵引及复位，复位完成以后，拇指将桡骨头推往背侧尺侧并予以复位。再运用 3 块小夹板做固定，背侧固定应超过肘的位置，前臂则采用旋后位并使用三角巾悬吊在胸前。

（4）胫骨骨折。在做踝或跟骨牵引以后，可使用 5 块小夹板做固定。

（5）肱骨踝上骨折。应用尺骨鹰嘴及尺偏畸形矫正做前后移位，当骨折处复位后，采用小夹板做外固定。

（6）肱骨外科颈骨折。采用过顶复位方式，同时应用超肩夹板做固定，适当地放置一些纸压垫。待骨折位置稳定以后，使用三角巾悬吊在胸前。

三、血管损伤

血管损伤有时与骨折有关，而骨折后是否并发了血管损伤，已经成为评定其严重程度的标准之一。然而，需要处理血管损伤的骨折并不多见，因大血管的韧度和弹性较好，肢体有丰富的侧支循环。肢体根部的血管较深，除碾压伤或严重牵拉伤之外，不易受损。锁骨的骨折，尤其是严重产伤引起的锁骨骨折可压迫锁骨下动脉。移位严重的肩关节脱位或肱骨上端骨折均可压迫腋部大血管，髋关节前脱位可能压迫股动脉，但大多数病例复位后肢体血循环能迅速改善。

血管损伤的危险部位为上臂下 1/3、前臂上 1/3、大腿下 1/3 和小腿上 1/3 处。这些部位之所以危险是因为损伤不仅涉及大血管，而且容易波及该平面的侧支循环。

（一）类型

外伤可致动脉断裂、穿孔、挫伤、栓塞和急性痉挛。动脉断裂或穿孔多见于玻璃或锐器造成的大开放伤口，偶为手术意外或骨折尖锐断端所致。偶见股骨下端骨疣引起的腘窝动脉损伤，但殊为罕见。动脉挫伤、栓塞或痉挛可并发于肢体较轻的损伤。因止血带、石膏、绷带长时间压迫，肢体的大血管虽无损伤但可发生缺血改变；扭绞伤或较重的肢体损伤后引起的筋膜下水肿，也能压迫血管。

伤口内大血管断裂，患者不一定因出血致死。断裂后因血管痉挛或栓塞可使患者等到手术结扎血管的时候。相反，大血管穿孔不能借肌层痉挛止血，因而危险性更大。闭合性大血管断裂或穿孔，可形成搏动性血肿或外伤性动脉瘤。不过，这种损伤罕见。偶有因膝过伸造成腘窝部外伤性动脉瘤。动脉挫伤后内膜卷曲，继而栓塞而使血管腔堵塞；栓子向远端延伸可封住侧支血管的开口。挫伤后的痉挛也可发生栓塞，但动脉挫伤或栓塞引起的动脉痉挛很少引起肢体坏死，而痉挛却可导致缺血性变化。血管附近的损伤可能引起局部或广泛的动脉痉挛。手术中有时能看到动脉痉挛。一般手术刺激引起的动脉痉挛均能较快恢复。损伤性动脉持久痉挛的原因尚不十分明了。动脉受损段作为一个病灶，对动脉周围的交感神经丛是个刺激。这不但可以引起大血管痉挛，还会影响其侧支。此外，动脉壁缺血也与动脉痉挛有关。不论其发生的机制如何，重要的是如何尽快缓解痉挛。痉挛缓解，缺血变化便可得到恢复，否则，肌肉会发生坏死。

（二）病理

肢体坏死的病理改变叙述和研究较多，不再赘述。肢体轻度缺血时，肌肉和神经也有特殊变化。这时肌肉呈黄绿色，其纤维鞘增厚，肌肉变硬。早期显微镜下肌肉有片状白细胞和圆形细胞浸润，肌纤维有局灶性坏死，镜下细胞核的数目减少。肌肉鞘增厚，在肌肉和鞘膜之间，成纤维细胞和吞噬细胞增生活跃。轻型病例的病理变化为可逆性的。坏死的肌纤维被吞噬，代之以新生的肌纤维。新生的肌纤维可沿其上下正常的肌膜管纵向生长。受损的神经可有 Wallerian 变性，最后复原。另外，还可有神经变性，呈纤维化即胶原纤维化，这是不可逆的病变。

（三）临床表现

整个肢体或某一部分的大血管受损后因供血不足，临床表现为动脉搏动消失、表面温度低、皮肤颜色苍白或发绀或出现苍白相间的发花，以及手指端没有毛细血管反应等。临床有上述体征时，诊断并不困难。

但识别可逆性缺血的早期表现存在一定困难。疼痛、苍白、麻痹和无脉为急性缺血的特征，不过，这 4 个体征往往不完全具备。肱骨髁上骨折患儿如有以上体征之一，就应想到有血管损伤的可能。一般伤后数小时即可出现症状和体征，但也可发生在伤后 1 ~ 3 天。究竟哪一体征对诊断最为重要，各家意见不一。有的研究者发现上肢缺血最早的体征是麻痹，而不是动脉搏动消失，另外的经验是动脉搏动消失最为常见，但一致认为患儿手指屈曲、被动伸直有疼痛的为严重缺血。下肢背伸踝关节，拉直足趾时疼痛的，同样表明为缺血改变。一旦出现上述体征，反映肌肉内已开始有坏死变化，亟待解决肢体缺血问题。

凡肢体动脉搏动消失而手指温暖、皮肤粉红、无深层肿胀，肌肉无压痛的患儿，尚不能确定有缺血改变，需密切观察。手足颜色灰暗、指端毛细血管反应不良，但无手指伸直疼痛和麻痹者，也需严密观察。临床上还可遇到一些患儿表现为肢体脉搏好，手部皮肤温暖、粉红色，但诉肢体疼痛，向心性感觉异常，进行性运动麻痹和肌肉肿硬。这说明肢体缺血的程度和早晚不同，而表现各不一致。超声波 Doppler 动脉血流测定，并不能区分血管断裂和痉挛。不同组织对缺血的敏感度各异。感觉神经末梢缺血 15 ～ 30 分钟则丧失传导功能，大神经对于缺血的耐受性稍好。肌肉缺血 6 ～ 8 小时就可发生坏死，皮肤缺血 24 小时以上的仍能存活。一般统计，从外伤到进行手术治疗平均多在 9 小时以上。因此，不少患儿的肢体虽能保留，但会有不同程度的肌肉坏死。

值得注意的是，经过治疗重建血运的肢体可发生中毒反应。除中毒反应的轻重会影响预后以外，患儿年龄、外伤范围，有无移位的骨折、肢体的肿胀程度，有无支具压迫，以及患儿的一般情况，特别是血压变化，都与预后有一定关系。

（四）治疗

1. 急性缺血的治疗

（1）开放性伤口。开放性骨折或脱位，创面远端的肢体有缺血体征者应考虑有大血管撕断伤。麻醉下整复骨折后肢体血运完全复原的，不必手术探查，但肢体循环未能改善的患儿，则具有探查血管的指征。若有血管损伤，只要距受伤时间不太长，应力争直接吻合或做静脉移植。在吻合血管过程中，局部可用肝素液。术后多不需用抗凝剂。

（2）闭合性损伤。闭合性肢体损伤有明显缺血表现的，应详查有关体征。如肱骨髁上骨折应观察运动和感觉是否异常、被动活动、桡动脉搏动以及静脉充盈等情况。麻醉下患儿肌肉完全松弛后，可做轻柔手法整复。复位后肢体血运当即恢复者可屈肘固定，屈肘程度视能否保持桡动脉搏动为原则。凡整复后桡动脉消失的，应改用牵引。肢体应避免任何受压情况，直到桡动脉完全恢复。复位数小时后，肢体循环仍无进步甚至恶化者，需探查血管指征。

肱动脉探查术的操作是沿肱二头肌内缘做切口，通过肘前方，弯向前臂外侧。松解肱二头肌腱膜后可显露动、静脉。在手术野中，常可见到广泛血肿和肌肉损伤。暴露动脉时要轻巧，不宜干扰过多，以免加重动脉痉挛。动脉断裂而需吻合者罕见。个别病例血管夹在骨折断端之间，应小心移出血管。大多数病例是因骨端或筋膜等动脉周围组织直接压迫所致。为此，术中应切除骨突或广泛剪开紧张的筋膜。

缓解动脉痉挛有多种方法：局部外敷 2.5% 罂粟碱、0.25% 普鲁卡因动脉周围封闭或用生理盐水注入动脉使之扩张。3 种方法可重复施行，如仍不能缓解痉挛，则可能存在动脉内膜受损，这就需要切除痉挛段后再吻合。

2. 上肢缺血性挛缩的治疗

近年来下肢缺血性挛缩已为人们注意，这种情况小儿较少见。悬垂牵引治疗小儿股骨干骨折可并发小腿肌肉缺血性挛缩。因此，大于 3 岁或年龄虽小而体重过大的，最好不用这种牵引方法。前臂轻度缺血性挛缩，解除缺血因素后，要用支具或弹力牵引使手指伸直，防止严重畸形。前臂重度缺血性挛缩有屈指肌坏死，正中神经和尺神经无恢复迹象者，无论做任何重建手术也恐难生效。前臂肌群缺血性挛缩最常累及屈指深肌、屈拇长肌等深层肌肉，由于这些肌肉均为骨间掌侧血管支配，说明该血管已不畅通。少数病例为浅层肌群坏死。

前臂较重的缺血性挛缩在手术治疗前，至少需先行保守治疗 3 个月。在此期间观察前臂肌群有无再生现象，神经损害是否属轴索断伤而没有完全破坏。3 个月后如病情好转，则需再等 3 个月，再考虑手术。矫正屈曲畸形的手术很多，有的是延长短缩的肌肉和肌腱；有的是短缩尺、桡骨或切除腕骨以放松肌肉。这类手术的缺点是在屈肌放松以后，伸肌又会力弱。因此，另外一种手术是伤后半年切除坏死肌肉，同时延长幸存的屈肌腱。

可在切除变性坏死的神经后行神经移植术。若神经广泛受损可行带血管蒂神经移植。手指屈肌完全变性坏死的，可在切除后将桡侧伸腕长肌转移到屈指深肌腱远侧的残端上。

3. 下肢缺血性挛缩的治疗

下肢缺血性挛缩多累及屈拇长肌和小腿前方肌群。有时胫后神经和股外侧神经也可发生缺血变化，影响相应肌群。临床上由下肢缺血性挛缩引起的马蹄足和爪形趾最为常见。为此常行跟腱延长术，切除或延长纤维化的肌肉以及将屈趾肌转移到伸趾肌上以矫正上述畸形。

四、肌腱损伤

肌腱损伤的治疗与肌腱愈合的原理密切相关，恢复肌腱断端的对位即可修复。但是，缝合的肌腱至少需 4 周时间才能承受拉力。有的肌腱无鞘，而位于腱旁组织之中，伸指肌腱即属此类。这种肌腱切断后，断端生长活跃，如不准确对端缝合，腱纤维可自断端向外生长而与四周组织粘连。

除手背和腕部外，有些粘连是可以接受的。有腱鞘的肌腱断端在鞘内多无增生现象，腱缝合后与鞘粘连很轻。减轻手术损伤，选用刺激性小的缝合材料，可防止肌腱与四周组织的粘连。用无创伤针和细的不锈钢线，组织反应最小。

（一）伸肌腱损伤

伸肌腱居前臂和手指的皮下，位置表浅易受损伤。手背部伸肌腱切断后回缩较少，腕部肌腱切断时回缩较多，尤其是伸拇肌腱。伸肌腱伤后应力争一期缝合，腱缝合最好采用交叉编织法；全部缝线埋在腱内，表面只留一个线结。缝接腕部伸肌腱断伤，往往需要在其近端增加一横切口寻找腱的近侧断端。然后，将其引入远端切口，再行端端缝合。术后手指要固定在伸直位 3 周。不过，小儿一般无须治疗，多能较快恢复活动。

（二）屈肌腱损伤

腕和前臂部屈肌腱断伤应一期缝合。肌腱多发损伤，除掌长肌以外，均应缝合。同一平面的屈指深、浅肌腱断伤只需缝接屈指深肌腱。掌横纹近端的屈指深、浅肌腱断伤，也可单缝屈指深肌腱。伤后就诊晚的病例，8 周以内仍可能游离屈指深肌，对端缝接；对于超过 8 周者，因肌肉已经短缩不易牵拉端端对位，需行腱移植架桥手术。

手指部的屈指肌腱断裂伤有其特殊问题。近侧指间关节近端的切断伤较多见，深浅肌腱常同时切断；屈指深肌腱完全断裂，而浅肌腱部分保留的罕见。一侧或两侧指神经可同时受损，故应该仔细检查伤指的感觉功能。经验证明，同时缝接屈指深、浅肌腱会导致较重的粘连，效果不满意。缝合技术的好坏、手指的固定方法和是否切除腱鞘，都是影响疗效的重要因素。几十年来缝接屈指肌腱一直沿用先缝合伤口皮肤，被动活动指间关节，4 ~ 6 周后再行二期腱移植术的治疗方式。另外，有时也切除浅肌腱，尽量保留腱鞘一期缝合深肌腱。后者对于 4 岁以下的小儿效果良好。对于 24 小时以内的清洁切割伤，同时缝接屈指深、浅肌腱，密闭缝合腱鞘也获得成功。

选择性屈指肌腱移植术通常经手指外侧切口，指神经和血管留在掌侧皮瓣内。先切断浅肌腱令其回缩，然后在手掌另做一切口找到深肌腱的近端；如是第 2 指屈指深肌腱断裂，可将手指切口直接延长至手掌的蚓状肌腹平面；取掌长肌、跖肌或第 4 趾的伸趾肌腱作为移植之用，移植时近端与屈指深肌腱缝接，然后经滑车的深层到达手指末端；远端或与深肌腱残端缝合，或经指甲拖出植入末节指骨。掌指关节远端的屈拇长肌腱断裂，应一期缝合。掌指关节近端的宜做二期腱移植术。术后手指固定于高度屈曲位，3 周后开始练习活动。理疗对恢复手指活动有益，但强力被动活动反而有害。

（三）下肢腱损伤

下肢腱损伤较上肢少见，多数病例可行一期缝接。缝合失败后的进行性畸形，与麻痹性畸形相似。小儿跟腱断裂多伴发皮肤广泛损伤，因此，这类患儿每需植皮或用健侧小腿交叉皮瓣修复。跟腱断裂如不治疗，可致跟足畸形，足跟局部的瘢痕又可能导致马蹄足。胫后肌撕裂如不修复，可造成足外翻。必要时可将屈拇长肌腱转移至足舟状骨结节，并在踝关节以上与胫后肌近端缝合，以重建功能。

五、神经损伤

神经损伤在小儿也很常见，常见的原因有二：一是肘、腕关节的闭合性损伤，二是玻璃或其他锐器的开放性损伤。

（一）类型

按伤势的轻重神经损伤可分为：

1. 神经传导障碍

这是指神经受打击、压迫或暂时血运障碍而引起的功能紊乱。运动麻痹较感觉功能受损明显，没有或只有很轻的肌肉萎缩。肌肉和神经的电兴奋性无明显改变。病理变化主要是髓鞘内神经纤维水肿和发生分节变化。一般数日乃至 2 ~ 4 周可复原。这种神经损伤常是闭合性骨折的并发症。

2. 轴索断伤

轴索断伤病变累及神经纤维，并足以引起周围退行性变，但受伤的神经仍保持其连续性并可再生，一般神经纤维完全断裂后的第 3 周出现华勒轴索再生，正常电反应消失。患儿有肌萎缩和自主神经功能障碍。这类神经损伤也常是闭合性骨折的并发症，但患者的伤势一般较重，神经常夹在关节内或受到较重的牵拉。轴索生长的速度一般为每天 1.5mm，神经功能随轴索向远端生长而逐渐恢复，最后，神经功能可彻底复原。

3. 神经断伤

指神经完全切断或遭牵拉后为瘢痕组织所阻断。这种神经损伤不经过手术的修补不能恢复。神经断伤几乎均为开放性损伤或为牵拉伤的并发症，如臂丛神经麻痹。

（二）临床表现

神经受损后，所支配的肌肉运动能力丧失，支配部位的感觉消失并存在自主神经功能障碍。但临床不应该凭借该神经支配的肌肉麻痹和感觉消失，来衡量患儿是否存在该神经的损伤，理由是神经支配常有变异，特别是手部的神经支配更是如此。例如，外展拇短肌、对掌拇指肌和屈拇短肌一般认为由正中神经支配，但有作者报告全组中 2/3 的患者，其屈拇短肌由尺神经支配，有的患儿对掌拇指肌也由尺神经支配。另外，骨间肌通常由尺神经支配，但有的患者一部分骨间肌由尺神经支配，而另一部分则由正中神经支配。还应该注意有时一组肌肉麻痹会被另一组肌肉的代偿动作混淆。例如，有时外展拇长肌可外展拇指而看不出有外展拇短肌麻痹。同样，某一神经切断后，因重叠支配使本应出现的感觉消失区不明显。不少正中神经断伤，其感觉消失区只局限于第 2、3 手指的掌面。

腕部尺神经断伤，感觉消失区局限在小指末端和手的内侧缘。触觉消失区往往大于痛觉消失区，无汗区常与感觉消失区一致。确定无汗区可借助触诊、局部涂茚三酮或用皮肤电阻增强等办法。联合应用上述方法对诊断小婴儿的神经损伤尤有帮助。

1. 正中神经损伤

腕部正中神经断伤，临床上多查不出肌肉力弱。外展拇短肌麻痹的患儿只在患儿外展拇指时，借局部触诊测出，但这种检查对婴幼儿来说则很困难。另外，还可用棉花检查拇指和第 2 指尖掌侧面的感觉变化。对于能合作的学龄儿童，大都能查出感觉消失区，患儿有时可清楚地讲出拇指和第 2 指尖掌面没有感觉。凡腕部掌面的伤口，可能伤及正中神经的，一定要在缝合皮肤前探查正中神经。

肘平面的正中神经损伤多是肱骨髁上骨折或肘关节脱位的并发症。患儿多表现为不能屈拇指和第 2 指的末节，此时还应查明尺神经支配的屈肌有无代偿动作。至于感觉消失区则与腕部的正中神经损伤相同，有时损伤限于骨间掌侧神经支。临床表现有屈拇长肌和第 2 手指屈指深肌麻痹，而无感觉消失区。

2. 尺神经损伤

腕部尺神经断伤在小指末节有一小的感觉消失区。借外展小指或侧方摆动手指检查手内在肌的肌力。对婴幼儿很难做上述检查，只能在患儿做手部动作时加以观察。腕部伤口怀疑有尺神经损伤时应进行探查。肘平面的尺神经损伤多并发于肘关节脱位，特别是肱骨内上髁骨折时。患儿在小指掌侧面和手掌的尺侧可查出感觉消失区。因为屈指浅肌的作用，手指仍然有一定程度的屈曲。手的运动障碍主要表现为手内在肌的功能受限，小指末节不能单独屈曲。在自主屈腕的时侯，尺侧屈腕肌不收缩。

3. 桡神经和骨间背侧神经损伤

肱骨上 1/3 和中 1/3 平面的桡神经损伤，容易做出诊断。患儿伸腕肌完全麻痹，无代偿动作；桡神经或骨间背侧神经的远端损伤，因不影响桡侧伸腕长肌，故仍可背伸腕关节，仔细检查可发现拇指不能伸展。需要提出的是放松拇指时的反跳，犹如伸展拇指的动作。

对周围神经损伤唯一可做的电试验是经皮刺激损伤平面的近端神经。这种检查一定要在受伤当天进行。缺点是所用的电流会造成患儿疼痛，但能说明神经丧失传导功能。肌肉失去神经支配 1 周以内，电兴奋或肌电图检查并不可靠。伤后 3 周对 1/10 秒的刺激不产生反应，肌电图显示束颤电位，而在此时肌萎缩、皮肤颜色和质地改变等周围神经损伤的表现已很明显。

（三）治疗

1. 闭合性神经损伤的治疗

小儿闭合性周围神经损伤多见于肘关节外伤，正中神经麻痹最多见于肱骨髁上骨折，尺神经损伤常见于肘关节外脱位和肱骨内髁骨折，骨间背侧神经损伤多是桡骨头或肱骨小头骨折的并发症。伤后如不仔细检查，手法或手术治疗后则不能说明神经损伤的时间。并发于闭合性外伤或骨折的神经损伤，90% 属于神经传导障碍，多于 1 个月内完全复原。

神经传导障碍的恢复无一定规律。肌肉不萎缩、电反应正常则表示预后良好。1 个月后不恢复并有退行性变体征者，一般是轴索断伤。应注意损伤平面以下的属于该神经支配的肌肉。肘平面以上的正中神经损伤，重点观察旋前圆肌和桡侧屈腕肌。肘以上的尺神经损伤主要观察尺侧屈腕肌。骨间背侧神经损伤应注意桡侧伸腕短肌或尺侧伸腕肌。如果按测量的距离计算，已到恢复时间而临床不恢复，有时肌电图却能显示恢复的迹象。对毫无恢复迹象的病例应探查神经。手术中常发现尺神经或正中神经夹在骨折断端之间或卡在关节内。若证实一段神经坏变者，应切除并做端端缝接修补。

恢复期间要坚持做关节的被动活动，有时用支具防止挛缩。对掌拇指肌和屈拇短肌由尺神经支配，此肌力正常者不需支具保护，但肌肉明显萎缩者，需用支具保持拇指外展。

2. 开放性神经损伤的治疗

神经断伤或神经内有严重瘢痕者应切除有病变的一段，行端端缝接，不能缝合的可做神经移植。手术操作精细、准确者效果良好。神经缝接不能有张力，要按神经纤维原有的走行方位缝接，缝合线的刺激性要小。凡清洁伤口或经彻底清创的伤口，都要力争一期缝合。不符合条件的可暂用黑丝线做标记，使神经两断端凑近，准备以后行二期缝合。

无论一期或是二期缝合，均要求遵循以下步骤。首先，切口要够大，足以显露受伤的神经。腕以上 3 ~ 4cm 处的正中神经或尺神经断伤，手术切口向下到手掌，向上到肘关节。另外，显示神经时要经过健康组织做锐剥离，用细黑丝线在神经纤维的上、下断端的相应部位做标记。操作过程只能用钟表镊子辅助，尽量不切断神经分支。神经断端一般约有 0.5cm 的损伤，受伤的神经断端常在鞘内有出血，坏变和出血的长度总共约 1 ~ 1.5cm，可用锐刀切除之。切除后新的断端轴索间无出血，则可接受。

刀割或玻璃切割伤一般需要切除的神经总长度约 2.5 ~ 3cm。对施行二期缝接手术的病例，不需观察神经鞘内有无出血，注意的重点是仔细识别神经内有无瘢痕。使神经断端凑近的方法有二：一是游离神经，二是屈曲肘或腕关节，但关节屈曲的角度不要过大。两神经断端相距 4 ~ 5cm 的，向上游离到肘平面可使之衔接；超过 5cm 的，尺神经需要行尺神经前移术，正中神经则转移到旋前圆肌的浅层，同时屈肘。神经游离完毕，松开止血带观察神经有无出血，必要时可用细丝线做结扎以保证缝接间隙内不出血。至此，可先行缝合皮肤切口的上、下端，留下一段切口再缝接神经。缝合神经的材料必须纤细，常用的有人发、单丝尼龙线或真丝。缝合时只缝神经外膜，通常 8 ~ 10 针即可缝合完毕。缝接小儿神经要在手术显微镜下进行。神经外鞘虽薄但可经受缝合。

缝接后要保持好腕、肘关节的适合位置，直到缝合完皮肤并打好石膏。用石膏制动 3 周，以后逐步练习腕肘活动，4 ~ 6 周后始允许完全伸直各有关的关节。若在手术显微镜下缝接神经束或行神经移植效果更好。神经损伤过于严重，两断端之间的距离太大无法对端缝接者，可取股外侧皮神经或前臂内侧皮神经移植。广泛的神经损伤还可以用带血管蒂神经移植。影响缝接神经效果的因素有很多，主要是断伤平面和距离。断伤平面高的不如较低的疗效好，断端间距在 10cm 以内的效果一般较好。

前臂远端的神经和肌腱切断伤，二者可同时缝合；3 周后去除石膏，手指运动常能恢复。

第二节 常见急重症

一、急性呼吸衰竭

本病简称呼衰，为小儿时期常见急症之一，是因直接或间接原因所致呼吸功能异常，使肺脏不能满足机体代谢所需的气体交换，造成动脉血氧下降及二氧化碳潴留，并由此引起一系列生理功能和代谢紊乱的临床综合征。

（一）病因和发病机制

急性呼吸衰竭是由多种疾病发展到一定阶段而出现的一种呼吸系统并发症，小儿急性呼吸衰竭以呼吸系统疾病为主，中枢神经系统疾病次之，常见病因有：

1. 阻塞性通气功能障碍

重症支气管肺炎、哮喘发作、喉炎等气道病变及气管异物引起。

2. 换气功能障碍

由广泛肺泡炎症、呼吸窘迫综合征（ARDS）、肺水肿、肺不张、气胸或胸腔积液、弥漫性肺间质纤维化等所致肺泡损害及肺泡面积下降引起。

3. 限制性通气功能障碍

因胸廓活动减弱或呼吸衰竭所致。如胸廓严重畸形、严重脊柱后侧突、大量胸腔积液或气胸、广泛胸膜增厚等引起胸廓活动受限制，又如脊髓灰质炎、多发性神经根炎、重症肌无力、呼吸肌负荷加重等引起呼吸肌活动减弱，均可使肺扩张受到影响，导致肺通气量减少。

4. 呼吸中枢功能障碍

脑部炎症、血管病变、肿瘤、外伤、代谢性酸中毒和药物中毒等引起脑部病变或脑部损伤，均可直接或间接损害呼吸中枢，导致呼吸功能抑制、通气功能减弱。

（二）病理变化

急性呼吸衰竭分为中枢性和周围性两大类。中枢性呼吸衰竭因呼吸中枢的病变，使呼吸运动发生障碍，通气量明显减少；周围性呼吸衰竭由呼吸器官或呼吸肌病变所致，可同时发生通气与换气功能障碍。

本病机体基本改变为缺氧、二氧化碳潴留和呼吸性酸中毒，脑细胞的渗透性改变，出现脑水肿。因呼吸中枢受损，通气量减少，又会加重呼吸性酸中毒和缺氧，形成恶性循环。严重呼吸性酸中毒影响心肌收缩力，使心排血量减少，血压下降；同时肾血流量也减少，肾小球滤过率降低，致肾功能不全，产生代谢性酸中毒，并使呼吸性酸中毒难于代偿，酸中毒程度加重，血红蛋白与氧结合力减低，血氧饱和度逐渐下降，形成恶性循环。

（三）临床表现

1. 呼吸系统症状

（1）呼吸衰竭。呼吸困难是呼吸衰竭最早出现的症状。①中枢性呼吸衰竭。主要表现为呼吸节律改变，呈各种异常呼吸，如潮式呼吸、叹息样呼吸、双吸气及下颌式呼吸等，严重者可有呼吸暂停。②周围性呼吸衰竭。主要表现为呼吸节律不规则，早期有三凹征及鼻翼扇动明显，呼吸加快加深，严重时呼吸变慢变浅，呈点头、张口呼吸。

（2）缺氧与二氧化碳潴留。①早期缺氧表现。心率增快，缺氧开始时血压可升高，继而下降，可有面色发青或苍白。急性严重缺氧开始时烦躁不安，年长儿可有头痛，进一步发展甚至出现昏迷和惊厥。当 $PaO_2 < 5.3kPa$（40mmHg）、$SaO_2 < 75\%$ 时出现发绀，脑、心、肾等重要脏器供氧不足，严重威胁生命。②二氧化碳潴留。常见症状有出汗、烦躁不安、意识障碍等。因体表毛细血管扩张，可有皮肤潮红、嘴唇暗红、眼结膜充血。早期或轻症则心率快、血压升高，严重时血压下降，年长儿可伴肌肉震颤等，但小婴儿并不多见。二氧化碳潴留的

确切诊断要靠血液气体检查，一般认为 $PaCO_2$ 升高到约 10.6kPa（80mmHg），临床可有嗜睡或谵妄，重者可昏迷。影响意识的程度与 $PaCO_2$ 升高速度有关。

2. 其他系统的变化

（1）神经系统。对意识的影响主要由缺氧和二氧化碳潴留引起，动脉 pH 下降，症状轻重与呼吸衰竭发生速度有关。肺部疾患所致呼吸衰竭可引起脑水肿，发生中枢性呼吸衰竭。

（2）循环系统。早期表现由缺氧引起。严重时常出现心律失常，并可致心力衰竭或心源性休克等。

（3）消化系统。常有腹胀、肠麻痹，少数发生消化道溃疡及出血。

（4）肾功能障碍。尿中可出现蛋白、红细胞、白细胞及管型等，尿少或无尿，严重缺氧可引起急性肾衰竭。

（5）水及电解质失衡。呼吸衰竭时血钾偏高，血钠改变不大，部分患儿有水钠潴留倾向，有时发生水肿。呼吸衰竭持续数天者，出现代偿性呼吸性酸中毒。

（四）辅助检查

1. 血气分析

呼吸衰竭早期及轻症者，PaO_2 降低，$PaCO_2$ 正常（Ⅰ型呼衰，低氧血症呼衰）；晚期及重症者，PaO_2 降低，$PaCO_2$ 增高（Ⅱ型呼衰，高碳酸血症呼衰）。在海平面、休息状态、呼吸室内空气情况下，$PaO_2 \leqslant$ 6.65kPa（50mmHg），$PaCO_2 \geqslant$ 6.65kPa（50mmHg），$SaO_2 \leqslant 85\%$，可诊断为呼吸衰竭。

2. 其他

根据病因做胸部 X 线片、头颅 CT 等相应检查。

（五）治疗要点和预后

治疗原则是治疗原发病及防治感染，纠正酸碱失衡及水电解质紊乱，改善呼吸功能及维持各系统功能，及时进行辅助呼吸。

1. 病因治疗

据病史、体检及实验室检查结果，及时处理原发病。选用患儿敏感的抗生素防治感染。

2. 保持呼吸道通畅

呼吸道通畅对改善通气功能有重要作用。由积痰引起的呼吸道梗阻常是造成或加重呼吸衰竭的重要原因，因此在采用其他治疗方法前要清除呼吸道分泌物及其他可能引起呼吸道梗阻的因素，以保持呼吸道通畅。

3. 给氧

发绀和呼吸困难都是给氧的临床指征；心率快和烦躁不安是早期缺氧的重要表现，在排除缺氧以外的其他原因后，可作为给氧的指征。应根据病情选用适当给氧方式，以提高氧分压，缓解组织缺氧，减轻心肌负荷，常用的给氧方式有鼻导管吸氧、面罩给氧、氧气头罩和持续气道正压给氧（CPAP）。

4. 控制感染

呼吸道感染常是引起呼吸衰竭的原发病或诱因，也是本病治疗过程中的重要并发症。抗生素治疗目前仍是控制呼吸道感染的主要手段，同时应增加患儿机体的免疫力。此外，还要尽量减少患儿重复感染机会，吸痰时应注意无菌操作，并在条件许可时尽早拨出气管插管。

5. 支持疗法

适当的营养支持有利于患儿肺组织修复，可增加其机体免疫能力，减轻呼吸肌疲劳。

6. 药物治疗

（1）呼吸兴奋剂。直接兴奋呼吸中枢，以增加通气量和呼吸频率，适用于呼吸道通畅而呼吸表浅的早期呼吸衰竭患儿，常用药物有洛贝林和尼可刹米等。

（2）纠正酸中毒药物。呼吸衰竭时以呼吸性酸中毒最常见，纠正呼吸性酸中毒应从改善通气功能入手。若同时伴有代谢性酸中毒，血液 pH $<$ 7.20 时，应在改善通气的同时适当补充碱性药物，常用 5% 碳酸氢钠溶液，用量为每次 2 ~ 5mL/kg。

（3）强心剂及扩血管药物。并发心力衰竭时，及时使用洋地黄制剂如地高辛、毛花苷丙，以增强心肌收缩力，减慢心率，减少心肌耗氧量。

（4）肾上腺皮质激素。其可减少炎症渗出，增加应激功能，缓解支气管痉挛，改善通气。脑水肿时可加用脱水剂，急性心功能不全有肾功能不全或尿少时可选用利尿剂。

7. 应用人工呼吸器

由于各种原因引起的呼吸衰竭、呼吸减弱或消失、呼吸肌麻痹、中枢功能障碍，加压给氧及对因治疗后，仍有明显缺氧和二氧化碳潴留，血气分析 $PaCO_2 \geq$ 8kPa（60mmHg）时，即可用人工呼吸器。

二、急性颅内压增高

这是指由于多种原因引起脑实质及其液体增加，导致脑容积和重量增多，而以颅内压力增高为表现的严重临床综合征，为儿科常见急症之一，重者可迅速发展成脑疝而危及生命。

（一）病因和发病机制

不同年龄阶段小儿，颅内压增高原因各异。新生儿主要由于缺氧缺血性脑病、产伤、颅内出血等所致，婴幼儿主要由于颅内感染、颅内出血和脑积水等所致。

1. 急性感染

感染后 24 小时之内可出现脑水肿致颅内压增高表现。

2. 脑缺氧

严重缺氧时，数小时内可出现脑水肿，常见原因有颅脑损伤、窒息、心搏骤停、心力衰竭和呼吸衰竭、肺性脑病、癫痫持续状态、严重贫血、溺水、休克等。

3. 颅内出血

常见于颅内畸形血管或动脉瘤破裂、蛛网膜下腔出血、婴儿维生素K缺乏症、血友病和白血病等，偶见颅内血管炎引起的血管破溃出血。

4. 各种中毒

包括一氧化碳或氰化物中毒、重金属中毒、农药中毒、食物和酒精中毒等。

5. 水电解质平衡紊乱

急性低钠血症、水中毒，以及各种原因所致酸中毒等。

6. 颅内占位病变

如脑肿瘤、颅内血肿、脑血管畸形和寄生虫病等。

7. 其他

高血压脑病、瑞氏综合征、各种代谢性疾病等。

（二）病理变化

脑水肿的病理改变主要是充血和水肿。

1. 解剖学改变

可见脑肿胀、脑组织变嫩，似有流动感；脑膜充血、脑沟回浅平、切面灰质与白质分界不清，白质明显肿胀，灰质受压，侧脑室体积减小或呈裂隙状。

2. 组织学改变

（1）细胞外水肿。细胞和微血管周围间隙明显增宽，苏木精－伊红（HE）染色可见粉红色水肿液，白质含水增加呈海绵状。神经纤维髓鞘肿胀、变形或断裂，微血管扩张，内皮细胞肿胀甚至坏死。

（2）细胞内水肿。灰质及白质细胞肿胀，尤以星状胶质细胞最明显。核淡染，胞质内出现空泡，有时核呈固缩状态。

（3）脑疝形成。当肿胀的脑组织容积和重量继续增加时，颅内压力不断增高，迫使较易易位的脑组织被挤压到较低空间或空隙中去，形成脑疝，可导致中枢性呼吸衰竭，甚至出现呼吸骤停危及生命。小儿囟门或颅缝未闭合时，对颅内结构扩张有一定缓冲作用，可暂时避免颅内高压对脑的损伤，容易掩盖病情。

（三）临床表现

1. 头痛

颅内压增高使脑膜、血管及颅神经受牵拉，引起炎性变化，刺激神经而致头痛。开始时为阵发性头痛，后转为持续性，多位于前额及双颞侧，轻重不等，常于咳嗽、打喷嚏、用力大便、弯腰或起立时加重，婴幼儿变得烦躁不安、尖叫、拍打头部。

2. 喷射性呕吐

颅内高压刺激第四脑室底部及延髓的呕吐中枢而引起喷射性呕吐，与进食无关，多无恶心症状，清晨较重，呕吐后头痛症状减轻。

3. 头部体征

1 岁以内患儿测量头围有诊断价值。婴幼儿可见前囟紧张隆起，失去正常搏动，前囟迟闭可与头围增长过快并存，同时可有颅骨骨缝裂开。

4. 意识障碍

颅内高压引起大脑皮质的广泛损害及脑干上行网状结构损伤，使患儿发生不同程度意识障碍。如早期有性格改变、表情淡漠、嗜睡或不安、兴奋等，以后可致昏迷。

5. 眼部体征

眼部改变多提示中脑受压，主要有眼球突出、复视、视野变化；慢性颅内压增高眼底检查时可表现出视盘水肿症状，但急性脑水肿时很少见，婴幼儿更为罕见。

6. 生命体征改变

血压升高、脉压增大、呼吸障碍、体温升高等。

7. 脑疝表现

（1）小脑幕切迹疝。表现为瞳孔忽大忽小，双侧大小不等，对光反射迟钝或消失，单侧或双侧眼睑下垂，斜视或凝视。呼吸异常有双吸气、叹气样呼吸、抽泣样呼吸、下颌呼吸及呼吸暂停。

（2）枕骨大孔疝。多继发于小脑幕切迹疝，出现昏迷迅速加深，瞳孔缩小后散大，对光反射消失，眼球固定，可因中枢性呼吸衰竭而致呼吸骤停。

（3）脑死亡。颅内压升高到颅内平均动脉水平时可出现脑血流阻断状态，此时脑循环停止，称为脑填塞。若短时间内得不到纠正，脑细胞则发生不可逆损害，常伴有临床脑死亡。

（四）辅助检查

1. 腰椎穿刺

颅内压测定，颅内压 1.47 ~ 2.67kPa（11 ~ 20mmHg）为轻度增高，2.80 ~ 5.33kPa（21 ~ 40 mmHg）为中度增高，> 5.33kPa（40mmHg）为重度增高。

2. X 线检查

颅缝增宽可见于婴儿和 10 岁以下儿童。

3. 头部 CT 检查

有脑组织丰满、脑沟回变浅、脑室受压缩小、中线结构移位等表现。

4. 影像学检查

头部 B 超、脑电图、脑 MRI、脑核磁共振血管造影（MRA）等。

（五）治疗要点和预后

治疗小儿颅高压应采取综合性措施，必须严密守护，密切观察病情变化，在积极治疗原发病的同时，及时合理地控制脑水肿，以预防脑疝形成。因小儿颅高压最常见的原因为脑水肿，故主要针对脑水肿进行治疗，治疗小儿急性脑水肿的一线药物目前公认为甘露醇、地塞米松和呋塞米。

1. 病因治疗

去除病因，制止原病变发展是治疗本病的根本措施，包括抗感染、纠正休克与缺氧、改善通气状况、防治二氧化碳潴留、清除颅内占位性病变等。

2. 急诊处理

意识障碍严重，疑有脑疝危险时，需行气管插管，并保持气道通畅，以气囊通气或呼吸机控制呼吸，监测血气。快速静脉注入 20% 甘露醇 0.5 ~ 1.0g/kg，有脑疝表现时可 2 小时给药 1 次；有脑干受压体征和症状者，行颅骨钻孔减压术，也可做脑室内或脑膜下穿刺，以降低和监测颅内压。

3. 降低颅内压

（1）20% 甘露醇。一般用量为每次 0.5 ~ 1.0g/kg，4 ~ 8 小时 1 次，严重的颅高压或脑疝时，每次剂量 1.5 ~ 2.0g/kg，2 ~ 4 小时 1 次。甘露醇无明确禁忌证，但对心功能减退的患儿应慎用，这是因用药后血容量突然增加，有引发心力衰竭的可能。久用或剂量过大可导致水电解质紊乱。

（2）利尿剂。重症或脑疝者可合并使用利尿剂，如呋塞米，静脉注射每次 0.5 ~ 1mg/kg（用 20mL 液体稀释），15 ~ 25 分钟开始利尿，2 小时作用最强，持续 6 ~ 8 小时。可在两次应用高渗脱水剂之间或与高渗脱水剂同时使用。

（3）肾上腺皮质激素。有降低颅内压作用，对血管源性脑水肿疗效较好。地塞米松的抗炎作用较强，水钠潴留作用甚微，故可首选。开始剂量为每次 0.5 ~ 1mg/kg，每 4 小时静脉注射，用 2 ~ 3 次后改 0.1 ~ 0.5mg/kg，每天 3 ~ 4 次，连用 2 ~ 7 天。

（4）巴比妥类药物。可减少脑血流量，降低脑有氧和无氧代谢率。以戊巴比妥钠和硫喷妥钠较常用。硫喷妥钠首次剂量 15mg/kg，以后每小时 4 ~ 6mg/kg 静脉滴注，血液浓度不宜超过 5mg/L。戊巴比妥钠首次剂量为 3 ~ 6mg/kg，以后每小时 2 ~ 3.5mg/kg 静脉滴注，血液浓度不宜超过 4mg/L，最好维持 72 小时以上。

（5）山莨菪碱（654–2）。每次 1.0 ~ 2.0mg/kg 静注，可缓解脑血管痉挛，改善脑微循环，从而增加脑供氧，减轻脑水肿。

（6）中药。大黄可用于感染性脑水肿，有通便泻下、促进毒素排泄作用。

4. 液体疗法

液体入量每天 1000mL/m^2，量出为入，入量应略少于出量，用 3 ~ 5（10% 葡萄糖）：1（生理盐水）的含钾液。如同时有循环障碍，应按边补边脱原则给予低分子右旋糖酐等扩容，有酸中毒者按血气测定逐步给予纠正。

5. 其他措施

（1）应用人工呼吸机和气管切开。对严重颅内高压患儿，如因深昏迷及频繁惊厥，呼吸道内痰液阻塞，导致明显缺氧发绀，经一般吸痰和供氧不能缓解者，应做气管插管或切开术，以利排痰和供氧，力争缩短脑缺氧时间。

（2）应用冬眠药物和物理降温。对过高热或难以控制的高热，伴频繁惊厥的患儿，经用一般退热止惊方法无效时，可用冬眠药物和物理降温。

三、小儿惊厥

这是由于多种原因使大脑神经元过量异常放电所致的大脑暂时性功能紊乱，表现为突然发作的全身性或局部骨骼肌群抽搐，多数伴意识障碍。若惊厥持续时间超过 30 分钟，或频繁惊厥中间无清醒，称为惊厥持续状态。其反复发作可致脑组织缺氧，遗留严重后遗症，影响小儿智力发育和健康。小儿惊厥发生率是成人的 10 ~ 15 倍，为儿科常见而危重的急症。

（一）发病机制

由于小儿大脑皮质功能发育未完善，神经髓鞘未完全形成，即使较弱的刺激也能在大脑皮质形成强烈兴奋灶并迅速扩散，导致神经细胞突然大量异常发电。

惊厥是一种神经功能暂时紊乱，不是疾病，而是一组临床综合征，一般因过量中枢神经性冲动引起；亦可因末梢神经肌肉刺激阈降低所致，如血中游离钙过低引起的低钙惊厥。高热惊厥还可能与遗传有关，大多数有家族史。

（二）致病因素

1.感染

（1）颅内感染。细菌、病毒、原虫（弓形体、疟疾等）、寄生虫（肺吸虫、血吸虫、囊虫、包虫等）等引起的脑膜炎、脑炎、脑膜脑炎、脑脓肿等感染。

（2）颅外感染。①高热惊厥。年幼儿任何突发高热的颅外感染均可能引起惊厥，其发病率为2% ~ 8%，为小儿惊厥最常见原因。典型高热惊厥具以下特点：多见于6个月至3岁小儿，6岁后罕见；患儿体质较好；惊厥多发生在病初体温骤升时，常见于上感；惊厥呈全身性，次数少、时间短、恢复快、无异常神经症，一般预后好。30% ~ 50% 患儿以后发热时亦易惊厥，一般到学龄期不再发生。②中毒性脑病。急性感染过程中可出现类似脑炎表现，但不是病原体直接侵入脑组织，而可能是与感染、中毒、对病毒的过敏反应、缺氧、脑充血水肿、小血管内膜细胞肿胀造成脑局部缺血性坏死等多种因素有关。特点是：任何年龄、各种体质小儿均可发生；多见于中毒型细菌性痢疾、伤寒、百日咳、败血症、肺炎等疾病极期；惊厥可呈局限性，次数多、时间长，常有意识障碍及神经体征，预后较差，昏迷越久，产生后遗症的可能性越大。目前由于患儿大多就医及时，发生率明显降低。③破伤风。因破伤风梭状杆菌经脐部侵入引起，常在出生后7天左右发病，故又称新生儿破伤风、“七日风”等。一般以哭吵不安起病，患儿想吃，但口张不大，吸吮困难。随后牙关紧闭、面肌抽搐，出现苦笑面容；双拳紧握，上肢过度屈曲，下肢伸直，呈角弓反张状。强直性痉挛阵阵发作，间歇期肌强直继续存在，轻微刺激均可引起痉挛发作。患儿神志清醒，早期多不发热。④瑞氏综合征。以急性脑病合并肝脂肪变性为特点。本型发生与B型流感病毒和水痘病毒等感染流行有关，发病高峰年龄为6岁（4～12岁）。患儿先有前驱上呼吸道病毒感染，出现轻度发热、咳嗽、流涕、疲倦等征候。起病4～7天时可突然发生反复呕吐，继而出现嗜睡、行为改变、反应迟钝；神经系统受累症状呈进行性恶化，出现惊厥、昏迷、颅内压增高征，直至死亡，通常无神经系统定位体征。肝呈轻至中度增大，肝功能异常，但病儿始终无黄疸。血液生化检查显示转氨酶升高，血氨升高，血糖降低，凝血酶原时间多延长，血清胆红素正常或稍高，淀粉酶有时升高。脑脊液检查除压力升高外，大都正常。脑电图显示广泛性慢波。

2. 非感染因素

（1）颅内疾病。原发性癫痫如癫痫大发作、婴儿痉挛等，占位性病变如肿瘤、囊肿及血肿等，颅脑损伤如产伤、缺氧、外伤等，颅脑畸形如脑积水、脑血管畸形、神经皮肤综合征等，以及脑白质营养不良、脱髓鞘病等。

（2）颅外疾病。①代谢病。低血糖、低血钙、低血镁、低血钠、高血钠、高胆红素血症等，遗传代谢缺陷如苯丙酮尿症、半乳糖血症、有机酸尿症、维生素B_6依赖症、脂质累积症等，维生素（D_1、B_6、K）缺乏等。②中毒。药物如中枢兴奋药、氨茶碱、阿托品、抗组胺药、哌嗪类药、异烟肼、阿司匹林、安乃近、氯丙嗪，植物如毒蕈、白果、桃仁、荔枝、苦杏仁、木薯、发芽马铃薯、马桑子、苍耳子、蓖麻子、地瓜子等，农药如对硫磷、苯锈啶、敌敌畏、敌百虫、乐果、六氯化苯（666）、滴滴涕（DDT），杀鼠药如磷化锌、安妥及一氧化碳、煤油、汽油中毒等。③心源病。严重心律失常可致急性阿－斯综合征，法洛四联症失水时易致脑血栓，克山病可引起脑栓塞等，均可致惊厥。④肾源病。任何肾脏疾病或泌尿系畸形导致高血压或尿毒症时均可引起惊厥。⑤出血性疾病伴颅内出血、嗜铬细胞瘤发生高血压脑病、接种百日咳疫苗后、每日大剂量放疗（损伤血管内皮可致脑水肿及多处出血）等均可致惊厥。

（三）临床表现

1. 惊厥发作

对任何突然发作，形式刻板，伴意识障碍，都应想到惊厥的可能。发作前可有先兆，但多数患儿突然出现全身性或局部肌群的强直性或阵挛性抽动，双眼凝视、斜视或上翻，常伴有不同程度改变。发作大多在数秒钟或数分钟内自行停止，严重者可持续数十分钟或反复发作，抽搐停止后多入睡。据抽搐发作持续时间、间隙时间、部位不同可分全身或局限性抽搐。

（1）全身性抽搐。①强直阵挛性抽搐。躯干及四肢对称性抽动，眼球上斜固定，呼吸暂停，面色苍白或发绀，意识丧失。②强直性抽搐。表现为全身及四肢张力增高，上下肢伸直，前臂旋前，足跖屈，有时呈角弓反张状。多见于破伤风、脑炎或脑病后遗症。

（2）局限性抽搐。表现为一侧眼轮匝肌、面肌或口轮匝肌抽动，或一侧肢体、趾、指抽动，局部以面部（尤其眼睑、口唇）和拇指抽搐突出，双眼球常有凝视、发直或上翻，瞳孔扩大，同时有不同程度意识障碍。以上抽搐多见于新生儿或幼小婴儿。

2. 高热惊厥

小儿时期特殊类型癫痫为婴幼儿最常见的惊厥，多为急性病毒性上呼吸道感染引起。其特点如下：

（1）典型病例常见于 4 个月至 3 岁小儿，5 岁以后较少见。

（2）先发热后惊厥，急骤高热（39℃ ~ 40℃），惊厥发作多在初热体温骤升期 24 小时内。

（3）惊厥发作时间短，持续多在 10 分钟内，不超过 15 分钟。在一次发热性疾病中很少连续发作多次，发作后清醒如常，没有神经系统异常体征。

（4）多伴有呼吸道、消化道感染，而无中枢神经系统感染及其他脑损伤。

（5）惊厥发作后 2 周脑电图正常。

（6）一次发热过程中惊厥发作频繁，发作后昏睡、有锥体束征，脑电图持续异常，38% 以下可引起严重惊厥；有癫痫家族史者，多数可转变为癫痫。

3. 惊厥持续状态

当惊厥发作持续 30 分钟以上，或两次发作间隙意识不能恢复者称惊厥持续状态。此时可致机体氧消耗增多，脑组织缺氧可导致脑水肿及脑损伤，出现颅内压增高及脑损伤表现。

（四）辅助检查

据病史、体检及病情需要选择性地进行实验室及其他辅助检查。

1. 血、尿、粪常规检查

周围血象中白细胞显著增多，中性粒细胞百分数增高，常提示细菌性感染。

2. 血液生化检查

血中糖、钙、镁、钠、尿素氮及肌酐等测定有助于寻找惊厥原因。

3. 脑脊液检查

主要鉴别有无颅内感染。可做脑脊液常规及生化检查，必要时做涂片染色和培养。

4. 心电图与脑电图检查

有助于诊断。脑电图检查有利于预后推测（主要用于癫痫）。

5. 眼底检查

有视网膜下出血提示颅内出血，视盘水肿提示颅内高压。

6. 其他检查

脑血管造型、头颅 CT 等检查，有助于鉴别诊断。

（五）治疗和预后

惊厥急症处理目的是防惊厥性脑损伤，减少后遗症，解除长时间惊厥所致颅内高压、代谢性和生理性紊乱。治疗要点是维持生命功能、药物控制惊厥发作、寻找并治疗引起惊厥的病因、预防惊厥发作。

1. 一般处理

（1）保持环境安静。将患儿平放在床上，头侧向一边，减少刺激。

（2）保持呼吸道通畅。有发绀者给予氧气吸入，窒息时进行人工呼吸。

（3）使用药物或物理降温方法控制高热。

（4）注意心、肺功能。

（5）维持营养和体液平衡。新生儿和婴幼儿易出现惊厥，低血糖和低血钙是无热惊厥常见原因，可先用适量25%葡萄糖溶液与10%葡萄糖酸钙5 ~ 10mL，缓慢静脉注射。如有可能，应在注射前先检查血钙和血糖。

（6）持续惊厥者，为避免发生脑水肿，输入液量及钠量不可过多。一般总液量控制在60 ~ 80mL/（kg · d），钠2mmol/d，钾1.5mmol/d。

（7）密切观察病情变化，尤其颅内压增高等神经系统体征。

2. 应用抗惊厥药和针刺治疗

（1）止惊剂。①地西泮（安定）。为首选药，静脉注射后数秒钟进入脑组织，数分钟内于血和脑组织达到峰值，但作用时间短暂，其剂量为0.25 ~ 0.5mg/kg（最大剂量10mg），必要时15分钟后重复；也可经直肠和口服给药，肌内注射吸收不佳。芬拉西泮效果也较好，为惊厥持续状态首选药。②苯巴比妥。苯巴比妥止惊效果好，维持时间长，不良反应少，为新生儿惊厥首选药。首次静脉注射负荷剂量15 ~ 20mg/kg，一般负荷剂量不超过250 ~ 300mg。给予负荷剂量后12小时可给维持剂量每天4 ~ 5mg/kg。新生儿破伤风仍应首选地西泮。③10%水合氯醛。每次0.5mL/kg，1次最大剂量不超过10mL，加等量生理盐水保留灌肠。以上措施无效时，可选用苯妥英钠或硫喷妥钠。

（2）针刺法。针刺人中、百会、涌泉、十宣、合谷、内关等，在2～3分钟内不能止惊时，应迅速选用止惊药物。

3. 对症治疗

（1）降温。高热者应用物理方法及药物等降温处理。

（2）治疗脑水肿。严重而反复惊厥者常有脑水肿，可静脉注射20%甘露醇、地塞米松或50%葡萄糖溶液。必要时可同时选用，增强脱水效果。

4. 病因治疗

在应用抗惊厥药物积极控制惊厥发作同时，必须及时查明引起惊厥的原因，以进行去因治疗。如有其他危重症状，也应及时对症处理。

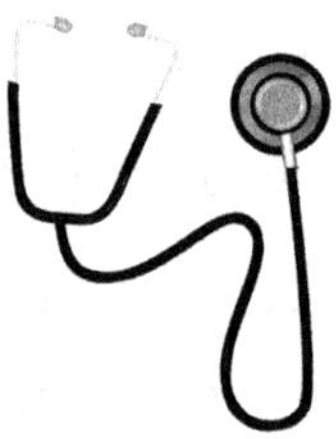

第七章　儿童呼吸系统疾病

第一节 小儿感冒

小儿感冒即儿童急性上呼吸道感染，简称上感，为儿童时期最常见的疾病。本病是由各种病原微生物引起的上呼吸道急性感染，目前为小儿最常见的疾病。本病主要侵犯上呼吸道的鼻、鼻咽和咽部，据主要感染部位的不同又可进一步诊断为急性鼻炎、急性扁桃体炎及急性咽炎等，但上感的主要感染部位常常并不十分明确，或没有清晰的突出感染定位。

一、病因及疾病过程

各种病毒和细菌均可引起急性上呼吸道感染，但儿童感冒 90% 以上为病毒感染，主要有鼻病毒、呼吸道合胞病毒、流感病毒、副流感病毒、腺病毒以及冠状病毒等。其中，流感病毒、副流感病毒可引起流行性感冒。

病毒感染后还可继发细菌感染，最常见的是溶血性链球菌，其次为流感嗜血杆菌、肺炎链球菌等。肺炎支原体不仅可引起肺炎，也可引起上呼吸道感染。气候改变、环境不良、护理不当、被动吸烟等因素，维生素 D 缺乏性佝偻病等营养障碍性疾病，各种免疫缺陷病，维生素 A、锌或铁等营养素的缺乏等，均可加重病情或易导致病程迁延及反复的上呼吸道感染。

儿童因为免疫和上呼吸道解剖结构的特点而尤其容易罹患本病。鼻咽部的感染常会侵犯邻近的组织器官，如鼻窦、口腔、喉部，以及气管、支气管、肺部，以至于颈部淋巴结、中耳及眼部等，导致并发症，有时鼻咽部症状已经好转或消失，而其并发症还可以迁延或加重。

二、临床表现和实验室检查

（一）临床表现

由于年龄大小、体质强弱及病变部位的不同，病情缓急、轻重程度也不同。年长儿症状较轻，婴幼儿则较重。

1.普通类型的感冒

（1）症状。①局部症状。流涕、鼻塞、干咳、喷嚏、咽痛或咽部不适等，多于 3 ~ 4 天内自然痊愈。②全身症状。可有头痛、发热、全身不适、乏力及烦躁不安等。部分患儿有食欲不振及呕吐、腹痛、腹泻等消化道症状。腹痛一般无压痛，多为脐周阵发性疼痛，有时是肠痉挛所致。如存在持续性腹痛，多表明伴有急性肠系膜淋巴结炎。

本病婴儿及较幼小儿童起病急，以全身症状为主，常有消化道症状，局部症状较轻。多有发热，体温可高达 39℃ ~ 40℃，热程 2 ~ 3 天至 1 周左右，起病 1 ~ 2 天可因高热引起惊厥。

（2）体征。体格检查可见咽部充血、扁桃体肿大，有时可见下颌和颈淋巴结肿大。肺部听诊一般正常。肠道病毒感染者可见不同形态的皮疹。

2.两种特殊类型上感

（1）咽结膜热。病原体为腺病毒 3 型和 7 型，以发热、咽炎、结膜炎为特征。好发于春夏季节，散发或导致小流行。临床表现为咽痛、高热及眼部刺痛等，有时还伴有消化道症状。体检可见白色点块状分泌物，周边无红晕，易于剥离，有咽部充血。双侧或是一侧可见滤泡性眼结膜炎，可能伴球结膜出血。颈及耳后出现淋巴结增大，病程 1 ~ 2 周。

（2）疱疹性咽峡炎。病原体为柯萨奇A组病毒，好发于夏秋季节。起病急促，临床表现为咽痛、流涎、厌食、呕吐及高热等。体格检查在软腭咽、腭弓及悬雍垂黏膜上可见十数个或数个 2 ~ 4mm 大小的灰白色疱疹，周围有红晕，1 ~ 2 天后破溃形成小溃疡，可看到咽部充血。疱疹还可以出现在口腔其他部位，病程一般为 1 周左右。

3. 常见并发症

婴幼儿多见并发症。病变如果往邻近的组织器官蔓延，可以引起鼻窦炎、扁桃体周围脓肿、咽后壁脓肿、中耳炎、颈淋巴结炎、喉炎、支气管炎以及肺炎等。年长的儿童如果患 A 组溶血性链球菌咽峡炎，以后可引起风湿热和急性肾小球肾炎，其他的病原体还可引起类风湿病等结缔组织病。

（二）实验室检查

受病毒感染的患儿，外周血白细胞计数偏低或为正常，而中性粒细胞减少、淋巴细胞计数相对增高。血清学检查和病毒分离可明确感冒病原。近些年来，免疫酶、免疫荧光和分子生物学技术逐渐在临床上推广，可做出早期诊断。

因细菌感染致病的患儿，中性粒细胞增高、外周血白细胞可增高，在使用抗菌药物进行治疗前，应行咽拭子培养，可发现致病菌。C 反应蛋白（CRP）和前降钙素原（PCT）检测有助于对细菌感染做出鉴别。

三、诊断和鉴别诊断

根据临床表现一般不难做出上感的诊断，但需与以下疾病相鉴别：

（1）流行性感冒。简称流感，因流感病毒、副流感病毒感染所致。目前临床上也对这两种感冒做出鉴别。流感有明显的流行病史，局部症状较轻、全身症状较重，常有高热、头痛及四肢肌肉酸痛等，病程较长。上感或普通感冒则是呼吸系统的局部症状较重。

（2）急性传染病。早期上感常为各种传染病的前驱症状，如流行性脑脊髓膜炎、麻疹、猩红热及百日咳等，应结合流行病史、临床表现及实验室检查等做综合分析，并观察病情的演变加以鉴别。

（3）急性阑尾炎。伴有腹痛的患儿，应注意与急性阑尾炎相鉴别。本病的腹痛往往先于发热，腹痛部位以右下腹为主，表现为持续性者，有腹肌紧张、反跳痛及固定压痛点等，腰大肌试验阳性，白细胞及中性粒细胞增高。

（4）过敏性鼻炎。某些学龄或学龄前儿童的“感冒”症状如流涕、打喷嚏等，可持续超过2周或反复发作，但全身症状较轻。对于这种情况，应考虑过敏性鼻炎的可能。鼻拭子涂片见嗜酸性粒细胞增多有助于诊断。

排除上述疾病以后，还可以进一步对上呼吸道感染的病因和病原体进行鉴别，以便指导以后的治疗，尤其是抗菌治疗。

四、治疗和预防

本病轻症患儿可不进行特殊治疗，多休息、多饮水即可。症状较重者，可酌情采用一般治疗、抗感染治疗及对症治疗等。具体如下：

（一）一般治疗

对于病毒性上感，应告诉患儿家长治疗目的及本病的自限性。患儿应注意休息、多饮水等，可补充大量维生素C。同时要保持良好的周围环境，注意防止交叉感染及并发症。

（二）抗感染

（1）使用抗病毒药物。大多数上感由病毒引起，可试用利巴韦林（病毒唑），剂量为10 ~ 15mg/（kg·d），口服或静脉点滴。或2mg含服，每2小时1次，每天6次，3 ~ 5天为1个疗程。若为流感病毒感染，可选择磷酸奥司他韦口服。对于合并结膜炎的患儿，还可应用0.1%阿普洛韦滴眼液滴眼。

（2）抗生素。细菌性上感或病毒性上感继发细菌性感染者，可选用抗生素治疗。常用的有青霉素类、头孢菌素类及大环内酯类抗生素，也可应用复方新诺明等磺胺类抗菌药。咽拭子培养阳性结果有助于指导抗菌治疗。如果证实为链球菌感染，或过去有风湿热、肾炎等病史者，青霉素的疗程应为 10 ~ 14 天。

（三）对症治疗

（1）咽痛可含服咽喉片。

（2）高热患儿可口服布洛芬或对乙酰氨基酚，亦可用温湿敷、冷敷或酒精浴等降温。

（3）可在辨证基础上，选择中成药或中医疗法，也有较好效果。

（4）对发生高热惊厥患儿，可予以镇静、止惊等处理。

（四）预防

提倡母乳喂养，防治佝偻病及营养不良。应根据年龄情况加强体育锻炼，以增强机体免疫力和抵抗力。应避免被动吸烟，尽量少去人多拥挤的公共场所。

第二节 支气管肺炎

支气管肺炎又称为小叶性肺炎，这是小儿时期主要的常见感染性疾病，也是小儿最常见的肺炎，为儿童住院的最常见原因。本病的炎症累及支气管壁和肺泡。多见于 5 岁以下的儿童，尤多发于 2 岁以内者。本病一年四季均可发病，华南地区夏天多发，北方则大多发生于冬春寒冷季节和天气骤变的时候。房间内通风不良、居住拥挤、空气污浊等，可使致病微生物数量增多，容易引起肺炎。低出生体重儿、先天性心脏病、营养不良、维生素 D 缺乏性佝偻病、免疫缺陷病等均易导致本病的发生，且使症状加重。

一、儿童呼吸系统生理、解剖特点

因儿童的呼吸系统在生理、解剖上具有相应特点，导致儿童期容易罹患支气管肺炎。年龄愈小，愈容易患病，且死亡率愈高。

（一）组织学特点

1. 支气管和气管

因儿童支气管和气管发育尚不成熟，管壁纤毛的运动差，分泌黏液较少，而且，儿童支气管、气管的管腔也较狭窄。年龄越小，这些特征越明显。这都增加了患病风险。

2. 肺组织

儿童的肺泡数量少，肺组织的含气量少，容易被聚积的黏液堵塞。婴幼儿肺部弹力纤维组织的发育较差但血管丰富，这就使儿童肺组织容易充血，病原微生物容易繁殖、扩散。儿童肺间质组织发育相当旺盛，也使该部位容易受感染。

（二）免疫学特点

在儿童期，机体的免疫防御机制和功能较为薄弱，还没有发育成熟，因而易受感染而罹患肺炎和传染性疾病，病情也更为严重。尤其伴有佝偻病、营养不良等儿童易患疾病时，机体免疫系统功能和抗病能力就更是不足，容易患支气管肺炎。

年龄小于 2 岁的婴儿免疫力更差，这就使病原菌侵袭支气管和肺部时，炎症更容易融合并扩散，延及左右两肺。较大的儿童及体质较好的婴幼儿，机体的免疫功能更为成熟或较为完善，抗感染的能力强并可将炎症限制在局部。这时肺部一般显示较大病灶、局限在一叶肺组织，表现为大叶性肺炎，而非小叶性肺炎。

二、病原微生物和局部病理表现

（一）病原微生物

能导致上呼吸道感染的病原微生物都可引起本病，但常见的病原菌为细菌和病毒，也可因细菌、病毒混合感染而致病。发达国家中的小儿肺炎病原多为病毒，主要有呼吸道合胞病毒（RSV）、腺病毒（ADV）、流感及副流感病毒等。发展中国家则一般以细菌为主，细菌感染仍以肺炎链球菌多见，链球菌、葡萄球菌、肺炎杆菌、流感杆菌、大肠埃希杆菌以及绿脓杆菌在临床上不多见。这些年来，流感嗜血杆菌、肺炎支原体及衣原体感染有增加趋势。病原体一般经呼吸道入侵到肺，少数经血行入肺。

（二）局部病理表现

不同致病源造成的局部肺炎病理改变亦有不同。细菌性肺炎以肺实质受累为主，而病毒性肺炎则以间质受累为主，亦可累及肺泡。临床上支气管肺炎与间质性肺炎常同时并存。

局部病理变化则以肺组织充血、水肿、炎性细胞浸润为主。肺泡内充满渗出物，经肺泡壁通道向周围组织蔓延，呈点片状炎症灶。若病变融合成片时，可累及多个肺小叶或更广泛。当小支气管、毛细支气管发生炎症时，可导致管腔部分或完全阻塞引起肺气肿或肺不张。

三、各系统病理生理过程

主要变化是由于肺泡、支气管炎症引起通气和换气障碍，导致缺氧和二氧化碳潴留，从而造成一系列病理生理改变，表现为急重症。

（一）呼吸功能不全

因通气和换气障碍，氧进入肺泡及氧自肺泡弥散至血液、二氧化碳排出均发生障碍，血液含氧量下降，动脉血氧分压（PaO_2）和动脉血氧饱和度（SaO_2）均降低，致低氧血症。血 CO_2 浓度升高，当 $SaO_2 < 85\%$、还原血红蛋白 $> 50g/L$ 时则出现发绀。

肺炎的早期仅有缺氧，无明显 CO_2 潴留，为代偿缺氧，呼吸和心率加快以增加每分通气量和改善通气血流比。随着病情进展，通气和换气功能严重障碍，在缺氧的基础上出现 CO_2 潴留。此时 PaO_2 和 SaO_2 下降、$PaCO_2$ 升高，当 PaO_2 < 50mmHg（6.67kPa）及 $PaCO_2$ > 50mmHg（6.67kPa）时即为呼吸衰竭。为增加呼吸深度，以吸进更多的氧气，呼吸辅助肌也参加活动，因而出现鼻翼扇动和三凹征。

（二）神经系统缺氧受损

缺氧及 CO_2 潴留使血与脑脊液 pH 降低，高碳酸血症使脑血管扩张、血流减慢、血管通透性增加，致使颅内压增加。严重缺氧可使脑细胞无氧代谢增加，造成乳酸堆积、三磷酸腺苷（ATP）生成减少和 Na^+–K^+ 离子泵转运功能障碍，引起脑细胞内钠、水潴留，形成脑水肿。在病原体毒素作用下亦可引起脑水肿。

（三）循环系统障碍

病原体及毒素侵袭心肌，可导致心肌炎；缺氧则使肺小动脉反射性收缩，肺循环压力增高，使右心负荷增加。肺动脉高压和中毒性心肌炎是诱发心衰的主要原因。重症患儿常出现微循环障碍、休克甚至弥散性血管内凝血（DIC）。

（四）胃肠道功能紊乱

病原体毒素及低氧血症可使胃肠黏膜糜烂、出血，上皮细胞坏死脱落，造成黏膜屏障功能受破坏，使胃肠功能紊乱，出现腹泻、呕吐，甚至发生中毒性肠麻痹、毛细血管通透性增高，可导致消化道出血。

（五）电解质紊乱和酸碱平衡失调

严重缺氧时体内需氧代谢发生障碍，无氧酵解增加，酸性代谢产物增加，加上高热、进食少、脂肪分解等因素，常引起代谢性酸中毒。同时由于二氧化碳排出受阻，可产生呼吸性酸中毒，这使严重者存在不同程度的混合性酸中毒。

6个月以上小儿，因呼吸代偿功能稍强，通过加深呼吸、加快排出二氧化碳，可致呼吸性碱中毒，血 pH 变化不大，影响较小。而 6 个月以下的小儿代偿能力较差，二氧化碳潴留往往明显，甚至发生呼吸衰竭。缺氧和二氧化碳潴留导致肾小动脉痉挛而引起水钠潴留。且重症肺炎缺氧时常有抗利尿激素（ADH）分泌增加，加上缺氧使细胞膜通透性改变、钠泵功能失调，使 Na^+ 进入细胞内，造成低钠血症。

四、疾病表现和临床检查

（一）一般肺炎临床表现

下述表现以婴幼儿多见，起病多数较急，发病前数天多先有上呼吸道感染，主要临床表现为发热、咳嗽、气促及肺部固定性中、细湿啰音。

1. 症状

（1）发热。热型不定，发热多不规则，亦可为弛张热或稽留热。新生儿和重度营养不良患儿体温可不升或低于正常，需注意。

（2）咳嗽。较频繁，早期为刺激性干咳，极期咳嗽反而减轻，恢复期咳嗽有痰。

（3）气促。多在发热、咳嗽后出现。

（4）全身症状。精神不振、食欲减退、烦躁不安，有轻度腹泻或呕吐。

2. 体征

（1）呼吸增快。40 ~ 80 次 / 分，并可见鼻翼扇动和三凹征。

（2）发绀。口周、鼻唇沟和指趾端发绀，轻症病儿可无发绀。

（3）肺部啰音。早期不明显，可以有呼吸音粗糙、减低，以后可闻及较固定的中、细湿啰音，以背部两侧下方及脊柱两旁较多，于深吸气末更为明显。肺部叩诊多正常，病灶融合时可出现实变体征。

（二）重症肺炎表现

因严重缺氧及毒血症，除呼吸系统改变外，还可发生如下功能障碍：

1. 循环系统

可发生心肌炎、心力衰竭。肺炎合并心衰的表现：

（1）呼吸突然加快，＞60 次 / 分。

（2）心率突然＞180 次 / 分。

（3）突然极度烦躁不安，明显发绀，面色苍白或发灰，指（趾）甲微血管再充盈时间延长。以上 3 项不能用发热、肺炎本身和其他并发症解释。

（4）心音低纯、奔马律，颈静脉怒张。

（5）肝脏迅速增大。

（6）尿少或无尿，眼睑或双下肢水肿。

具备前 5 项即可诊断为肺炎合并心力衰竭。此症过去多、现在少，北方多、南方少，亦有学者认为不存在此症，只是肺炎本身的表现。

2. 神经系统

肺炎并发中毒性脑病至今尚无可靠诊断方法，在确认肺炎后出现下列症状与体征者，可考虑为中毒性脑病：

（1）烦躁、嗜睡，眼球上翻、凝视。

（2）球结膜水肿，前囟隆起。

（3）昏睡、昏迷、惊厥。

（4）瞳孔改变。对光反应迟钝或消失。

（5）呼吸节律不规则，呼吸心跳解离（有心跳、无呼吸）。

（6）有脑膜刺激征，脑脊液检查除压力增高外，其他均正常。

在肺炎基础上排除高热惊厥、低血糖、低血钙及中枢神经系统感染（脑炎、脑膜炎），如有（1）和（2）项则提示脑水肿，伴其他 1 项以上者可确诊。

3. 消化系统

一般为食欲减退、呕吐和腹泻。中毒性肠麻痹时出现严重腹胀、膈肌升高，加重呼吸困难，听诊肠鸣音消失。重症儿还可呕吐咖啡样物，大便潜血阳性或柏油样便。

4. 抗利尿激素异常分泌综合征（SIADH）

（1）血钠≤ 130mmol/L，血渗透压≤ 270mmol/L。

（2）肾脏排钠增加，尿钠≥ 20mmol/L。

（3）临床上无血容量不足，皮肤弹性正常。

（4）尿渗透克分子浓度高于血渗透克分子浓度。

（5）肾功能正常。

（6）肾上腺皮质功能正常，ADH 升高。若 ADH 不升高，则可能为稀释性低钠血症。SIAHD 与中毒性脑病有时表现相似，但治疗却完全不同。

5. 弥散性血管内凝血（DIC）

可表现为血压下降、四肢凉、脉速而弱，皮肤、黏膜及胃肠道出血。

（三）并发症

早期合理治疗者并发症少见，若延误诊断或病原体致病力强者可引起并发症。

1. 脓胸

临床表现为高热不退、呼吸困难加重、患侧呼吸运动受限、语颤减弱、叩诊呈浊音、听诊呼吸音减弱，其上方有时可听到管性呼吸音。

当积脓较多时患侧肋间隙饱满，纵隔和气管向健侧移位。胸部 X 线（立位）示患侧肋膈角变钝，或呈反抛物线阴影。胸腔穿刺可抽出脓液。

2. 脓气胸

因肺脏边缘的脓肿破裂而与肺泡或小支气管相通，即造成脓气胸，表现为突然出现呼吸困难加剧、剧烈咳嗽、烦躁不安、面色紫绀。胸部叩诊积液上方呈鼓音，听诊呼吸音减弱或消失。若支气管破裂处形成活瓣，气体只进不出，则形成张力性气胸，可危及生命，必须积极抢救，立位 X 线检查可见液气面。

3. 肺大泡

由于细支气管形成活瓣性部分阻塞，气体进的多、出的少或只进不出，使肺泡扩大、破裂而形成肺大泡，可一个，亦可多个。体积小者无症状，体积大可引起呼吸困难。X 线检查可见薄壁空洞。

以上三种并发症多见于金黄色葡萄球菌肺炎和某些革兰氏阴性杆菌肺炎。

（四）实验室及影像学检查

1. 外周血检查

（1）白细胞检查。细菌性肺炎白细胞升高、中性粒细胞增多，并有核左移现象，胞浆可有中毒颗粒。病毒性肺炎的白细胞计数大多正常或偏低，亦有少数升高者，偶有淋巴细胞增高或出现变异型淋巴细胞。

（2）C 反应蛋白（CRP）。细菌感染时血清 CRP 值多上升，而非细菌感染时上升不明显。

2. 病原学检查

（1）细菌学检查。①细菌培养和涂片。采取气管吸取物、肺泡灌洗液、胸腔积液、脓液和血标本做细菌培养和鉴定，同时进行药物敏感试验。这对明确细菌性致病菌和治疗有指导性意义。亦可涂片染色镜检做初筛试验。②其他检查。已用于临床的有对流免疫电泳法测定肺炎球菌多糖抗原和葡萄球菌磷壁酸抗体（滴度≥ 1 ∶ 4 为阳性，特异性高，准确率为 94.6%）。试管凝集试验对军团菌的诊断为目前首选简易方法，双份血清抗体滴度升高≥ 4 倍或单份血清抗体滴度≥ 1 ∶ 320 为阳性。鲎珠溶解物试验用于检测革兰氏阴性菌内的毒素。

（2）病毒学检查。可做病毒分离和血清学试验。取气管吸取物、肺泡灌洗液接种于敏感的细胞株，进行病毒分离是诊断病毒性病原体的好方法。于急性期和恢复期（14 天后）取双份血清测定特异性 IgG 抗体水平，若抗体升高≥ 4 倍为阳性。传统的病毒分离和检测双份血清滴度的结果可靠，但由于费时太长，往往只能作为回顾性诊断或其他方法的对照，限制了其实际的临床应用。

还可进行快速诊断：①检测抗原。采取咽拭子、鼻咽分泌物、气管吸取物或是肺泡灌洗液涂片或快速培养后使用病毒特异性抗体（包括单克隆抗体）免疫荧光技术、免疫酶法或放射免疫法，可发现特异性病毒抗原。②检测抗体。血清 IgM 特异性病毒抗体出现较早，消失也快。若病毒特异性 IgM 抗体阳性，说明是新近感染。可分为直接 ELISA-IgM 和 IgM 抗体捕获试验。③其他快速诊断方法。如核酸分子杂交技术或聚合酶链反应（PCR）技术的敏感性很高，但易于污染而出现假阳性，要求较高的实验室条件方可防止污染的发生。

（3）其他病原学检查。肺炎支原体（MP）检查：①冷凝集试验≥ 1 ∶ 64 有很大参考价值，该试验为非特异性的，可做过筛试验。②特异性诊断。包括 MP 分离培养或特异性 IgM 和 IgG 抗体测定。补体结合抗体检测是诊断 MP 的常用方法，基因探针及 PCR 技术检测 MP 的特异性强、敏感性高，但应避免发生污染。

能引起肺炎的衣原体为沙眼衣原体（CT）、肺炎衣原体（CP）和鹦鹉热衣原体。细胞培养用于诊断 CT 和 CP，直接免疫荧光或吉姆萨染色法可检查 CT。其他还有酶联免疫吸附试验、放射免疫电泳法检测双份血清特异性抗体或抗原、核酸探针及 PCR 技术检测抗原。

3. X 线检查

早期肺纹理增强，透光度减低，以后两肺下野中内带出现大小不等的点状或小斑点状阴影，或融合成片状阴影，甚至波及节段。可有肺气肿、肺不张。

伴发脓胸时，早期患侧肋膈角变钝；积液较多时，可呈反抛物线状阴影，纵隔向健侧移位。并发脓气胸时患侧胸腔可见液平面，肺大泡时则见完整薄壁、无液平面的大泡。

五、诊断和鉴别诊断

1. 诊断

一般有发热、咳嗽、呼吸急促等症状，肺部听到中、细湿啰音或 X 线有肺炎改变，均可诊断为支气管肺炎。若为反复发作者，还应尽可能明确导致反复感染的原发疾病或诱因，如原发性或继发性免疫缺陷病、呼吸道局部畸形或结构异常、支气管异物、先天性心脏病、营养性障碍和环境因素等。此外，还要注意是否有并发症。

确诊支气管肺炎后应进一步了解引起肺炎的可能病原体，并判断病情轻重。

2. 鉴别诊断

（1）急性支气管炎。一般不出现发热或低热，全身状况好，以咳嗽为主要症状。肺部可闻及干湿啰音，多不固定，随咳嗽改变。X 线检查显示肺纹理增多、排列紊乱。鉴别困难则按肺炎处理。

（2）支气管哮喘。儿童哮喘可无明显喘息发作，主要表现为持续性咳嗽。X 线示肺纹理多、排列紊乱和肺气肿，易与本病混淆。患儿具有过敏体质、肺功能检查及激发和舒张试验有助于鉴别。

（3）支气管异物。有异物吸入史，突然出现呛咳，可有肺不张和肺气肿，可资鉴别。但有的病程迁延，有继发感染则类似肺炎或合并肺炎，需注意鉴别。

（4）肺结核。一般存在结核接触史，结核菌素试验阳性。X 线示肺部有结核病灶可资鉴别。粟粒性肺结核可有气急和发绀，从而与肺炎极其相似，但肺部啰音不明显。

六、治疗

采取综合治疗原则，控制炎症、改善通气功能、对症治疗、防止和治疗并发症。

（一）一般治疗及护理

室内空气要流通，以温度 18℃ ~ 20℃、湿度 60% 为宜。注意隔离，以防交叉感染。注意水和电解质的补充，纠正酸中毒和电解质紊乱，适当的液体补充还有助于气道湿化。但要注意输液速度，过快可加重心脏负担。经常变换体位，以减少肺部淤血，促进炎症吸收。

给予营养丰富的饮食，重症患儿进食困难者，可给予肠道外营养。

（二）抗感染治疗

1. 抗生素治疗

明确为细菌感染或病毒感染继发细菌感染者，应使用抗生素。

（1）原则。①根据病原菌选用敏感药物。在使用抗菌药物前，应采集合适呼吸道分泌物进行细菌培养和药物敏感试验，以便指导治疗。在未获培养结果前，可以根据经验选择敏感的药物。②选用的药物在肺组织中应有较高浓度。③早期用药。④联合用药。⑤足量、足疗程。重症患儿宜静脉联合用药。

（2）根据不同病原选择抗生素：①肺炎链球菌。对青霉素敏感者，首选青霉素或阿莫西林；对青霉素低度耐药者，仍可首选青霉素，但剂量要加大。青霉素过敏者可选用大环内酯类抗生素，如红霉素等。②金黄色葡萄球菌。对甲氧西林敏感者首选苯唑西林钠或氯唑西林钠，耐药者选用万古霉素或联用利福平。③流感嗜血杆菌。首选阿莫西林加克拉维酸，或加舒巴坦。④大肠杆菌和肺炎杆菌。首选头孢曲松，或选头孢噻肟。⑤绿脓杆菌（铜绿假单胞菌）。首选替卡西林加克拉维酸。⑥卡他莫拉菌。首选阿莫西林加上克拉维酸。⑦肺炎支原体和衣原体。首选大环内酯类抗生素，如红霉素、罗红霉素及阿奇霉素。

（3）用药时间。一般应持续至体温正常后 5 ~ 7 天，症状、体征消失以后 3 天停药。葡萄球菌所致肺炎在体温正常后 2 ~ 3 周可停药，一般总疗程≥ 6 周。支原体肺炎至少应使用抗菌药 2 ~ 3 周。

2. 抗病毒治疗

（1）利巴韦林。可滴鼻、雾化吸入，也可肌注和静脉点滴，肌注和静点剂量为 10 ~ 15mg/（kg · d），可抑制多种核糖核酸（RNA）和脱氧核糖核酸（DNA）病毒。

（2）α－干扰素（IFN－α）。5 ~ 7 天为 1 个疗程，亦可雾化吸入。

（三）对症治疗

1. 气道护理

及时地清除鼻痂、鼻腔分泌物和吸痰，以保持呼吸道通畅，改善通气的功能。气道的湿化非常重要，有利于痰液排出。雾化吸入有助于解除支气管痉挛和水肿。

分泌物堆积于下呼吸道，经湿化和雾化仍不能排出，使呼吸衰竭加重时，应行气管插管以利于清除痰液，严重病例宜短期使用机械通气（人工呼吸机）。接受机械通气者尤应注意气道湿化、变换体位和拍背，保持气道湿度和通畅。

2. 氧疗

有缺氧表现，烦躁、口周发绀时需吸氧，多用鼻前庭导管给氧，经湿化的氧气流量为 0.5 ~ 1L/min，氧浓度不超过 40%。新生儿或婴幼儿可用面罩、氧帐、鼻塞给氧。面罩给氧流量为 2 ~ 4L/min，氧浓度为 50% ~ 60%。

3. 治疗腹胀

低钾血症者应补充钾盐。中毒性肠麻痹时，应禁食和胃肠减压，亦可使用酚妥拉明，每次 0.3 ~ 0.5mg/kg，加入 5% 葡萄糖液 20mL 静脉滴注，最大剂量每次≤ 10mg。

4. 其他治疗

高热患儿可用物理降温，如 35% 酒精擦浴；冷敷，冰袋放在腋窝、腹股沟及头部；口服对乙酰氨基酚或布洛芬等。若伴烦躁不安可给予氯丙嗪、异丙嗪各 0.5 ~ 1.0mg/kg 肌注，或苯巴比妥 5mg/kg 肌注。

（四）糖皮质激素

糖皮质激素可减少炎症渗出，解除支气管痉挛，改善血管通透性和微循环，降低患儿颅内压。使用指征：①严重憋喘或呼吸衰竭。②全身中毒症状明显。③合并中毒性休克。④出现脑水肿。上述情况可短期应用激素。可用琥珀酸氢化可的松 5 ～ 10mg/（kg·d）或用地塞米松 0.1 ～ 0.3mg/（kg·d）加入瓶中静脉点滴，疗程 3 ～ 5 天。

（五）并发症的治疗

1. 脓胸和脓气胸

应及时进行穿刺引流，若脓液黏稠，经反复穿刺抽脓不畅或发生张力性气胸时，宜考虑胸腔闭式引流。

2. 肺炎合并心力衰竭

吸氧、镇静、利尿、强心、血管活性药物。

（1）利尿药。可应用呋塞米、依他尼酸，剂量为每次 1mg/kg，稀释成 2mg/mL，静注或加滴壶中静点。亦可口服呋塞米、依他尼酸或氢氯噻嗪等。

（2）强心药。可使用地高辛或毛花苷丙静脉注射。

（3）血管活性药物。常应用酚妥拉明每次 0.5 ～ 1.0mg/kg，最大剂量不超过每次 10mg，肌注或静注，必要时隔 1 ～ 4 小时重复使用。亦可用卡托普利和硝普钠。

3. 抗利尿激素分泌异常综合征（SIADH）的治疗

与肺炎合并稀释性低钠血症的治疗相同。原则为限制水入量，补充高渗盐水。当血钠为 120 ～ 130mmol/L，无明显症状时，主要措施是限制水的摄入量，以缓解低渗状态。如血钠浓度＜ 120mmol/L，有明显低钠血症的症状时，按 3% 氯化钠 12mL/kg 可提高血钠 10mmol/L 计算，先给予 1/2 量，在 2 ～ 4 小时内静脉点滴，必要时 4 小时后可重复 1 次。

4. 肺炎合并中毒性脑病

治疗包括脱水疗法、改善通气、扩血管、止痉、糖皮质激素、促进脑细胞恢复。

（1）脱水疗法。主要使用甘露醇，据病情轻重每次 0.25 ～ 1.0g/kg，每 6 小时 1 次。

（2）改善通气。必要时应予人工辅助通气、间歇正压通气，疗效明显且稳定后应及时改为正常通气。

（3）扩血管药物。可缓解脑血管痉挛、改善脑微循环，从而减轻脑水肿，常用酚妥拉明、654–2。酚妥拉明每次 0.5 ～ 1.0mg/kg，新生儿每次≤ 3mg，婴幼儿每次≤ 10mg，静脉快速滴注，每 2 ～ 4 小时 1 次。也可静脉滴注维持。

（4）止痉。一般选用地西泮每次 0.2 ～ 0.3mg/kg，静脉注射，1 ～ 2 小时可重复 1 次。也可采用人工冬眠疗法。

（5）使用糖皮质激素。可以非特异性抗炎，减少血管与血 – 脑屏障的通透性，因而可用于治疗脑水肿。常用地塞米松每次 0.25mg/kg，静脉滴注，每 6 小时 1 次，2 ～ 3 天后逐渐地减量或停药。

（6）使用促进脑细胞恢复的药物。常用的有三磷酸腺苷（ATP）、胞磷胆碱、维生素 B_1 和维生素 B_6 等。

5. 并发症治疗

对于并发佝偻病、贫血、营养不良者，应给予相应治疗。

（六）使用生物制剂

应用血浆，或是静脉注射用丙种球蛋白（IVIG），其中含有特异性抗体，如 RSV–IgG 抗体。此法可以用于重症患儿。IVIG 剂量按 400mg/（kg · d），3 ～ 5 天为 1 个疗程。

第三节 支气管哮喘

支气管哮喘即通常所说的哮喘，这是由多种细胞参与引发的气道慢性炎症，可导致气道高反应，形成可逆性气道阻塞性疾病。这些细胞主要包括肥大细胞、嗜酸性粒细胞、T 淋巴细胞、中性粒细胞、气道上皮细胞等，尤以肥大细胞、嗜酸性粒细胞、T 淋巴细胞多见。

哮喘目前是儿童期最常见的慢性呼吸系统疾病。

一、流行病学

哮喘发病率近年全球呈上升趋势，估计约 3 亿患者，儿童的哮喘发病率在 0.1% ~ 32% 之间。许多国家发病率超过 10%，有些发达国家甚至达到 20% ~ 30%，美国约 10% ~ 15% 的男孩和 7% ~ 10% 的女孩曾有哮喘发作。据估计，全球每 20 人里面就有 1 人发病。

我国哮喘患者总计约有 3000 万人，儿童发病率高过成人，这些年有明显上升趋势。我国分别于 1990 年、2000 年、2010 年做了 3 次儿童哮喘流行病学调查研究，患病率分别为 1.02%、1.97%、3.02%，20 年内增加到 3 倍。目前儿童哮喘总患病人数约在 810 余万。各地发病率不等，南方地区较高，为 2% ~ 5%，估计实际发病率远高于此。70% ~ 80% 儿童哮喘发病于 5 岁前，3 岁前发病者占儿童哮喘 50%，最幼者为 3 个月。儿童期男孩患病率约 2 倍于女孩，至青春期则无性别差异。

二、诱发因素

（一）过敏原

过敏原可成为哮喘急性发作的诱因，有些过敏原还可突然引起哮喘的致死性发作，如某些药物及职业性化学物质。

1. 吸入过敏原

室内吸入的过敏原可有尘螨、蟑螂、真菌、油漆、职业粉尘、动物毛屑及排泄物等，室外吸入者有花粉、灰尘、烟、各种化学气体、真菌等。

2. 食入过敏原

食物包括牛奶、鱼、虾、肉类、鸡蛋和花生等，阿司匹林等药物有时也可诱发哮喘。

（二）刺激因素

1.环境因素

有时候，气候变化、天气突变或接触冷空气可引起支气管痉挛，接着导致哮喘发作。这些均属非特异性刺激因素。

2.个人因素

运动时过度通气、剧烈运动，甚至强烈的情绪变化，都可成为诱发因素。

（三）感染

呼吸道病毒感染是哮喘发作的原因，尤其以呼吸道合胞病毒、鼻病毒以及副流感病毒为甚，但就全球发病情况来看，哮喘发病率高的地区却是卫生条件好、较少发生呼吸道病毒感染的发达国家，因此有人提出哮喘发病的卫生学说，即新生儿或婴儿期较少接触感染原而有机会接触过敏原（如尘螨、动物皮毛）者，日后易发生过敏性疾病和哮喘。反之，新生儿或婴儿期经常发生病毒性呼吸道感染者，日后患过敏性疾病和哮喘的机会明显减少。即使发生哮喘，其症状也较轻。按照这一卫生学说，呼吸道病毒感染仅是哮喘急性发作的诱因，而并非病因。这些经呼吸道病毒感染引起哮喘的患儿实际上已经是特应质个体。

三、病理生理过程和发病机制

（一）病理解剖

哮喘死亡患儿肺组织有肺气肿，大、小气道内填满黏液栓，由黏液、血清蛋白、炎症细胞和细胞碎片组成。显微镜见支气管和毛细支气管上皮细胞脱落，管壁嗜酸细胞和单核细胞浸润，血管扩张和微血管渗漏，基底膜增厚、平滑肌增生肥厚、杯状细胞和黏膜下腺体增生。

（二）病理生理

气流受阻是哮喘病理生理改变的核心，支气管痉挛、管壁炎症性肿胀、黏液栓形成和气道重塑均是造成患儿气道受阻的原因。

1.速发型哮喘

急性支气管痉挛是IgE依赖型介质释放所导致（Ⅰ型变态反应），包括肥大细胞释放组胺、前列腺素和白三烯等。肺功能表现为疾病早期一过性第1秒用力呼气容积（FEV1）下降。

2.迟发型哮喘

在抗原刺激下6～24小时发生小气道壁炎性渗出、黏膜水肿，使管腔变窄，可无支气管痉挛，也可因炎症因子刺激神经介质或直接刺激暴露的自主神经致支气管痉挛，肺功能表现为发作4～6小时后持续性FEV1下降。无论是IgE（速发型哮喘）或炎症诱导（迟发型哮喘）的支气管痉挛，均称为气道高反应性。

3.黏液栓形成

主要发生于迟发型哮喘。黏液分泌增多，形成黏液栓，重症病例黏液栓广泛阻塞细小支气管，引起严重呼吸困难，甚至发生呼吸衰竭。

4.气道重塑

因慢性和反复炎症损害，气道管壁增生变厚、气道内径不可逆性狭窄。肺功能呈进行性下降，此时各种治疗均难以奏效。

四、病因学观点

哮喘的发病机制极为复杂，目前尚未完全清楚，与免疫、神经及精神、内分泌和遗传学等因素密切相关。

（一）免疫因素

特应质是发生哮喘的最确定危险因素。哮喘患者伴高IgE血症及肥大细胞、嗜酸性粒细胞和T淋巴细胞浸润性慢性气道炎症，提示免疫反应在哮喘发病中具重要意义。新近研究表明特应质和哮喘的免疫学发病机制为Ⅰ型树突状细胞（DC Ⅰ）成熟障碍，分泌IL-12不足，使辅助性T细胞（Th0）不能向Th1细胞分化。在IL-4诱导下CD Ⅱ促进Th0细胞向Th2发育，导致Th1[分泌干扰素（IFN-γ）减少]、Th2（分泌IL-4增高）细胞功能失衡。Th2细胞促B细胞产生大量IgE（包括抗原特异性IgE）和分泌炎症性细胞因子（包括黏附分子）刺激其他细胞（如上皮细胞、内皮细胞、嗜碱性粒细胞、肥大细胞和嗜酸细胞等）产生一系列炎症介质（如白三烯、内皮素、前列腺素和血栓素A_2等），最终诱发速发型（IgE增高）变态反应和慢性气道炎症。

影响DC分化成熟的因素很多，包括抗原或过敏原的性质、剂量、接触途径和次数，DC自身及其所在微环境（各种细胞因子）等。新生儿期是影响DC发育的关键时期，新生儿存在生理性Th2细胞功能亢进，此时接触过敏原将加强DC Ⅱ诱导的Th0细胞优势，有利于特应质形成和增加哮喘发生概率。反之，在新生儿期以微生物及其蛋白质（如卡介苗等）诱导DC Ⅰ分泌IL-12，则可抵抗Th2细胞功能，减少特应质形成和日后哮喘发生。

综上所述，哮喘发病机制可能为生命早期接触过敏原，促进具特应质遗传背景者Th2细胞功能持续性优势发展，形成特异性体质。在包括呼吸道感染、各种过敏原等诱因刺激下产生气道高反应性和哮喘发作。

（二）内分泌因素

约2/3患儿于青春期哮喘症状完全消失，而经期、妊娠期和患甲状腺功能亢进时症状加重，均提示哮喘的发病可能与内分泌功能紊乱有关，具体机制不明。

（三）遗传学和环境因素

哮喘具明显遗传倾向，患儿及其家庭成员患过敏性疾病和特应性体质者明显高于正常人群。哮喘为多基因遗传性疾病，已发现多种与哮喘发病有关的基因，但哮喘发病率在近30年内明显增高，不能单纯以基因变异来解释，环境因素改变可能更为突出。

（四）神经、精神因素

哮喘患儿β-肾上腺素能受体功能低下和迷走神经张力亢进，或同时伴α-

肾上腺素能神经反应性增强，从而发生气道高反应性。非肾上腺素能非胆碱能（NANC）神经为松弛气道平滑肌的主要支配神经。哮喘患儿NANC神经功能发生障碍，进一步加重气道高反应性。气道炎症造成上皮脱落、神经末梢被暴露可能是导致自主神经功能紊乱的原因。一些患儿哮喘发作与情绪有关，原因不明，更常见的是因严重哮喘发作影响患儿及家人情绪。

五、疾病表现和临床检查

（一）临床表现

1.典型表现

咳嗽和喘息呈阵发性发作，夜间和清晨为重。发作前可流涕、打喷嚏和胸闷，发作时呼吸困难，呼气相延长伴喘鸣声。严重者呈端坐呼吸，恐惧不安、大汗淋漓及面色青灰。体检见桶状胸、三凹征，肺部满布哮鸣音，严重者气道广泛堵塞，哮鸣音反可消失。

肺部粗湿啰音时隐时现，在剧烈咳嗽后或体位变化时可消失，提示湿啰音产生是位于气道内的分泌物所致。一些患儿有过敏史及过敏家族史。根据症状严重程度，可分为间歇发作及轻、中、重度发作：

（1）间歇发作。每周发作少于1次，每次持续数小时至数天，每月夜间哮喘发作少于2次。间歇期肺功能正常。

（2）重症发作。休息时也存在呼吸困难，有前述的重症表现。肺部弥漫和响亮的哮鸣音，心率明显加快。使用β_2受体激动剂后，呼气流量峰值（PEF）改善< 60%，效果持续< 2小时。

血气分析显示$PaO_2 < 8kPa$、$PaCO_2 > 76kPa$、$SaCO_2 \leqslant 90\%$，pH下降。

（3）中度发作。症状较重症为轻，稍事活动后出现呼吸困难，喜坐。使用β_2受体激动剂后，PEF改善60% ~ 80%。

血气分析示PaO_2约8.0 ~ 10.5kPa、$PaCO_2 \leqslant 6kPa$、SaO_2约91% ~ 95%。

（4）轻度发作。行走时出现呼吸困难，可平卧、较安静，无三凹征和心动过速。用 β_2 受体激动剂后，PEF 改善 60% ~ 80%。

血气分析示 PaO_2 正常（一般不需检查）、$PaCO_2 < 6kPa$、$SaO_2 > 95\%$。

2.咳嗽变异性哮喘

患儿可无喘息症状，仅表现为反复和慢性咳嗽，称为咳嗽变异性哮喘。常在夜间和清晨发作，运动可加重咳嗽，部分患儿最终发展为典型哮喘。

（二）辅助检查

1.胸部 X 线检查

急性期胸片正常或呈间质性改变，可有肺气肿或肺不张。胸片还可排除肺部其他疾病如肺炎、肺结核、气管支气管异物和先天性畸形。

2.肺功能检查

采用 FEV1/FVC 比率、呼气峰流速（PEFR）了解有无气流受阻。FEV1/FVC < 70% ~ 75% 提示气流受阻，吸入支气管扩张剂 15 ~ 20 分钟后增加 15% 或更多为可逆性气流受阻。24 小时 PEFR 变异率 > 20% 是哮喘的特点。

FEV1/FVC 正常者可应用激发试验：标准 6 分钟运动激发试验在 5 ~ 15 分钟时 FEV1 下降 15% 或 PEFR 下降 20% 可确诊为哮喘。也可用组胺或乙烯甲胆碱激发试验。

3.过敏原测试

将各种过敏原进行皮内试验，可发现可疑过敏原。过敏原皮试的敏感性和特异性尚有待进一步观察。血清过敏原特异性：IgE 测定有一定价值，但血清总 IgE 测定并无诊断意义。

六、诊断和鉴别诊断

（一）诊断

诊断依据为临床表现、家族史、治疗反应、有气流受阻证据，并排除有类似表现的疾病。1998年全国儿科哮喘防治协作组修订了儿童哮喘防治常规，儿童哮喘的诊断标准如下：

1. 婴幼儿哮喘

（1）年龄＜3岁，喘息发作≥3次。

（2）发作时双肺闻及呼气相哮鸣音，呼气相延长。

（3）具特应性体质。如过敏性湿疹、过敏性鼻炎等。

（4）父母有哮喘病等过敏史。

（5）除外其他引起喘息的疾病。

凡具（1）、（2）和（5）者可确诊。如喘息发作2次，并具（2）和（5）者为可疑哮喘或喘息性支气管炎；如具（3）及（4）者可给予治疗性诊断。

2. 儿童哮喘

（1）年龄≥3岁，喘息呈反复发作者（或可追溯某种变应原或刺激因素）。

（2）发作时双肺闻及呼气相为主的哮鸣音，呼气相延长。

（3）支气管舒张剂有明显疗效。

（4）除外其他引起喘息、胸闷和咳嗽的疾病。

可疑病例应行支气管舒张试验。吸入和皮下注射：① β_2受体激动剂气雾吸入。② 0.1% 肾上腺素 0.01mL/kg 皮下注射。15分钟后喘息明显缓解，肺部哮鸣音明显减少，FEV1上升＞15%，支气管舒张试验阳性者，可做哮喘诊断。

3. 咳嗽变异性哮喘

（1）咳嗽持续或反复发作＞1个月，有效抗生素治疗无效。

（2）气管扩张剂可缓解咳嗽发作（基本诊断条件）。

（3）过敏史或过敏性家族史。

（4）气道呈高反应性，支气管激发试验阳性。

（5）排除其他引起慢性咳嗽的疾病。

（二）鉴别诊断

以喘息为主要症状的儿童哮喘，应注意与其他喘息和慢性咳嗽性疾病相鉴别，包括毛细支气管炎、先天性气管及支气管畸形、先天性心血管疾病、原发性纤毛运动障碍综合征、肺结核、胃食管反流、气道异物吸入及各种可引起下呼吸道压迫性阻塞的疾病和情况。咳嗽变异型哮喘（CVA）尤其应注意与支气管炎、鼻窦炎、胃食管反流及嗜酸性粒细胞支气管炎等疾病相鉴别，尤其注意与下述情况相鉴别：

1.毛细支气管炎

常由呼吸道合胞病毒及副流感病毒所致。主要发生于6个月左右婴儿，有地区、季节流行和感染等证据；对支气管扩张剂反应较差，可与哮喘鉴别，必要时可行病原学诊断。

2.先天性喉喘鸣

出生时或生后数日出现持续吸气性喘鸣，入睡后也有喘鸣。重者吸气困难，出现胸骨上窝及肋间轻度凹陷。有时患儿在俯卧位或被抱起时喘鸣消失，平卧时喘鸣又出现。患儿哭声正常，无声嘶。

3.先天性喉蹼

为先天性喉部发育异常，造成喉部狭窄。若喉部完全阻塞，出生后即因窒息死亡；若为部分阻塞，患儿于出生后哭声微弱，声嘶或失声，吸气时伴喉喘鸣及胸部软组织内陷，有时吸气和呼气均出现呼吸困难及青紫。喉镜检查可直接看到喉蹼，多在声带之间，但亦可位于声带之下或在气管内。

4.环状血管（血管圈）压迫

环状血管为先天性血管畸形，多发生于主动脉弓处，由此发出两支血管，一前一后围绕着气管和食管，随后二者又并发成降主动脉。某些病例其右侧主动脉弓和左侧主动脉韧带组成一个环。前者压迫气管及食管，引起呼吸及吞咽困难，较重，发病年龄较早；后者压迫较轻，起病较迟（在2岁以内多见）。该病在新生儿期就表现为用力呼吸、呼吸次数加快，吸气时胸骨上窝凹陷伴喘鸣和犬吠样咳嗽，俯卧时呼吸困难更明显，头后仰时呼吸困难减轻。

在喂奶时呼吸困难变得特别明显，并出现吞咽困难，伴有呕吐，可采用钡餐造影、气管镜、血管造影、CT或核磁共振等检查。

5. 咽后脓肿

多见于2岁以下婴儿，喉部出现喘鸣，如不典型喉喘鸣，伴有呼吸困难。唾液从口中流出，头喜向后仰，哭声略嘶哑，有发热，颈部淋巴结肿大。局部X线侧位摄片显示：颈椎前缘到咽后壁距离加宽。

6. 支气管淋巴结结核

可腐蚀和侵入支气管管壁，导致支气管部分或完全阻塞，或肿大的结核性淋巴结压迫支气管，出现阵发性痉挛性咳嗽伴喘息。常伴有全身不适、低热、食欲减退、体重减轻等临床表现，做结核菌素（PPD）、胸部X线检查以除外。

7. 胃食管反流

大部分婴儿进食后都会发生反流。患儿食管黏膜有炎症变化，反流时引起反射性气管痉挛而出现咳嗽和喘息，必要时可行胃镜及钡餐X线检查。

8. 异物吸入

有吸入异物史。吸入异物的同时突然出现咳嗽，以后又出现阵发性咳嗽、发绀、呼吸急促伴喘鸣、声音稍嘶。胸部X线透视或摄片检查可发现异物（不透光）或间接征象，如肺气肿、肺不张及纵隔摆动。

七、治疗

哮喘的治疗目的是尽可能减轻哮喘发作症状，减少发作次数，预防不可逆性气道阻塞的发生，维持正常或接近正常的肺功能，保证并鼓励患儿参与正常的学习和体育活动。治疗原则为长期、持续、规范和个体化。

发作期治疗重点为抗炎、平喘，以便快速缓解症状；缓解期应坚持长期抗炎，避免触发因素和自我保健。在药物使用方面，应尽量减少药物不良反应，以抗炎药为主导，尽可能少用或不用 β_2受体激动剂。

（一）哮喘的药物治疗

1.支气管扩张剂

糖皮质激素控制哮喘需 2 ~ 4 天才能发挥作用，支气管扩张剂可迅速控制支气管痉挛，缓解气道的高反应性。短效 β_2受体激动剂作用时间为 4 ~ 5 小时，有羟甲异丁肾上腺素、特布他林、非诺特罗等。长效 β_2受体激动剂作用时间一般为 8 ~ 12 小时，如丙卡特罗和施立稳等。帮备作用时间最长，为 24 小时。但长期使用 β_2受体激动剂，可致 β_2受体功能下调，效应降低，甚至加重气道炎症和气道高反应性。因此不主张长期规律用药，而应间断使用或尽可能不用。

茶碱类药物抑制磷酸二酯酶而有支气管扩张作用，并有调节相关细胞因子的效果。其缓释剂舒氟美和优喘平作用时间达 12 小时，用于慢性和夜间发作者。其他支气管扩张剂包括胆碱类药物如异丙托溴铵、钾通道激活剂（如卡马克林）、钙拮抗剂（如硝苯地平）等。

2.糖皮质激素

基于哮喘是气道炎症的认识，糖皮质激素是治疗哮喘的首选药。其抗炎机制为抑制 Th2 类细胞因子合成及炎症细胞向气道黏膜迁移，诱导嗜酸细胞凋亡，阻止白三烯、血栓素、前列腺素及内皮素等炎症因子的释放。

（1）吸入用药。一旦确诊哮喘即应使用糖皮质激素吸入剂（ICS），常用的吸入剂有二丙酸倍氯米松、布地奈得。重度患儿每天 300 ~ 600μg，分 3 次吸入。3 岁以下患儿可用储雾罐辅助送气，每天剂量相应增加至 600 ~ 800μg。中度患儿 200 ~ 400μg（使用储雾罐 400 ~ 600μg），轻度患儿 200 ~ 300μg（储雾罐 200 ~ 400μg），间歇发作者 100 ~ 200μg（储雾罐

200μg）。吸入治疗应持续至少 6 个月，每 1 ~ 3 个月评估疗效。

哮喘持续控制 3 个月后，可降级治疗，若哮喘反复应即刻升级治疗。以最小又有效、随病情变化的剂量进行长期性治疗，此即哮喘的阶梯治疗方案。糖皮质激素吸入治疗的局部不良反应为口咽部念珠菌感染、声音嘶哑、上呼吸道不适。采用储雾罐，吸药后清水漱口可减轻局部不良反应和药物吸收。

（2）口服用药。病情较重的急性病例应给予泼尼松每天 1 ~ 2mg/kg，分 2 ~ 3 次，短程治疗 1 ~ 7 天。一般不主张长期用口服糖皮质激素治疗儿童哮喘。

（3）静脉用药。严重哮喘发作时应静脉给予琥珀酸氢化可的松或氢化可的松，每次 5 ~ 10mg/kg；或甲基泼尼松龙每天 2 ~ 6mg/kg，分 2 ~ 3 次输注。必要时可加大剂量。一般使用 1 ~ 7 天，症状缓解后即停止静脉用药。若需持续使用糖皮质激素者可改为口服泼尼松。

3. 免疫抑制剂

氨甲蝶呤、环孢素 A 等用于对糖皮质激素敏感者。

4. 抗胆碱能药物

吸入型抗胆碱能药物如溴化异丙托品，舒张支气管的作用较 β_2 受体激动剂弱，起效也较慢，但长期使用不易产生耐药，不良反应较少。

5. 短效茶碱

短效茶碱可作为缓解药物用于哮喘急性发作的治疗，主张将其作为哮喘综合治疗方案的一部分，而不要单独用来治哮喘。需注意其不良反应，长期使用时要做好茶碱血药浓度监测。

6. 其他药物

如肥大细胞膜稳定剂色甘酸钠，抑制肥大细胞释放组胺、白三烯和前列腺素以减少气道炎症，用量为每次 4mg，每天 2 ~ 4 次。其他药物有白三烯受体拮抗剂（安可来）和抗过敏剂（酮替芬）等。

（二）慢性持续期的治疗和处理要点

1. 慢性持续期治疗

保持患儿安静，必要时可用水合氯醛灌肠，给予吸氧，补充液体和纠正酸中毒。静脉注射甲基泼尼松龙可在 2 ～ 3 天内控制气道炎症，亦可静脉滴注氨茶碱、吸入 β_2 受体激动剂或静脉给药缓解支气管痉挛。具体如下：

（1）吸入性糖皮质激素（ICS）。ICS 是对哮喘长期控制的首选药物，也是目前最为有效的抗炎药物。本类药物优点是可通过吸入直接作用于气道黏膜，局部抗炎作用强，全身不良反应少，但通常需要长期、规范吸入 1 ～ 3 年，才能起预防作用。目前临床上常用的 ICS 有布地奈德、丙酸氟替卡松、丙酸倍氯米松等。应用时每 3 个月应评估病情，以决定是否升级治疗、维持目前治疗或降级治疗。

（2）缓释茶碱。缓释茶碱用于长期控制时，主要目的是协助 ICS 抗炎，每天分 1 ～ 2 次服用，以维持昼夜稳定的血药浓度。

（3）白三烯调节剂。分为白三烯合成酶抑制剂和白三烯受体拮抗剂，白三烯受体拮抗剂包括孟鲁司特及扎鲁司特等。本药耐受性好，不良反应少，服用方便。

（4）长效 β_2 受体激动剂。包括福莫特罗、沙美特罗、班布特罗及丙卡特罗等。

（5）肥大细胞膜稳定剂。如色甘酸钠，常用于预防运动及其他刺激诱发的哮喘，治疗儿童哮喘效果较好，不良反应小。

（6）全身性糖皮质激素。在哮喘慢性持续期控制哮喘发作的过程中，全身性糖皮质激素的用法：①短期用在慢性持续期分级为重度的疾病持续患儿。②使用于长期用高剂量 ICS+ 吸入型长效 β_2 受体激动剂及其他控制药物疗效欠佳的情况。

（7）联合治疗。对病情严重度分级为重度持续和单用 ICS 控制病情不佳的中度持续的哮喘，提倡长期联合治疗方案，如 ICS 联合吸入型长效 β_2 受体激动剂、ICS 联合白三烯调节剂、ICS 联合缓释茶碱等。

2. 持续状态处理要点

对于慢性患者，注意出现严重持续性呼吸困难 [吸入 40% 氧气青紫仍无改善，$PaCO_2 \geq$ 8.6kPa（65mmHg）] 时应行机械呼吸。

（1）氧疗。所有危重哮喘患儿均存在低氧血症，需用密闭面罩或双鼻导管提供高浓度湿化氧气，初始吸氧浓度以 40% 为宜，流量 4 ～ 5L/min。

（2）补液、纠正酸中毒。应注意维持水电解质平衡，纠正酸碱平衡紊乱。

（3）全身用糖皮质激素。本药作为儿童危重哮喘治疗的一线药物，应尽早使用。在病情严重时，不能以吸入治疗替代全身糖皮质激素治疗，以免延误病情。

（4）支气管扩张剂。包括：①吸入型速效 β_2 受体激动剂。②氨茶碱静脉滴注。③抗胆碱能药物。④肾上腺素皮下注射。每次皮下注射 1 ∶ 1000 肾上腺素 0.01mL/kg，儿童最大量不超过 0.3mL，必要时可每 20 分钟使用 1 次，但不能超过 3 次。

（5）镇静剂。可用水合氯醛灌肠，慎用或禁用其他镇静剂。在插管条件下，亦可用地西泮镇静，剂量为每次 0.3 ～ 0.5mg/kg。

（6）酌情使用抗生素。儿童哮喘发作主要由病毒引发，抗生素不作为常规应用。如同时发生下呼吸道细菌感染，则选用病原体敏感的抗菌药物。

（7）辅助机械通气指征。指征包括：①持续严重的呼吸困难。②呼吸音减低或几乎听不到哮鸣音及呼吸音。③因过度通气和呼吸肌疲劳而使胸廓运动受限。④意识障碍、烦躁或抑制状态，甚至昏迷。⑤吸氧状态下发绀进行性加重。⑥ $PaCO_2 \geq$ 65mmHg。

（三）预后

儿童哮喘的预后较成人好，病死率约（2 ～ 4）/10 万。70% ～ 80% 年长后症状不再反复，但仍可能存在不同程度气道炎症和高反应性。30% ~ 60% 的患儿可完全治愈。

八、预防

1. 避免危险因素

应避免接触过敏原，积极治疗和清除感染灶，去除各种诱发因素，如吸烟、呼吸道感染和气候变化等。

2. 正确使用 ICS

长期正确应用 ICS 治疗是预防复发的关键，其剂量应个体化，可采用阶梯治疗方式。

3. 特异性免疫治疗

特异性免疫治疗或脱敏疗法是将皮试阳性的过敏原小剂量反复皮内注射，以产生免疫耐受力。在无法避免接触过敏原或药物治疗无效的时候，可考虑采用针对过敏原的特异性免疫治疗，需在有抢救措施的医院进行。对其远期疗效和安全性尚待进一步研究和评价，且过敏原制备的标准化及纯化也有待加强及规范。本治疗应与抗炎及平喘药物联用，坚持足够疗程。

4. 哮喘的教育与管理

哮喘的教育与管理是提高疗效、减少复发、提高患儿生活质量的重要措施。通过对患儿和家长进行哮喘基本防治知识的教育，能调动其对哮喘防治的主观能动性，提高治疗的依从性，避免各种危险因素，可巩固治疗效果，提高生活质量。

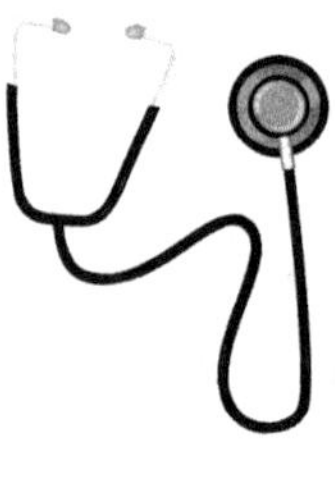

第八章 儿童消化系统疾病

第一节 腹泻

婴幼儿腹泻又称小儿腹泻，为一组多病原、多因素引起的综合征。据发病原因，可分为感染性腹泻与非感染性腹泻两类，主要表现为腹泻、呕吐。

一、致病因素

（一）易感因素

1.儿童消化系统特性

（1）因婴幼儿消化功能发育不成熟，胃酸及各种消化酶分泌较少，活性较低，因而对食物的耐受性差，不易适应食物的质、量较大变化。

（2）因生长发育迅速，需要相对较多的营养物质，且婴儿食物以液体为主，进入量较多，胃肠道负担重，消化功能经常处于张力状态，容易发生消化功能紊乱，从而引起腹泻。

（3）儿童时期神经、内分泌、循环等系统以及肝肾功能的发育也不成熟，调节机能较差，容易发生消化道功能紊乱以及体液及酸碱平衡紊乱。

（4）婴儿胃酸酸度偏低，胃排空快，对进入胃内的致病菌杀灭能力较弱。

（5）婴幼儿水代谢旺盛，对缺水的耐受力差，一旦失水易发生体液紊乱。

2.肠道菌群失调

正常肠道菌群对入侵致病微生物有拮抗作用，但改变饮食使肠道内环境变化、滥用广谱抗生素、新生儿正常肠道菌群尚未建立等，均可使肠道正常菌群平衡失调而患肠道感染，导致腹泻。同时维生素K合成有赖于肠道正常菌群参与，故肠道菌群失调时除易患腹泻外，还可有呕吐或大便中带血。

3.机体防御功能差

婴幼儿血清免疫球蛋白（尤其是IgM、IgA）和胃肠道分泌型IgA（SIgA）均较低，故免疫功能较差。肠黏膜免疫的防御反应及口服耐受机制均不完善，对感染的防御能力低。

4.非母乳喂养

母乳中含大量体液因子（SIgA、乳铁蛋白）、溶菌酶、溶酶体及巨噬细胞和粒细胞，有很强的抗肠道感染作用。家畜乳中虽有某些上述成分，但在加热过程中被破坏，而且人工喂养的食物和食具容易受污染，故人工喂养儿肠道感染发生率明显高于母乳喂养儿。

（二）感染因素

1.肠道内感染

可由病毒、细菌、真菌、原虫等引起，以前两者多见。病原体多随食物进入消化道，故多见于人工喂养儿，还可通过污染的日用品、手、玩具或由带菌者传播。

（1）病毒感染。20世纪70年代以来，人们发现人类轮状病毒是引起小儿腹泻的主要病原，还有一些病毒也可引起小儿腹泻，如小圆病毒、埃柯病毒、柯萨奇病毒、脊髓灰质炎病毒、冠状病毒、诺沃克病毒等。

（2）细菌感染。主要是能致腹泻的大肠埃希菌，熟知的有致病性、产毒性和侵袭性等三种大肠埃希菌（EPEC、ETEC、EIEC）。近年国内外的报道出血性大肠埃希菌，可引起出血性肠炎。空肠弯曲菌、耶尔森肠炎杆菌等和鼠伤寒杆菌等沙门菌属的病菌，亦是引起小儿腹泻的常见病原菌。

（3）原虫感染。梨形鞭毛虫、隐孢子原虫可引起急性及慢性腹泻。

（4）长期应用广谱抗生素引起肠道菌群失调，可诱发白色念珠菌、金黄色葡萄球菌、难辨梭状芽孢杆菌、变形杆菌或铜绿假单胞菌肠炎。

（5）常用类固醇激素等免疫抑制药物，使细胞免疫功能低下者，也容易发生白色念珠菌肠炎。少数腹泻患儿的病原菌为亲水气单孢菌、变形杆菌、铜绿假单胞菌或克雷伯菌等。

2.肠道外感染

患上呼吸道感染、肺炎、中耳炎、肾盂肾炎、皮肤感染以及其他急性传染病时，可伴有腹泻。发生机制可能是因肠道外感染的病原体同时又感染肠道，或由于发热及病原体毒素作用使消化功能紊乱所致。

（三）非感染因素

1.过敏等因素

对牛奶或某些食物过敏、气候突然变化、腹部受凉等，均可诱发腹泻。

2.饮食因素

喂养不当可引起轻型腹泻，多见于人工喂养儿。喂养不定时、过多过少、或过早地喂食大量淀粉或脂肪类食物，以及突然改变食物品种，均能引起腹泻。个别婴儿对牛奶或某些食物不能耐受，喂后可发生腹泻，而人乳易消化，且含较多IgA，有助于防御胃肠道感染。

二、临床表现

（一）局部和全身症状

1.胃肠道症状

以腹泻为主，病因不同、症状轻重不等。轻者多因饮食因素或肠道外感染所致，腹泻一般每天 5 ~ 10 次；大便含水分不太多，呈黄色或黄绿色，稀水状或蛋花汤样，有酸臭味，可混有少量黏液及奶瓣。重者多为肠道内感染所致，腹泻频繁，每天大便 10 次以上，多者可达数十次。大便量较多，常向外溅出，水样或蛋花汤样，黄绿色混有黏液，亦可有脓血便。小儿在排便前常腹痛不安、啼哭，排便后往往较为安静。

轻者偶有呕吐或溢乳，量少；重者可频繁呕吐，甚至吐出咖啡样物，严重者可发生腹胀及中毒性肠麻痹。

2. 全身症状

呈中毒表现，轻者可不明显。重者可表现为高热、精神萎靡、烦躁不安，进而出现意识模糊，甚至昏迷。

（二）水电解质及酸碱平衡紊乱

1. 脱水

因吐泻丧失体液过多或摄入量减少所致。脱水程度和性质不同，临床症状亦不一致。

（1）脱水程度。即累积体液损失。一般根据病史和临床表现，如前囟、眼窝凹陷程度及皮肤弹性丧失程度，循环情况，尿量等，进行综合估计，重型腹泻多有中度以上脱水。

轻度脱水失水量约为 5% 体重（50mL/kg）。患儿精神稍差或稍不安，皮肤稍干燥、弹性稍差，眼窝、前囟稍凹陷，哭有泪，口腔黏膜干燥，尿量稍减少。中度脱水失水量约为体重 5% ~ 10%（50 ~ 100mL/kg）。患儿精神萎靡或烦躁不安，皮肤苍白、干燥、弹性差，眼窝、前囟明显凹陷，哭时泪少，口腔黏膜干燥，四肢稍凉，尿量明显减少。重度脱水失水量约为体重的 10% 以上（100 ~ 120mL/kg）。患儿呈重病面容，精神极度萎靡，表情淡漠，昏睡甚至昏迷，皮肤发灰、干燥、弹性极差，眼窝及前囟深陷，哭无泪，口腔黏膜极干燥，唇干燥或干裂，皮肤出现花纹，脉细速，血压下降，四肢厥冷，心音低钝，尿量极少或无尿。

（2）脱水性质。腹泻时水和电解质大量丢失。因二者丢失比例不同，可发生等渗、低渗或高渗性脱水，可依据病史、临床表现及血钠测定判断脱水性质。婴幼儿腹泻以等渗及低渗性脱水多见。

2. 代谢性酸中毒

重型腹泻多有代谢性酸中毒，脱水越重，酸中毒往往也越重。发生原因是腹泻时大量碱性物质随大便丢失；进食少和肠吸收不良，摄入热量不足，体内脂肪氧化增加，故酮体生成增多；脱水使血容量减少，血液浓缩，循环迟缓，组织缺氧致乳酸堆积；肾血流量不足，尿量减少，体内酸性代谢产物排泄受阻。可据临床表现和血浆二氧化碳结合力（CO_2CP）测定来判断酸中毒的程度。

3. 低钾血症

胃肠道分泌液中含钾较多，腹泻粪便中含钾量（17.9 ± 11.8）mmol/L，故呕吐和腹泻可大量失钾；进食少，钾摄入不足，肾脏保钾功能较保钠差，在缺钾时尿中仍继续排钾。故腹泻患儿都有不同程度的缺钾，尤其是久泻和营养不良的患儿，缺钾更为明显。但在脱水、酸中毒未纠正前，体内钾总量虽减少，测血钾则不一定降低。这是由于脱水时血液浓缩，酸中毒时钾由细胞内向细胞外转移，以及尿少而致钾排出量减少之故。当输入不含钾液体时，随着脱水的纠正，血钾被稀释、酸中毒被纠正和输入的葡萄糖合成糖原，钾由细胞外向细胞内转移；利尿后钾排出增加，而且还从腹泻粪便中继续失钾，均使血钾继续降低。一般当血钾低于 3.5mmol/L 时，即可出现不同程度的低血钾症状。

4. 低钙和低镁血症

腹泻患儿进食少，吸收不良，从粪便中丢失钙、镁，使体内钙、镁减少，多不严重。腹泻较久或有活动性佝偻病的患儿血钙较低，但在酸中毒时，由于血液浓缩和离子钙增加，可不出现低血钙的症状。输液后钙被稀释和酸中毒被纠正，离子钙减少，易出现手足搐搦或惊厥。极少数久泻和营养不良的患儿偶有缺镁症状，常发生于钠、钾都恢复正常后。当输液后出现震颤、手足抽搐或惊厥，用钙剂治疗无效时，应想到缺镁的可能。

（三）慢性迁延性腹泻

多与营养不良及在急性期未彻底治疗有关，以人工喂养儿多见。营养不良时胃酸及消化酶分泌减少，酶活性降低，消化功能障碍，肠道下部细菌易于上移和繁殖，分解食物使其发酵和腐败以致腹泻迁延不愈。严重营养不良患儿肠黏膜萎缩，感染性腹泻时肠黏膜上皮细胞受损害，双糖酶尤其是乳糖酶缺乏。有时恢复较迟，甚至达 1 个月以上。全身或消化道局部免疫功能低下，肠道内原有感染不易清除，小肠内细菌易于繁殖。

常伴有皮肤、泌尿道、呼吸道和中耳等继发感染。病程久者，营养状态、消化及免疫功能更为降低，形成恶性循环。此外，长期滥用抗生素引起肠道菌群失调，亦可发生迁延性或慢性腹泻，为白色念珠菌、梨形鞭毛虫等感染所致。凡迁延性或慢性腹泻患儿应从病史、临床表现进行系统的病因分析，并做必要检查，如检查大便中有无真菌孢子和菌丝、梨形鞭毛虫滋养体和包囊、隐孢子虫卵囊等，以确定病因并采取有效的治疗措施。

（四）几种主要肠炎的临床特点

1. 轮状病毒肠炎

我国自 1979 年北京首先发现轮状病毒为小儿秋季腹泻的主要病原后，全国各地均有报道。其临床特点有：

（1）具有明显季节性，发病高峰多在秋冬季节，故又称秋季腹泻。

（2）多见于 6 ~ 24 个月的婴幼儿。

（3）起病急，常伴有发热和上呼吸道感染症状，一般无明显的中毒症状。多数患儿在病初即发生呕吐，随后大便次数增加，每天 10 次左右。量多，呈水样或蛋花汤样，有少量黏液，无腥臭味。腹泻重者可出现脱水症状，病程 5 ~ 7 天，少数较长。

（4）大便镜检常无异常发现，培养无致病菌生长。感染后 1 ~ 3 天大便中即有大量病毒排出，此时取粪便滤液或离心上清液染色后，用电镜或免疫电镜检查，可发现轮状病毒。血清抗体一般在感染后 3 周上升。

2. 大肠埃希菌肠炎

气温较高的季节发病率较高，以 5—8 月多见。

（1）ETEC 肠炎。潜伏期约 1 ~ 2 天，起病较急，病情轻重不一，轻者大便次数稍增，大便稀烂。重者腹泻频繁，量多，呈蛋花汤样或水样，混有黏液，但镜检偶见白细胞。多有呕吐，可发生脱水、电解质紊乱和酸中毒。一般无发热，或仅有低热，病程约 5 ~ 10 天。

（2）EPEC 肠炎。EPEC 是最早认识的一组致腹泻大肠埃希菌，为婴幼儿腹泻暴发或散发流行的主要病原菌。二十世纪五六十年代我国曾发生 EPEC 肠炎流行，近 10 多年来流行明显减少，但在病房内新生儿、婴儿及幼儿园仍常暴发流行。临床表现与 ETEC 肠炎相似，难以区分。

（3）EIEC 肠炎。潜伏期 18 ~ 24 小时，起病急，发热可达 40℃，频泻，大便常带脓血。有恶心呕吐、腹痛，可出现严重的全身中毒症状，甚至休克。临床症状与细菌性痢疾不易区别，需要做大便细菌培养。

3. 空肠弯曲菌肠炎

多发生于夏季，6 个月 ~ 2 岁小儿发病率最高，家畜和家禽是重要传染源，经消化道传染。主要临床症状为腹泻，常少于 10 次 / 天，粪便呈水样、黏冻样或脓血便，可有恶臭。发热者较多，并有腹痛、乏力、头痛、呕吐等。因腹痛及便血，可误诊为肠套叠。粪便镜检常难与细菌性痢疾鉴别。将粪便涂片，采用 1% 碱性晶红水溶液染色后镜检，可快速找到空肠弯曲菌。

4. 鼠伤寒杆菌肠炎

已成为小儿感染性腹泻最重要的病原之一。该菌在外环境中生命力强，耐药性强，不易被杀灭，且传染性强，常引起医院内交叉感染及局部流行。全年均有发生，以6—9月发病率最高，发病年龄多在2岁以下，主要侵袭体弱小婴儿，尤其是新生儿。不少是在原发病基础上继发感染，经口感染。潜伏期一般8～24小时，多为胃肠炎型及败血症型。

主要症状为发热和腹泻。体温多在38℃～39℃，热型不规则。腹泻每天6～10次，严重者达30次以上。大便性状多样易变，可为黄色或绿色稀便、水样便、黏液便或脓血便。部分新生儿间歇排出白色胶冻样便，此因胆总管和十二指肠乳头部炎症性水肿，胆汁流出受阻所致。大便均有腥臭味。常伴厌食、恶心、呕吐、腹痛、腹胀等不适。病情轻重不一，轻者排出数次不成形大便后即痊愈；重者腹泻频繁，迅速出现脱水、酸中毒及严重中毒症状，并发败血症，甚至发生休克或DIC。年龄越小，并发症越多且越严重。一般病例病程约2～4周，半数患者排菌约2周，少数达2个月以上。

5. 耶尔森菌小肠结肠炎

多发生于冬春季节，可散发或暴发流行，常累及婴儿及儿童。动物是重要感染源，主要通过粪－口传播途径感染，亦可由动物或人直接传播。不同年龄患者的常见症状有所不同，5岁以下患儿以腹泻为多见，临床表现与其他侵袭性肠道病原菌所致者不能区别。大便水样、黏液样或脓样，含有大量白细胞，部分患儿大便带血。大多伴有发热、头痛、全身不适、呕吐和较严重的腹痛，甚至症状与阑尾炎相似。本菌亦常引起咽炎和颈淋巴结炎。由产生肠毒素的菌株致病者，可出现频繁水泻和脱水。病程一般1～3周，少数可延续数月。

6. 金黄色葡萄球菌肠炎

多继发于长期应用广谱抗生素所致菌群失调，金黄色葡萄球菌在肠道内大量繁殖，侵袭肠壁和产生肠毒素致病。主要症状为腹泻，轻者每天泻数次，停药后逐渐恢复。重者腹泻频繁，每天可达 10 ~ 20 次或更多。大便有腥臭味，黄或暗绿色，似海水样，黏液较多，有伪膜排出。少数有血便，可出现脱水、电解质紊乱和酸中毒。

伴有腹痛，常有不同程度中毒症状，出现发热、恶心、呕吐、乏力、谵妄，甚至休克。大便镜检有大量白细胞和成堆的革兰氏阳性球菌，大便培养有金黄色葡萄球菌生长。

7. 伪膜性结肠炎

与应用抗生素有关，故又称为抗生素相关性、伪膜性结肠炎，已证明主要由难辨梭状芽孢杆菌引起。该菌为正常肠道菌群，在应用林可霉素、克林霉素、头孢菌素、青霉素等抗生素后，肠内微生态学发生变化，促使该菌过度增殖产量而致病。其所产生的毒素可致肠黏膜坏死。病变主要在结肠，小肠亦可受累，肉眼可见黏膜水肿，脆性增加，并有边缘隆起的斑块样的伪膜覆盖于黏膜上。

伪膜由多核白细胞、炎性白细胞、纤维蛋白及破碎细胞组成。伪膜脱落后，黏膜下层暴露，可有出血，无明显炎症反应，与细菌性痢疾和溃疡性结肠炎不同。主要症状为腹泻，轻者大便每天仅数次，停抗生素后很快恢复。重者频泻，大便初为水样，继为脓性黏液血便及海苔状墨绿色稀便等，常有伪膜排出，有恶臭。腹泻时常伴下腹痉挛性疼痛，可有发热、脱水、电解质紊乱，甚至休克。大便涂片或厌氧菌培养可见致病菌。

8. 白色念珠菌性肠炎

有营养不良或长期应用广谱抗生素史，口腔内常有鹅口疮。大便次数增多、稀黄、泡沫较多、带黏液，有时可见豆腐渣样细块（菌落）。大便镜检可见真菌孢子和菌丝，真菌培养可获得阳性结果。病程多迁延。

三、诊断和鉴别诊断

（一）诊断

据病史、体格检查和大便性状，易于做出临床诊断。按照腹泻病期和症状轻重，做出分期、分型；并判断有无脱水和程度、性质，有无酸中毒和电解质紊乱。注意寻找病因，如喂养不当、肠道内外感染等。

1. 诊断依据

（1）大便性状有改变，呈稀便、水样便、黏液便或脓血便。

（2）大便次数比平时增多。

2. 根据病程分型

（1）急性腹泻。病程在 2 周以内。

（2）迁延性腹泻。病程在 2 周至 2 个月。

（3）慢性腹泻。病程在 2 个月以上。

3. 根据病情分型

（1）轻型。无脱水、无中毒症状。

（2）中型。轻至中度脱水或有轻度中毒症状。

（3）重型。重度脱水或有明显中毒症状。

4. 病因学诊断

（1）感染性腹泻。①对于急性肠炎，可据大便性状、粪便镜检结果、流行季节及发病年龄，估计最可能的病原，作为用药参考。流行性腹泻水样便多为轮状病毒或产毒性细菌感染，尤其 2 岁以下婴幼儿，发生于秋冬季节，以轮状病毒肠炎可能性较大。发生在夏季以 ETEC 肠炎可能性大。如粪便为黏液或脓血便，应考虑侵袭性细菌感染，如 EIEC 肠炎、空肠弯曲菌肠炎或沙门菌肠炎等。②有条件医院应进行细菌、病毒及寄生虫等病原学检查。大便镜检有较多白细胞者可做细菌培养。疑为病毒性肠炎者可取急性期（发病 3 天以内）大便滤液或离心上清液，染色后用电镜或免疫电镜检查，还可用免疫学方法（如ELISA、固相放射免疫法等）检测粪便中病毒抗原、血清中特异性抗体。病毒RNA凝胶电泳，可直接从粪便中提取RNA，按特征性RNA图谱做轮状病毒电泳分型，有长型和短型之分。各种病原肠道感染患者的血清学检查虽对临床帮助不大，但对流行病学调查和回顾性诊断颇有意义。病原明确后可按病原学进行诊断分类，如致病性大肠埃希菌肠炎、空肠弯曲菌肠炎、轮状病毒肠炎等。

（2）非感染性腹泻。根据病史、症状及检查分析，可诊断为食饵性腹泻、症状性腹泻、过敏性腹泻等。

5. 脱水评估

根据临床表现、血液电解质及二氧化碳结合力测定，判断脱水程度、性质以及电解质紊乱和酸中毒情况。

（二）鉴别诊断

1. 生理性腹泻

多见于6个月以下小儿，外观虚胖，常有湿疹。生后不久即腹泻，但除大便次数增多以外，无其他症状。食欲好、无呕吐，生长发育不受影响，添加辅食后大便即逐渐转为正常。

2. 细菌性痢疾

常有细菌性痢疾接触史，大便细菌培养可以鉴别。

3. 坏死性肠炎

中毒症状严重，腹痛、腹胀、频繁呕吐、高热。起初大便为稀水黏液状或蛋花汤样，逐渐出现血便或呈红豆汤样便，具腥臭味，重症常出现休克。

四、治疗和预防

（一）治疗

本病治疗原则为调整饮食、预防和纠正脱水、合理用药、加强护理、预防并发症。不同时期腹泻病治疗重点各有侧重，急性腹泻多注意维持水电解质平衡及抗感染，迁延及慢性腹泻则应注意肠道菌群失调及饮食疗法。

1.调整和限制饮食

腹泻患者既有体液丢失，也影响营养的摄入，一些对比研究说明，腹泻患儿继续喂养时病情恢复得快。世界卫生组织（WHO）小儿腹泻治疗方案中首先强调继续喂养。因此，对小儿腹泻患儿一般只需调整和限制饮食：对轻型腹泻患儿，停食不易消化和脂肪类食物即可；对重型腹泻，母乳喂养者适当限制哺乳次数或缩短每次哺乳时间，暂停辅食；人工喂养者可先给米汤、稀释牛乳或脱脂乳等，随着病情好转应逐渐恢复正常饮食。

2.控制感染

针对不同病原选用不同抗菌药物。非侵袭性细菌所致的急性肠炎多为自限性疾病，尤其是轻症，仅用支持疗法常可于短期内痊愈。侵袭性细菌所致肠炎一般均需用抗生素治疗。较重病例在送大便培养后即开始用抗菌药物治疗。

（1）各种致泻性大肠埃希菌肠炎。可选用新霉素、呋喃唑酮、复方新诺明、多黏菌素 E、氨苄西林、羧苄西林或庆大霉素等。

（2）空肠弯曲菌肠炎。多对氨基苷类抗生素、红霉素、呋喃唑酮、氨苄西林、氯霉素等敏感，可酌情选用。

（3）耶尔森菌肠炎。可选用庆大霉素、氯霉素、多黏菌素或复方新诺明等。

（4）鼠伤寒杆菌肠炎。可选用氨苄西林、庆大霉素、呋喃唑酮、复方新诺明、氯霉素或阿米卡星等。

（5）金黄色葡萄球菌肠炎。可用半合成耐青霉素酶的新青霉素如新青霉素Ⅰ、氯苯唑青霉素、双氯青霉素，或万古霉素、头孢菌素等。

（6）抗生素相关性腹泻。停用原来的抗生素以利于肠道菌群恢复，给予维生素 B_1、B_{12} 和 C，以及叶酸或促菌生等。

（7）伪膜性肠炎。用甲硝唑、万古霉素、利福平等，并据细菌药敏试验进行调整，真菌可用制霉菌素或克霉唑。

（8）轮状病毒腹泻。一般只需对症处理及液体疗法，对部分病情严重者可酌情选用抗病毒药物治疗。①利巴韦林（病毒唑）。为广谱抗病毒药物，对RNA、DNA病毒均有抑制作用，剂量每天15～20mg/kg，分2次肌内注射或静脉点滴。②双嘧达莫。在试管内有广谱抗病毒作用，可选择性抑制病毒RNA合成，并影响前列腺素代谢，从而使肠蠕动减慢，分泌减少，增加水和电解质的吸收，有利于胃肠功能恢复。剂量每天3～5mg/kg，分3次口服，连用3～5天。

3. 对症治疗

（1）合理使用抗腹泻药物。对腹泻患儿一般不宜用止泻剂，应着重于病因治疗和液体疗法。仅在经治疗一般状态好转、中毒症状消失而腹泻仍频繁时，可试用鞣酸蛋白、碱式碳酸铋或氢氧化铝等收敛吸附剂，但腹泻早期不用。

近年来有报道根据腹泻发生的机制分别试用抗肠道分泌、促肠道水分吸收、抗肠道动力及收敛止泻等药物，如氯丙嗪、次水杨酸铋、吲哚美辛，可抑制或减轻肠黏膜的分泌作用；复方地芬诺酯、盐酸洛哌丁胺、山莨菪碱等，可抗肠道动力、解痉止痛。用这些药物治疗急慢性腹泻，如选择恰当，可有一定效果。

（2）呕吐。多为酸中毒和全身中毒症状之一。随脱水、酸中毒的纠正，病情好转，呕吐逐渐停止。必要时可用多潘立酮口服，氯丙嗪或甲氧氯普胺肌内注射，亦可针刺内关。

（3）腹胀。常见原因是缺钾，亦可因细菌分解糖产生气体或中毒性肠麻痹引起。针对病因治疗，要注意及时补充钾盐。针刺足三里、天枢、气海，或艾灸神阙，或用新斯的明肌内注射、肛管排气，或前述数种合用。

4. 微生态疗法

利用人体肠道正常菌群成员或其促进物质制成活微生物制剂，以补充和充实肠道微群落内涵，改变不正常微群落成分，恢复肠道正常菌群生态平衡，抵御病原菌的定植侵袭，有利于控制腹泻。这类药物有促菌生、乳酸菌素、双歧三联活菌、回春生、双歧口服液等，对各种原因引起的肠道菌群失调所致腹泻有良好疗效。

5. 黏膜保护剂

肠黏膜屏障分三层：①细胞前保护层。由黏液、IgA 以及正常菌群等组成。②细胞保护层。有肠细胞、细胞间桥、微绒毛上多糖蛋白复合物。③细胞后保护层。包括血运、淋巴系统。正常肠道黏膜屏障能抵御各种内、外攻击因子，维持消化道的正常生理功能。

小儿腹泻的发病与肠黏膜屏障功能被破坏有密切关系，因此维护和修复肠道黏膜屏障功能是治疗腹泻的方法之一。蒙脱石散是较好的消化道黏膜保护剂，临床实践证明，对感染性和非感染性腹泻均有良好治疗效果，而且对引起腹泻的病毒、细菌及其毒素具有固定清除作用，同时能帮助受损的黏膜上皮细胞修复和再生，平衡了肠道正常菌群。

由于该药不进入血液循环，无任何毒性作用，味道香甜，儿童易于接受。每天用量：1 岁以下 1g、1 ～ 2 岁 2g、2 岁以上 3g，分 3 次服用。将药物倒入 20 ～ 50mL 温水中，搅匀后服用。首次剂量加倍，两餐之间空腹服用。

6. 液体疗法

（1）口服补液。目前普遍采用 WHO 推荐的口服补液盐（ORS）治疗急性腹泻脱水，取得良好效果，这是一种简便、安全、经济、有效的治疗方法。此种溶液适用于各种原因所致的腹泻、脱水，治疗对象一般限于轻或中度脱水患者，并只用于累积损失和继续损失的水和电解质补充。①累积损失。轻度脱水口服补液量一般 50mL/kg，中度脱水 80 ～ 100mL/kg。所需液体量要求在 4 ～ 6 小时内服完。②继续损失。根据大便量和脱水纠正情况酌情增减，原则上随丢随补，丢多少补多少。

ORS溶液含电解质浓度较高，如含钠90mmol/L，脱水纠正、腹泻停止后即应停服，以防高钠血症。按上述方法补液，如因腹泻严重，脱水加重，或因呕吐频繁不能口服者，应采取静脉补液治疗。如完全缺乏静脉补液条件，也可采用胃管滴入法。在口服补液期间，应同时注意患儿日常液体需要量。口服补液过程中不禁食、不禁水，补充累积损失的4～6小时中，如因饮用ORS液而不可能再进食饮水者，脱水一经纠正，要立即开始进食和饮水。母乳喂养者应让患儿自由进乳，人工喂养者可将牛奶适当稀释，幼儿可食用一些容易消化的食物。

在补充继续损失阶段，一定要根据患儿要求随意饮水。本溶液含氯化钾0.15%，为腹泻的一般量，如有低钾症状，应适当增加补钾。有明显酸中毒者，需另用碳酸氢钠纠正。在配制ORS溶液时，容器应清洁，要用冷开水溶解。应坚持少量多次口服，每隔2～3分钟喂1次，每次约10～20mL，以免呕吐影响疗效。

（2）静脉补液。中度以上脱水或吐泻重、腹胀者需静脉补液。

第1天补液：①溶液量包括累积及继续损失、生理需要三部分。累积损失按脱水程度计算，轻度脱水50mL/kg、中度脱水50～100mL/kg、重度脱水100～120mL/kg。继续损失量据具体吐泻情况估计，一般情况下每天10～40mL/kg。生理需要量根据不同年龄需要，婴儿每天约需60～80mL/kg。为便于应用，临床将上述三部分概括为以下数值，适用于大多数病例：轻度脱水约90～120mL/kg、中度约120～150mL/kg、重度约150～180mL/kg。个别病例必要时再做较详细计算。②溶液种类。溶液中电解质与非电解质溶液比例主要按脱水性质而定。累积损失的补液性质，可按等渗脱水用1/2～2/3等张含钠液，低渗脱水用2/3等张含钠液，高渗脱水用1/5～1/3等张含钠液。若根据临床表现判断脱水性质有困难时，可先按等渗性脱水处理。继续损失用1/3～1/2等张液体，生理需要用1/5等张或含钾生理维持液。③输液速度。主要取决于脱水程度和继续损失量和速度。可分阶段进行，首先补充累积损失量，然后补充继续损失和生理需要量。扩容方法是对重度脱水有明显周围循环障碍者先用2 ：1等张含钠液20 ~ 30mL/kg，于30 ~ 60分钟内静脉推注或快速滴注，以迅速增加血容量，改善循环和肾脏功能。适合于任何性质脱水患儿，中度或中度以上脱水无明显周围循环障碍者不需要扩容。继续补充累积损失在扩容后根据脱水性质选用前述不同溶液（扣除扩容液量）继续静脉滴注，本阶段应在8 ~ 12小时内完成，滴速应稍快，一般为每小时8 ~ 10mL/kg。脱水纠正后只需补充继续损失和生理需要。可将这两部分液体混合，在12 ~ 16小时滴完，每小时约5mL/kg。在液疗过程中要密切观察治疗后的反应，随时调整液体成分、量和滴速。若经累积损失补充后，吐泻已止，患者情况好转，继续损失和生理需要两部分，可酌情减少或改为口服。④纠正酸中毒。中度以下酸中毒一般无须另行纠正，因为在输入的溶液中已含有一部分碱性溶液，而且经过输液后循环和肾功能改善，酸中毒亦随之纠正。对重度酸中毒可另加一部分碱性溶液，提高二氧化碳结合力5mmol/L（10vol%），如给5%碳酸氢钠5mL/kg或11.2%乳酸钠3mL/kg即可。⑤补钾原则是见尿补钾。一般情况下在治疗开始前6小时内排过尿或输液后有尿即可开始补钾。一般患儿按每天3 ~ 4mmol/kg（相当于氯化钾每天200 ~ 300mg/kg），缺钾症状明显者可增至每天4 ~ 6mmol/kg（约相当于氯化钾每天300 ~ 400mg/kg），可分次口服，每4 ~ 6小时1次。不能口服者静脉滴注，静脉滴注浓度一般不超过0.3%，滴速不宜过快。合并营养不良、长期腹泻或重度脱水患者钾损失量较多，输液后血钾较易低落，更应注意及时补钾。一般补钾3 ~ 5天，严重缺钾病例应适当延长。⑥补钙与补镁。一般患儿不必常规补钙，对合并维生素D缺乏症，长期腹泻及营养不良患儿应适当补充钙剂及维生素D。在输液及纠正酸中毒过程中如出现抽搐，可给10%葡萄糖酸钙5 ~ 10mL静脉缓注，必要时重复使用。个别患儿抽搐用钙剂无效，应考虑低镁血症的可能。可测血清镁，并用25%硫酸镁每次0.1 ～ 0.2mL/kg深部肌内注射，每天2 ～ 3次，症状缓解后停用。

第2天及以后的补液。经第1天补液后，脱水和电解质紊乱已基本纠正，主要是补充继续损失和生理需要量，继续补钾，供给热量。其补液量和方法可按前述原则进行。

7. 迁延性腹泻和慢性腹泻治疗

二者常伴营养不良，病情较为复杂，要注意寻找病因，针对病因进行治疗。重点是调整饮食、增加营养、控制感染、加强护理。

（1）调整饮食。母乳喂养儿暂停辅食，待病情好转后，逐渐增加辅食；人工喂养儿可喂酸乳或短时间应用脱脂乳，必要时静脉滴注氨基酸制剂或胃肠道外全营养液，随着病情好转逐渐过渡到一般饮食。有双糖酶缺乏时，暂停喂糖类和乳类，改用豆制品代乳品。

（2）对肠道内特异性细菌感染及小肠细菌过度增殖可选用适宜抗生素，但切忌滥用抗生素引起肠道菌群失调。有肠道菌群失调者可用微生态疗法。

（3）支持疗法。包括少量多次输血浆等调整机体免疫功能的综合措施。

（4）积极治疗各种并发症，补充各种维生素。有贫血者给铁剂、维生素B_{12}或叶酸，必要时多次补充。

（5）精心护理，重点关心，有情况及时与医生和家长联系。

（6）采用中医治疗（见下述）。

8. 中医治疗

还可采用中医辨证论治、针灸、推拿和捏脊等疗法，用于轻型腹泻或迁延性腹泻和营养不良患儿，均有一定疗效，可酌情选用。

9. 加强护理

良好的护理极为重要。不同病因腹泻患儿要注意做好消毒隔离，防止交叉感染，急性期要准确记录出入量，注意呕吐、排便及排尿情况；保持口腔和皮肤清洁，及时更换尿布，每次大便后用温水冲洗臀部，以预防尿布疹和上行性泌尿道感染；按时喂水或口服补充盐溶液，保证输液按要求的速度和量进行。

（二）预防

1.加强饮食卫生

对水源和食品卫生严格管理。食品应新鲜、清洁，凡变质的食物均不可喂养小儿，食具也必须注意消毒。

2.提倡母乳喂养

出生后最初数月内尤应母乳喂养。因母乳最适合婴儿的营养需要和消化能力。人乳中还含有IgA，可中和大肠埃希菌肠毒素，有预防感染大肠埃希菌的作用，故除患结核以及心、肾及其他慢性疾病外，均应提倡母乳喂养。应注意正确的喂养方法，做到定时哺乳，避免在夏季及小儿有病时断奶。

3.按时添加辅食

小儿生长发育迅速，不论母乳或人工喂养儿均应按时添加辅食，以满足营养需要。添加辅食时品种不宜过多，变换不宜过频，要在婴儿逐渐适应后，才渐次增加新的食品。具体而言，添加辅食时要注意婴儿的消化能力，每次只能增加一种，从少至多，逐渐增加。一般在出生后半个月开始添加维生素C及D，2～3个月加菜汤、奶糕或米糊，4～6个月添加蛋黄、肉末及碎菜等。

4.注意饮食质量

母乳不足或缺母乳采取混合喂养及人工喂养时，应注意饮食调配，不宜过多或过早地给米糊或粥食等食品，以免发生碳水化合物消化不良，影响小儿生长发育。出生至3个月内婴儿母乳不足，可喝牛奶或豆浆补充，无论用牛奶或代乳品均需要适当稀释，以利于消化和吸收。食欲不振时不宜强制进食。

5. 增强小儿体质

平时加强户外活动，提高对自然环境的适应能力。注意小儿体格锻炼，以增强体质，提高机体抵抗力，避免感染各种疾病。

6. 避免不良刺激

小儿日常生活中应防止过度疲劳、受惊吓或精神过度紧张。婴儿每次腹泻后要洗净臀部和肛门周围，否则会刺激皮肤发生“臀红”。清洗时用温开水，从前向后洗，以免引起尿路感染（尤其是女孩），洗完后用柔软毛巾擦干。

7. 重视夏季护理

婴幼儿的衣着，应随气温的升降而增减，避免过热，夜晚睡觉要避免腹部受凉。夏季应多喂水，避免饮食过量或食用脂肪多的食物。经常进行温水浴。

8. 关注体弱儿童

营养不良、佝偻病及病后体弱小儿应加强护理，注意饮食卫生，避免各种感染。对轻型腹泻应及时治疗，以免拖延成重型腹泻。避免交叉感染，防止感染性腹泻流行，对新生儿及托幼机构、医院应注意消毒隔离。发现腹泻患儿和带菌者要隔离治疗，粪便应做消毒处理。

9. 合理应用药物

特别是避免长期滥用广谱抗生素，以免肠道菌群失调，招致耐药菌繁殖引起肠炎。

第二节 消化性溃疡

消化性溃疡是指发生在胃及十二指肠的溃疡。近些年随着诊断技术的进步，如纤维内镜的广泛应用，发病率有明显增加倾向。本病可见于儿童时期任何年龄组。

可将本病分为原发和继发两类。原发性溃疡以年长患儿多见，病程多呈慢性经过；继发性溃疡多为急性溃疡或应激性溃疡，占儿童溃疡病 80% 以上，发病常与药物及应激状态相关。

一、非应激性消化性溃疡

（一）诱发因素

1. 幽门螺杆菌感染

此种细菌感染是引起慢性胃窦炎的主要病因，而慢性胃窦炎与消化性溃疡密切相关，多数消化性溃疡患者合并有慢性胃窦炎。在胃溃疡中幽门螺杆菌检出率为 70% ~ 90%，在十二指肠溃疡中检出率高达 95% ~ 100%。所以，凡有幽门螺杆菌感染的溃疡，均需抗菌药物联合治疗，才能根治。

2. 滥用药物

阿司匹林、吲哚美辛、保泰松及皮质激素类药物如强的松、地塞米松等都引发溃疡病，其中以阿司匹林尤甚。

3. 精神因素

情绪不良、精神紧张都可通过神经内分泌系统增加胃酸分泌，又影响胃肠道黏膜的血液营养供应而引起溃疡病。如临床上经常遇到一些青年人在过度劳累、终日处于紧张状态时出现消化道溃疡甚至出血。

4. 饮食无规律

暴饮暴食或无规律饮食，都可影响胃消化功能，造成消化不良和营养不良。而营养不良可削弱胃黏膜的屏障作用，导致溃疡病的发生，并可影响黏膜修复。

5. 嗜食零食

因为吃零食后刺激胃酸分泌，但因摄入食物较少无须大量胃酸来帮助消化，多余胃酸就会消化胃及十二指肠黏膜本身，造成消化性溃疡。

6. 吸烟

烟草中含有的尼古丁成分有损伤胃黏膜作用。长期吸烟还可使胃酸分泌过多，使胆汁反流进入胃而破坏胃黏膜，并抑制胰分泌 HCO_3^-，中和胃酸的能力下降；还可造成黏膜中前列腺素含量降低，而前列腺素有保护胃肠道黏膜作用。以上这些均说明吸烟是消化性溃疡的一个重要致病因素。

7. 饮酒

酒精可刺激胃酸分泌，对胃黏膜也有直接损伤作用。有饮酒嗜好的同时，如又经常吸烟或长期服用阿司匹林等药物，更易导致溃疡病。

8. 遗传

溃疡病患者家庭中的再发率风险高。单卵双胞胎同时发生溃疡的概率在 50% 以上。在十二指肠溃疡患者中 O 型血较其他血型多见。

9. 地理环境和气候

不同地域溃疡病发病率有所不同。有关胃镜检查资料发现，我国消化性溃疡的地域特点是南方高于北方、城市高于农村。气候改变也是诱发溃疡病的因素之一，秋冬与冬春之交为消化性溃疡的高发时期。

10. 慢性疾病影响

肺气肿患者十二指肠溃疡发生率比正常人高 3 倍。冠心病、动脉硬化会造成胃黏膜供血不佳，可影响溃疡愈合。肝硬化患者消化性溃疡发生率是普通人群的 2 ~ 3 倍，乙肝患者表面抗原阳性，胃溃疡发病率高达 33%。

（二）临床表现

不同年龄有不同临床特点。新生儿和婴儿溃疡病常为急性，以继发性多见，多以胃肠出血和穿孔就诊，且常与其他疾病同时发生，如败血症、心脏病、呼吸窘迫综合征等。因症状易被原发病掩盖，故病情较复杂，较难确诊。

幼儿主要症状为反复脐周疼痛，时间不固定，食后常加重，或以反复呕吐、消化道出血为主要症状，往往伴食欲差、发育不良或消瘦。年长儿临床表现与成人相似，主要为上腹部疼痛，疼痛局限于胃或十二指肠部，放射至后背部和肩胛部。胃溃疡大多在进食后痛，十二指肠溃疡大多在饭前或夜间痛，进食后疼痛常可缓解，但应注意这些特点在许多小儿并不突出。有些患儿因伴有幽门痉挛，常有呕吐、嗳气和便秘。部分病例平时无腹痛，可表现为大便隐血阳性，并有贫血，亦可表现为消化道出血。

当大量急性或慢性失血或溃疡穿孔时，可引起休克、贫血、腹膜炎、胰腺炎。

（三）诊断和鉴别诊断

1.初步诊断

因小儿消化性溃疡病的症状多不典型，诊断比较困难，如遇有下列表现者应考虑本病：

（1）患儿出现反复呕吐，尤其与进食有关者。

（2）反复上腹部痛，特别是夜间及清晨痛，而无寄生虫感染者。

（3）大便隐血阳性者。

（4）有溃疡病家族史，并有胃肠道症状者。

（5）原因不明的呕血、便血和穿孔者。

2.检查和确诊

（1）X 线钡餐检查。对疑诊病例应做此检查。龛影是溃疡的直接证据，但一次检查阴性，不能排除本病的可能性，因有 25% 龛影需多次检查才能发现。龛影常位于十二指肠球后壁或前壁及幽门窦部小弯侧。小儿检出率常较成人低，胃溃疡检出率更低，此与小儿消化性溃疡浅而小、易于愈合及钡剂通过较快有关。

球部变形是陈旧性溃疡征象。球部痉挛、胃蠕动及张力增加、胃潴留、球部充盈不佳以及黏膜粗糙、紊乱、局部压痛等，可提示溃疡，但应结合临床分析才能确诊。

（2）胃十二指肠纤维内镜检查。为最可靠方法，具确诊价值。溃疡呈圆形、线形、椭圆形、不规则形或霜斑样，底部平坦、边缘整齐，为白苔或灰白苔所覆盖。

（3）幽门螺杆菌检查。方法很多，包括快速尿素酶试验、细菌培养或活检标本组织切片染色检查、血清抗体检测等。近年发展起来的分子生物学技术如聚合酶链式反应（PCR）等，均可用于幽门螺杆菌感染的诊断。

3. 分型和分期

根据部位，可将消化性溃疡分为胃溃疡、十二指肠溃疡、复合性溃疡（胃和十二指肠溃疡并存）。根据纤维内镜所见进行分期：

（1）活动期。溃疡基底部有白色或灰白色厚苔，边缘整齐，周围黏膜充血、水肿，有时易出血。十二指肠溃疡有时表现为一片充血黏膜上散在小白苔，形如霜斑，名霜斑样溃疡。

（2）愈合期。溃疡变浅，周围黏膜充血和水肿消退，水肿消退时有黏膜皱襞向溃疡集中。基底出现薄苔，薄苔是愈合期的标志。

（3）瘢痕期。溃疡基底部白苔消失，留下红色瘢痕。以后红色瘢痕转为白色瘢痕，四周黏膜辐射状，表示溃疡完全愈合，可遗留轻微凹陷。

4. 鉴别诊断

消化性溃疡的主要临床表现为腹痛、呕血和便血。腹痛应与常见急腹症如肠痉挛、胆道蛔虫症及胆道痉挛鉴别。便血应与肠套叠、肠重复畸形、肠息肉、回肠远端憩室出血、过敏性紫癜相鉴别。婴儿期呕血应与维生素 K 缺乏症、食管裂孔疝相鉴别，儿童期呕血应与肝硬化时胃及食管静脉曲张出血相鉴别。

（四）治疗

治疗目的是促进溃疡愈合、解除疼痛，防止复发及并发症。治疗原则是有效地中和胃酸或抑制胃酸分泌，减低胃蛋白酶活性，保护胃十二指肠黏膜，清除幽门螺杆菌等不良因素。

1.一般疗法

采取各种措施控制胃酸分泌，如注意饮食，少食多餐、定时定量、进食不宜过多、避免辛辣刺激食品等。停用损伤胃黏膜的药物，如阿司匹林、吲哚美辛、类固醇激素等。患儿保持生活规律、精神愉快、减少焦虑，注意良好的休息和睡眠，必要时应用小剂量镇静剂，如地西泮、苯巴比妥等。

2.抗酸治疗

（1）碱性抗酸药。常用氢氧化铝凝胶、碳酸钙、氧化镁、三硅酸镁等，中和胃酸。含镁抗酸药有缓泻作用，氢氧化铝可引起便秘，故常用复合剂或以抗酸剂加抗胆碱能药物。这类合剂包括溴甲阿托品、复方氢氧化铝、胃得乐等，一般于饭后 1 ~ 3 小时及睡前服用，疗程 4 ~ 6 周。

（2）抑制胃酸分泌药。以组织胺 H_2 受体阻滞剂最常用，为目前最好的抗溃疡病药，临床常用西咪替丁、雷尼替丁及法莫替丁。西咪替丁用量为每天 20 ~ 40mg/kg，分 4 次，饭后及睡前服用。雷尼替丁剂量为每天 2 ~ 6mg/kg，分 2 次，清晨及晚饭后或睡前服用，溃疡症状缓解后每晚服用 1 次，疗程数月，对防止复发有良好作用。法莫替丁儿童尚无用药经验。此类药疗程 4 ~ 8 周。

（3）抗胆碱药。此类药包括颠茄、阿托品、溴丙胺太林、山莨菪碱等。能减少空腹胃酸分泌，解除平滑肌痉挛，一般在餐前 0.5 ~ 1 小时及睡前服用。

3.保护黏膜

（1）铋制剂。如三甲双枸橼酸铋、枸橼酸铋钾、乐得胃及复方铝酸铋等，均含有铋盐。为溃疡隔离剂，有阻止幽门螺杆菌定居作用，为消化性溃疡治疗的主要药物。

（2）硫糖铝。可与胃黏膜表面蛋白质络合成保护膜，覆盖溃疡面，有利于黏膜再生与溃疡愈合，并可吸附胃蛋白酶及抑制其活性。儿童每天 10 ~ 20mg/kg，餐前 1 小时及睡前服用。

（3）生胃酮 。可使胃黏膜上皮细胞存活时间延长，再生加快，促进胃黏液分泌，从而加强胃黏膜保护屏障，加速溃疡愈合。小儿剂量每次 1mg/kg，每天 3 次。

（4）胃膜素。遇水后变为黏胶状覆盖溃疡面以保护胃黏膜，每次 1 ~ 2mg，每天 3 次。

（5）蒙脱石散。为消化道黏膜保护剂，最大特点是加强、修复消化道黏膜屏障，同时固定清除多种病原体，包括幽门螺杆菌。还有局部止血作用，帮助溃疡处上皮细胞恢复和再生。本药不进入血液循环，无毒性作用，因此对于胃炎或溃疡患儿均可长期服用。

4. 清除幽门螺杆菌

十二指肠溃疡病并发幽门螺杆菌胃窦炎者，如不清除该细菌，溃疡治愈后复发率高。清除幽门螺杆菌药物主要有各种铋制剂、阿莫西林、甲硝唑、呋喃唑酮等。目前多主张联合用药，如铋制剂 + 阿莫西林 + 呋喃唑酮、铋制剂 + 阿莫西林、铋制剂 + 呋喃唑酮。有人用氨苄西林或阿莫西林 2 周，铋制剂 4 周，幽门螺杆菌清除率可达 70% 左右，也有用上述抗生素 7 天后，继用甲硝唑 3 天，铋制剂 4 周，疗效可能更好。

5. 并发症治疗

（1）溃疡穿孔。溃疡急性穿孔是本病最严重并发症，约占溃疡病的 15%，也是溃疡病致死主要原因。临床分急性与慢性两种，急性穿孔危险性大，死亡率高。慢性穿孔则使胃溃疡逐渐变深，侵蚀浆膜层，穿透胃壁，与附近器官发生粘连，此后可穿入胰、肝等脏器。组织愈合成为包裹性穿孔者，临床上不少见，一般不列为并发症。胃穿孔一般较十二指肠穿孔严重。溃疡穿孔后胃内容物流入腹腔，迅速引起腹膜炎，常产生剧烈腹痛，随后产生脓毒症及中毒性休克，若不及时抢救，可危及生命。

（2）溃疡出血。溃疡病活动期一般均有微量出血，粪便内有隐血存在，这不算本病并发症。当一次出血量在 60 ~ 100mL 甚至以上者，且有明显消化道症状，称为溃疡出血，约占溃疡病 25%，主要表现有头晕、脉速、面色苍白、出冷汗及四肢厥冷、血压下降等休克征象。若出血过多、过快，甚至可危及生命。

（3）幽门梗阻。溃疡发生于幽门部或十二指肠球部，易造成幽门梗阻。有暂时性和永久性两种同时存在。约 10% 溃疡患者并发幽门梗阻。梗阻初期，胃内容物排出发生困难，引起反射性胃蠕动增强，胃肌代偿性肥厚以克服梗阻障碍。

随梗阻程度加剧，胃肌活动逐渐减弱，因而进入胃内的部分食物停滞。到了晚期，代偿功能不足，肌肉萎缩，蠕动极度微弱，形成胃扩张。

（4）溃疡癌变。一般见于成年患者。

6. 家庭治疗

（1）家庭用药。可根据医师指导或依据药物说明书选用下列药物：①西咪替丁。②止痛药。阿托品片或溴丙胺太林片，以及胃复康。③制酸药。氢氧化铝胶、氧化镁等。④生胃酮。

（2）可用中医、中药治疗。

（3）营养和饮食。患者饮食以面食为主，辅以低脂肪和适量蛋白质，并定时定量，不可饥一顿、饱一顿。发病期间进食次数可以适当增加至每天 5 ~ 6 次，并短期给予流质或半流质饮食、软食，注意补充维生素，提高饮食质量。还应避免粗糙、过冷、过热、过甜等刺激性大的食物。

可参考以下食疗方：①牛奶 250g，煮沸，调入蜂蜜 50g，白及 6g，调匀后服用。②小白菜 250g，洗净后剁碎；食盐少许腌拌 10 分钟，用洁净纱布绞取汁液，加淀粉适量，每天分 3 次，空腹饮用。③高良姜 15g 研为末，大米 100g，水 2000mL，先水煎高良姜至 1500mL，去渣后再下米煮粥。④橘皮切碎，同米一起煮粥食用。⑤新鲜土豆250g，洗净后切碎，加开水，捣烂，用洁净纱布包扎绞汁。餐前每服1匙，酌加蜂蜜，连服2～3周。

（4）护理和康复。患者在病变活动期应绝对卧床休息。平时要保证充足的睡眠时间和休息，环境应适宜，生活有规律。发作期出现呕吐时，及时清除口腔中呕吐物，并漱口清洁口腔，防止细菌感染。在遵照饮食原则之外，尽量满足患者要求，使其保持良好的精神状态，以利身体恢复。

（五）注意事项和预防复发

1. 注意事项

（1）本病复发率高，治愈后要注意防范诱发本病的因素，以防再度复发。

（2）家长和患者需了解本病一般知识。如热、冷、甜等刺激性饮食，都会不同程度加快病情。在本病好发季节要防感冒，饮食上讲卫生，忌暴饮暴食及饮食不规律，以及注意劳逸结合。对于一些可以诱发以至加重溃疡病及并发症的药物要慎用或尽量不用。必要时遵医嘱同服抗酸药物。

（3）在家治疗用药过程中，不应随便更换药物，应遵医嘱或据药物说明按疗程服用。

（4）用于止痛的阿托品类药物，服用后有口干、视物模糊等不良作用，出血性溃疡（近期）、青光眼及存在精神障碍者禁用。

（5）治疗胃、十二指肠溃疡的药物西咪替丁，对神经系统、肝肾及内分泌都可能产生某些不良反应，所以要遵医嘱按疗程服用，不可超量或长期用下去。

2. 预防复发

消化性溃疡具有诊治容易，但易反复发作的特点。据报道，十二指肠溃疡3个月复发率为35%～40%，1年复发率为50%～90%；胃溃疡1年复发率为45%～85%。消化性溃疡在正确治疗下，一般2～8周就可愈合，但要使溃疡病少复发或不复发，需注意：

（1）按系统、全程、联合用药原则，一丝不苟地治疗。疗程不少于 4 周，最好是 6 ~ 8 周。但有一些患者家长，因患者服药数天症状就完全消失，食欲也增加、精神好，于是不顾医嘱，自作主张停止患者服药。此时虽无症状，但溃疡并未愈合，停药后很容易复发。

（2）联合用药可以加速溃疡愈合，提高愈合质量。除了制酸、抑酸、保护胃黏膜、恢复胃动力等药联合使用外，消除幽门螺杆菌的药物更是不能少。另外，中药也有非常好的加速溃疡愈合、提高愈合质量、增强胃黏膜屏障防护的作用，可使溃疡复发率明显下降。

（3）1 个疗程结束后，要做胃镜复查，确实溃疡愈合了，才能进行下一步的维持治疗。

（4）疗程结束，胃镜检查确诊溃疡愈合，幽门螺杆菌根除后，还要进行维持治疗。在溃疡愈合后，每天半量服药，通常维持服药 0.5 ~ 1 年。长期维持治疗可使 60% ~ 90% 溃疡不复发，用药可选西咪替丁、雷尼替丁、法莫替丁、奥美拉唑。

（5）杜绝一切可引起复发的诱因。避免刺激性饮食，保持情绪稳定、心情开朗，避免服用刺激胃黏膜的药物，生活起居有规律，合理调整活动与休息时间。讲究饮食卫生，避免刺激性、生冷不洁及不易消化的食物。

二、应激性溃疡

本病是多发性外伤、全身性感染、大面积烧伤、休克、多器官功能衰竭等严重应激反应下发生的急性胃黏膜病变，为上消化道出血常见原因之一。应激性溃疡有 4 大特点：①应激情况下产生的急性病变。②具多发性。③病变散布在胃体及胃底含壁细胞的泌酸部位，胃窦部甚少见，仅在病情发展或恶化时才偶尔累及胃窦部。④不伴高胃酸分泌。

外伤、手术后并发严重感染者易发生应激性溃疡。胸腹联合伤比单纯胸部、软组织或肢体伤引起应激性溃疡的可能性大。慢性胃十二指肠溃疡或肝硬化食管静脉曲张出血引起休克后，也常发生应激性溃疡。一般烧伤所致应激性溃疡者的烧伤面积均大于 35%。烧伤面积小于 50% 者若不并发脓毒血症，仅 2% 发生应激性溃疡，若并发脓毒血症则发生率升高至 19%。

（一）致病机制

应激性溃疡是胃黏膜细胞被胃酸和胃蛋白酶消化破坏所致，其中，胃酸是产生溃疡的必要条件。正常人胃黏膜接触胃酸和胃蛋白酶而不被消化是因胃黏膜有自身保护作用。

1. 三方面屏障保护胃黏膜

（1）胃黏液。胃黏膜分泌的黏液稠厚，呈胶陈状，紧贴于胃黏膜表面，将胃腔与胃黏膜上皮细胞的黏膜面或腔面隔开。黏液层分子结构特殊，其中水分静止，不受搅动，H^+ 和胃蛋白酶在其内扩散极慢，所以黏液屏障能在上皮细胞与胃腔间维持一个 pH 梯度。

（2）胃黏膜。胃黏膜上皮细胞腔面的细胞膜由脂蛋白构成，胃腔内 H^+ 不能通过细胞膜顺浓度梯度逆扩散至细胞内。细胞膜在胃腔与上皮细胞间形成一道屏障，少量 H^+ 也被阻挡。而胃黏膜上皮细胞间的连接非常紧密，H^+ 也不能由此进入细胞内。

（3）中和作用。胃黏膜细胞内有大量碳酸酐酶，能将细胞内氧化代谢产生的及从血液来的 CO_2 和 H_2O 结合成 HCO_3^-。后者解离成 HCO_3^- 和 H^+，HCO_3^- 从细胞基底面（浆膜面）进入血液或组织间液，也可从黏膜面转运至胃腔内，在贴近黏膜的黏液层中和穿过该层的少量 H^+。即使少量 H^+ 进入黏膜上皮细胞也能被上皮细胞内 HCO_3^- 所中和，维持细胞的酸碱平衡。

2. 胃黏膜屏障被破坏

胃黏膜屏障正常功能的维持，依靠胃黏膜上皮细胞正常代谢和不断更新，代谢需要氧和底物。在休克等应激情况下，患者都有不等时间的低血压和胃微循环障碍，胃黏膜缺血、缺氧，影响线粒体功能，造成 ATP 合成减少，能量供应不足，细胞发生功能障碍，影响蛋白质合成，丧失生成和分泌黏液、HCO_3^- 的能力，使黏膜丧失屏障。H^+ 逆扩散至细胞内，细胞又缺少 HCO_3^- 中和进入细胞内的 H^+，结果出现细胞酸中毒，细胞内溶酶体裂解，释放溶酶，细胞自溶、破坏、死亡。同时由于能量不足，DNA 合成受影响，细胞难以再生，坏死细胞没有再生细胞来替换更新，形成溃疡。胃黏膜细胞糖原（能量）储备很少而代谢率较高，比肝、肌肉等其他组织更容易因缺血而影响代谢。胃黏膜上皮细胞中以胃底上皮细胞代谢率最高，这可以解释何以应激性溃疡多发生在胃底。

（二）临床表现

最先表现为出血。出血时并非在病变开始时，此前病变已有一段时间。起初黏膜病变浅而少，不引起出血，以后病变增多加深，若不采取防止措施即可出血。出血一般发生在应激情况开始后 5 ~ 10 天。出血时不伴疼痛，且是间歇性的，有时两次间隔数天，可能是因病灶分批出现，同时存在旧病灶的愈合和新病灶形成。

（三）诊断和鉴别诊断

1. 诊断

重症患儿一旦发生上消化道出血，首先要考虑应激性溃疡。因病灶过浅钡餐 X 线检查多无诊断价值，纤维胃镜检查可以排除其他出血病变、明确诊断。若出血量大，看不清楚，可以做选择性动脉造影。

2. 鉴别诊断

应激性溃疡与胃部其他黏膜病变或溃疡有区别：

（1）酒精、激素及非激素类抗炎制剂（如阿司匹林、吲哚美辛）所致急性黏膜病变。不伴严重感染、外伤等应激情况。病灶是多发性浅表糜烂，部位与应激性溃疡相似，但限于黏膜，不侵及肌层，愈合后不留瘢痕。一般不会大量出血，出血也能自行停止，不需要外科治疗。

（2）烧伤引起的 Curling 溃疡。Curling 溃疡也是急性溃疡，发生在烧伤恢复期；而烧伤所致应激性溃疡则发生在烧伤后 3 ～ 5 天。Curling 溃疡位于十二指肠，单个发生，位置较深，常穿透肠壁引起穿孔。

（3）脑外伤、脑肿瘤或颅内神经外科手术所致 Cushing 溃疡。发生在食管、胃或十二指肠，能穿透胃肠壁。因迷走神经过度刺激，出现胃酸和胃蛋白酶分泌亢进，血清胃泌素含量升高。而应激性溃疡并无胃酸或胃蛋白酶分泌亢进，应激性溃疡如不引起大出血可以没有临床症状，或者即使有症状也被应激症状所掩盖而不被诊断。应激性溃疡也比较浅表，钡餐造影常不能发现，所以往往只能在大出血后经手术探查或死亡后经尸体解剖才能发现，有很多漏诊。过去报告的发病率并不高，自从有了纤维内窥镜后临床发病率较前有提高。但并非所有应激患者都做内窥镜检查，统计的发病率还是可能比实际数字低得多。

（四）治疗

1. 内科治疗

应激性溃疡发生大出血时，因患者全身情况差，不能耐受手术，加以术后再出血发生率高，所以一般先用内科治疗，无效时才考虑外科治疗。内科治疗方法有：

（1）胃管吸引留置。胃管持续吸引可防胃扩张，并清除胃酸和积血，了解出血情况。

（2）冰盐水或血管收缩剂洗胃。冰盐水灌洗，每次用 60mL；或用血管收缩剂，如去甲肾上腺素 8mg 加入 100mL 葡萄糖溶液中，滴入。两法均可使黏膜血管收缩达到止血目的。

（3）胃肠道外使用血管收缩剂。去甲肾上腺素8mg加入250mL生理盐水中，滴入腹腔；或做选择性动脉插管，每分钟注射0.2IU。垂体后叶加压素注于胃左动脉内，持续24小时，出血停止后逐渐减量。

（4）抗酸药间隔洗胃。因H_2受体拮抗剂西咪替丁和前列腺素均能使胃黏膜血管充血扩张增加出血，故有人主张在出血病例中不用。

2. 手术治疗

仅10%应激性溃疡出血者需手术治疗。

（1）手术指征。①开始就大出血，快速输血而血压仍不能维持。②持续少量出血或间断出血，24 ~ 48小时输血量达2 ~ 3L。

（2）手术方式。对手术方式的选择意见较分歧。最早是做胃大部切除术，但术后常再出血，说明胃大部切除术切除黏膜范围不够，未能切除所有出血病灶或防止残留黏膜产生新出血病灶。全胃切除术效果固然好，但应激性溃疡患儿全身情况极差，手术死亡率很高，术后很多有后遗症。

现在一般采用降胃酸+切除部分黏膜，或部分黏膜切除手术，以及胃血管的断流术。前者包括胃大部切除术、迷走神经切断术和迷走神经切断术加部分胃切除术。迷走神经切断术不但能降低胃酸分泌，还能使胃内的动静脉短路开放，减少至胃黏膜的血流。有资料表明迷走神经切断术止血效果与胃大部切除术相似，但再出血率与死亡率均比胃大部切除术低，而胃部分切除术加迷走神经切断术的止血效果比前二者均好，再出血率比前二者均低。

胃血管断流术即将胃的血管除胃短动脉外全部切断结扎，包括胃左、右动脉以及胃网膜左、右动脉。有人报告术后再出血率低，胃并不坏死，也不发生胃部分切除后的并发症。有人主张做胃部分切除术后用Roux-en-Y法重建胃肠道，以防止胆汁反流，损害胃黏膜。对于术后再出血的患者应尽早再次手术，最好采用近全胃切除或全胃切除术，即止血效果可靠的手术。因为这类患者不能耐受第二次术后出血或第三次止血手术。

（五）预防

应激患儿产生应激性溃疡的可能性较大，对这类患者应及时处理，补充血容量、纠正循环障碍、改善组织灌注、保证通气、给氧，并用抗生素防止感染。

这类患儿的胃酸虽不一定过度分泌，但胃酸是产生应激性溃疡的必要条件，所以对情况严重者最好都能留置胃管持续吸引胃液。一则保持胃内缺酸，二则防止因胃扩张而加重胃壁缺血。但胃黏膜脆弱容易出血，吸力不宜过大。同时静脉注射 H_2 受体拮抗剂如西咪替丁抑制胃酸分泌，及用抗酸药（镁乳或氢氧化铝）通过胃管间隔打入洗胃、中和胃酸。有条件的可每小时从胃管灌入抗酸药 30mL，灌后夹管 45 分钟，然后吸出胃液，抽吸 15 分钟后，测胃内容物 pH。若 $pH < 5$，则第二个小时灌 60mL，一直维持胃内容物的 $pH > 5$。

有的人不主张用 H_2 受体拮抗剂，因为壁细胞产生胃酸时每分泌一个 H^+ 就同时产生一个 HCO_3^-（碱潮）分泌至胃腔。H_2 受体拮抗剂在抑制胃酸分泌的同时也影响 HCO_3^- 生成，不如抗酸剂能中和胃酸而又不影响 HCO_3^- 分泌。

第三节 肠套叠

本病指部分肠管及其肠系膜套入邻近肠腔所致的一种绞窄性肠梗阻，为 3 个月 ~ 6 岁期间引起肠梗阻的最常见原因，又是婴幼儿时期最常见的急腹症之一。60% 本病患儿的年龄在 1 岁以内，但新生儿罕见。80% 患儿年龄在 2 岁以内，男孩发病率多于女孩，约为 4 ∶ 1，以健康的肥胖儿常见。发病季节与胃肠道病毒感染流行一致，以春秋季多见，常伴发肠胃炎、中耳炎及上呼吸道感染。

一、病因和分型

（一）病因

肠套叠分原发性和继发性两类。95% 为原发性，多为年幼儿童，有人认为婴儿回盲部系膜尚未完全固定、活动度较大是容易发生肠套叠的结构上因素。继发性病例有 5%，多为年长儿童。发生套叠的肠管多有明显机械性原因，如梅克尔憩室翻入回肠腔内，成为肠套叠的起点，肠息肉、肠肿瘤、肠重复畸形、腹型紫癜致肠壁血肿等均可牵引肠壁而发生肠套叠。

有些促发因素可引起肠蠕动节律紊乱，从而诱发肠套叠，如病毒感染、腹泻及饮食改变等。有研究表明病毒感染可致末段回肠集合淋巴结增生，局部肠壁增厚，甚至凸入肠腔，构成套叠起点，加之肠道受病毒感染后蠕动增强，从而导致肠套叠发生。

（二）类型

肠套叠多为近端肠管套入远端肠腔内，依据其套入部位不同分为：

1. 回盲型

这是指肠套叠头部，带领回肠末端进入升结肠，盲肠、阑尾也随着翻入结肠内，此型最常见，约占总数 50% ~ 60%。

2. 回结型

回肠从距回盲瓣数厘米处，套入回肠最末端，穿过回盲瓣进入结肠，约占 30%。

3. 回回结型

回肠先套入远端回肠内，然后整个再套入结肠内，约占 10%。

4. 小肠型

小肠套入小肠，少见。

5. 结肠型

结肠套入结肠，也少见。

6. 多发型

回结肠套叠和小肠套叠合并存在。肠套叠多为顺行性套叠，与肠蠕动方向一致。套入部随肠蠕动不断继续前进，此段肠管及系膜也一并套入鞘内，颈部束紧不能自动退出。因鞘层肠管持续痉挛，致使套入部肠管发生循环障碍，初期静脉回流受阻，组织充血水肿，静脉曲张，黏膜细胞分泌大量黏液，进入肠腔内，与血液及粪质混合成果酱样胶冻状排出。肠壁水肿、静脉回流障碍加重，使动脉受累、供血不足，导致肠壁坏死并出现全身中毒症状，严重者可并发肠穿孔和腹膜炎。

二、临床表现

（一）急性肠套叠

1. 局部表现

（1）腹痛。既往健康的孩子突然发作剧烈阵发性肠绞痛，哭闹不安，屈膝缩腹、面色苍白、拒食及出汗；持续数分钟或更长时间后腹痛缓解，安静或入睡，间歇 10 ~ 20 分钟又反复发作。阵发性腹痛是因肠系膜受牵拉和套叠的鞘部强烈收缩所致。

（2）呕吐。初为乳汁、乳块和食物残渣，后可含胆汁，晚期可吐粪便样液体，说明存在肠管梗阻。

（3）腹部包块。多数病例在右上腹季肋下可触及轻微触痛的套叠肿块，呈腊肠样，光滑不太软，稍可移动。晚期病例发生肠坏死或腹膜炎时，出现腹胀、腹腔积液、腹肌紧张和压痛，不易扪及肿块，有时腹部扪诊和直肠指检双合检查可触及肿块。

（4）血便。为重要症状，出现症状最初几小时大便可正常，以后大便少或无便。约 85% 病例在发病后 6 ~ 12 小时排出果酱样黏液血便，或做直肠指检时发现血便。

2. 全身情况

患儿在早期一般情况尚好，体温正常，无全身中毒症状。随病程延长，病情加重，并发肠坏死或腹膜炎时全身情况恶化，常有严重脱水、高热、嗜睡、昏迷及休克等中毒症状。

（二）慢性肠套叠

年龄愈大者发病过程愈缓慢。主要表现为阵发性腹痛，腹痛时上腹或脐周触及肿块，不痛时腹部平坦、柔软无包块。病程有时长达十余天。因年长儿肠腔较宽阔可无梗阻现象，肠管亦不易坏死。呕吐少见，便血发生也较晚。

三、检查和诊断

（一）临床检查

1. 腹部 B 超检查

在套叠部位横断扫描可见同心圆或靶环状肿块图像，纵断扫描可见套筒征。

2. B 超监视下水压灌肠

经肛门插入 FOley 管并将气囊充气至 20 ~ 40mL。将 T 形管一端接 FOley 管，侧管接血压计监测注水压力；另一端为注水口，注入 37℃ ~ 40℃等渗盐水，匀速推入肠内，可见靶环状块影退至回盲部，半岛征由大到小，最后消失，诊断治疗同时完成。

3. 空气灌肠

由肛门注入气体，在 X 线透视下可见杯口阴影，能清楚看见套叠头的块影，并可同时进行复位治疗。

4. 钡剂灌肠

可见套叠部位充盈缺损和钡剂前端的杯口影，以及钡剂进入鞘部与套入部之间呈现的线条状或弹簧状阴影。只用于慢性肠套叠疑难病例。

（二）诊断及鉴别诊断

凡健康婴幼儿突然发生阵发性腹痛或阵发性哭闹、呕吐、便血和腹部扪及腊肠样肿块时即可确诊，早期在未排出血便前应做直肠指检。本病还应与下述疾病鉴别。

1. 急性痢疾

夏季发病。大便次数多，含黏液、脓血，里急后重，多伴有高热等感染中毒症状。粪便检查可见成堆脓细胞，细菌培养阳性。但必须注意细菌性痢疾偶尔亦可引起肠套叠，两种疾病可同时存在，或肠套叠继发于细菌性痢疾后。

2. 梅克尔憩室出血

患儿大量血便，常为无痛性，亦可并发肠套叠。

3. 过敏性紫癜

有阵发性腹痛，呕吐、便血，因肠管水肿、出血、增厚，有时左右下腹可触及肿块。绝大多数患儿有出血性皮疹、关节肿痛，部分病例有血尿。此病因肠功能紊乱和肠壁血肿，亦可并发肠套叠。

4. 蛔虫性肠梗阻

症状与肠套叠相似，在婴儿少见，无便血。腹部肿块呈条状，多在脐周及脐下。

四、治疗

急性肠套叠是一种危及生命的急症，其复位是一个紧急过程，一旦确诊需立即进行。

（一）非手术疗法

灌肠疗法：

（1）适应证。肠套叠在48小时内，全身情况良好，腹部不胀，无明显脱水及电解质紊乱。

（2）方法。包括B超监视下水压灌肠、空气灌肠、钡剂灌肠复位等3种方法。

（3）注意事项。灌肠复位时应做如下观察：①拔出肛管后排出大量带臭味的黏液血便和黄色粪水。②患儿很快入睡，不再哭闹及呕吐。③腹部平软，触不到原有包块。④灌肠复位后给予 0.5 ～ 1.0g 活性炭口服，6 ～ 8 小时后应有炭末排出，表示复位成功。

（4）禁忌证。①病程已超过48小时，全身情况差，如有脱水、精神萎靡、高热、休克等症状者，对3个月以下婴儿更应注意。②高度腹胀，腹部腹膜刺激征者。③X线腹部平片可见多数液平面者。④套叠头部已达脾曲，肿物硬而且张力大者。⑤多次复发疑有器质性病变者。⑥小肠型肠套叠。

（二）手术治疗

肠套叠超过48 ～ 72小时，或虽时间不长但病情严重，疑有肠坏死或穿孔者，以及小肠型肠套叠，均需手术治疗。根据患儿全身情况及套叠肠管的病理变化选择进行肠套叠复位、肠切除吻合术或肠造瘘术等。

（三）预后

5% ～ 8% 患儿可有肠套叠复发。灌肠复位比手术复位的复发率高。

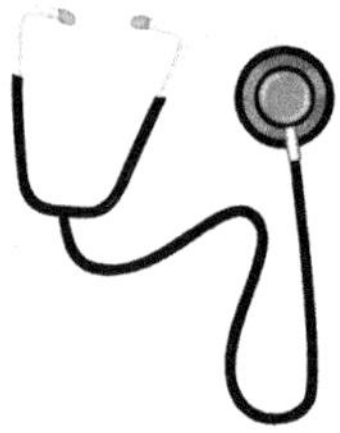

第九章　儿童先天性疾病

第一节　心脏病

一、概述

本病是胎儿期心脏及大血管发育异常而致的先天畸形，为小儿最常见心脏病。

（一）流行病学

流行病学资料显示，先天性心脏病的发病率在活产婴儿中为4.05‰～12.3‰；若加上出生前已死亡的胎儿，本病发病率更高。国内曾在上海市两个区调查了2万多名活产婴儿，发现本病在生后第1年发病率为6.9‰。估计我国每年约出生15万患先天性心脏病的新生儿。

如未经治疗，约1/3患儿在生后1年内可因病情严重和复杂畸形而死亡。据国内外资料统计，新生儿期死亡病例以大动脉转位为多，其次是左心发育不良综合征。各类先天性心脏病的发病以室间隔缺损为多，其次为房间隔缺损、动脉导管未闭和肺动脉瓣狭窄。法洛四联症则是存活的发绀型先天性心脏病中最常见者。

（二）病因及预防

在胎儿心脏发育阶段，若有任何因素影响心脏胚胎发育，使心脏某一部分发育停顿或异常，即可造成心脏畸形。这类有关因素很多，可分为内因和外因两类，以后者多见。内在因素主要与遗传有关，可为染色体异常或多基因突变等。如：房室间隔缺损和动脉干畸形等与第 21 号染色体长臂某些区带的过度复制和 22 对染色体部分片段缺失有关。第 7、12、15 和 22 号染色体上也有基因与心血管畸形有关。据统计，大约有 315 种临床综合征伴有先天性心脏病，同一家庭中可有数人同患某一种先天性心脏病，均说明其与遗传因素有关。

外在因素中较重要的为宫内感染，特别是怀孕早期患风疹、流行性感冒、流行性腮腺炎和柯萨奇病毒感染等，而孕妇缺乏叶酸、接触放射线、宫内缺氧、服用药物（如抗癌药、抗癫痫药）、代谢性疾病（如糖尿病、高钙血症、苯丙酮尿症）等均可能与发病有关。但绝大多数先天性心脏病的病因尚不清楚，目前认为 85% 以上先天性心脏病的发生可能是胎儿周围环境因素与遗传因素相互作用的结果。因此，加强孕妇保健尤其妊娠早期适量补充叶酸，积极预防风疹、流感等病毒性疾病，以及避免与发病有关的因素接触，保持健康的生活方式等，都对预防先天性心脏病具有积极意义。

（三）分类

先天性心脏病种类很多，可有两种以上畸形并存，可据左、右两侧及大血管之间有无分流分为三大类：

1. 左向右分流型（潜伏青紫型）

正常情况下因体循环压力高于肺循环，故血液从左向右分流而不出现青紫。当大哭、屏气或任何病理情况下致肺动脉或右心室压力增高并超过左心压力时，则可使血液自右向左分流而出现暂时性青紫，如室间隔缺损、动脉导管未闭、房间隔缺损等。

2. 右向左分流型（青紫型）

某些原因（如右心室流出道狭窄）致使右心压力增高并超过左心，使血流经常从右向左分流时；或因大动脉起源异常，使大量静脉血流入体循环，均可出现持续性青紫，如法洛四联症和大动脉转位等。

3. 无分流型（无青紫型）

即心脏左、右两侧或动、静脉之间无异常通路或分流，如肺动脉狭窄和主动脉缩窄等。

（四）治疗

这些年随着科学技术不断发展，先天性心脏病介入导管关闭动脉导管、房间隔缺损和室间隔缺损，以及应用球囊导管扩张狭窄瓣膜（如肺动脉瓣狭窄）和血管等技术的发展，为治疗先天性心脏病开辟了崭新途径。心脏外科手术方面，体外循环、深低温麻醉下心脏直视手术发展以及带瓣管道使用，不仅使大多数常见先天性心脏病根治手术效果大为提高，而且某些复杂心脏畸形也能在婴儿期，甚至新生儿期进行手术，先天性心脏病预后已大为改观。

二、室间隔缺损

本病简称室缺，由胚胎期室间隔（流入道、肌小梁部和流出道）发育不全所致，为最常见先天性心脏病，约占我国先天性心脏病的 50%。单独存在者约占 25%，其他近 2/3 多为复杂性先天性心脏病合并室间隔缺损。

室缺种类很多，但分类趋向与外科手术切口结合，更具实用性及直观性。膜周部缺损最多见，占 60% ~ 70%，位于主动脉下，由膜部向相邻的三个区域（流入道、流出道或肌小梁部）延伸而成。肌部缺损，占 20% ~ 30%，又分为窦部肌肉缺损（即肌部流入道）、漏斗隔肌肉缺损（过去统称为嵴上型或干下型）及肌部小梁部缺损。

（一）病理生理

正常人右室收缩压仅及左室的 1/6 ~ 1/4，肺循环阻力为体循环的 1/10 左右。若存在室缺，左心房血液进左心室后，部分由正常途径从左心室到主动脉至体循环，为有效循环；另一部分则自左心室经室缺分流入右心室到肺动脉至肺循环，为无效循环。此时两个循环量不再相等，肺循环血流量大于体循环血流量，从肺动脉瓣或二尖瓣血流量中减去主动脉瓣或三尖瓣血流量即分流量。分流量多少取决于缺损面积、心室间压差及肺小动脉阻力，缺损大致可分为3种类型：

1.小型室缺（Roger病）

缺损直径小于5mm或缺损面积＜ $0.5cm^2/m^2$ 体表面积。缺损小，心室水平左向右分流量少，血流动力学变化不大，可无症状。

2.中型室缺

缺损直径5～15mm或缺损面积0.5～ $1.0cm^2/m^2$ 体表面积。缺损较大，分流量较多，肺循环血流量可达体循环的1.5～3.0倍以上，但因肺血管床有很丰富的后备容受量，肺动脉收缩压和肺血管阻力可在较长时期不增高。

3.大型室缺

缺损直径大于15mm或缺损面积＞ $1.0cm^2/m^2$ 体表面积。缺损巨大，缺损口本身对左向右分流量不构成阻力，血液在两心室自由交通，即非限制性室缺。大量左向右分流量使肺循环血流量增加，当超过肺血管床的容量限度时，出现容量性肺动脉高压，肺小动脉痉挛，肺小动脉中层和内膜层渐增厚，管腔变小、梗阻。

随着肺血管病变进行性发展则渐变为不可逆阻力性肺动脉高压。当右心室收缩压超过左心室收缩压时，左向右分流逆转为双向分流或右向左分流，出现发绀，即艾森曼格综合征。

（二）临床表现

临床表现取决于缺损大小和心室间压差。小型缺损可无症状，一般活动不受限制，生长发育不受影响，仅体检时听到胸骨左缘第3、4肋间响亮全收缩期杂音，常伴震颤，肺动脉第二音正常或稍增强。缺损较大时左向右分流量多，体循环血流量相应减少，患儿多生长迟缓，体重不增，有消瘦、喂养困难，活动后乏力、气短、多汗，易反复患呼吸道感染，易导致充血性心力衰竭等。有时因扩张的肺动脉压迫喉返神经，引起声音嘶哑；体格检查发现心界扩大，搏动活跃，胸骨左缘第3、4肋间可闻及Ⅲ～Ⅳ粗糙全收缩期杂音，向四周广泛传导，可扪及收缩期震颤。分流量大时在心尖区可闻及二尖瓣相对狭窄的较柔和舒张中期杂音。

大型缺损伴有明显肺动脉高压时（多见于儿童或青少年期），右心室压力显著升高，逆转为右向左分流，出现青紫，并逐渐加重。此时心脏杂音较轻而肺动脉第二音显著亢进，继发漏斗部肥厚时肺动脉第二音降低。室间隔缺损易并发支气管炎、充血性心力衰竭、肺水肿及感染性心内膜炎。20%～50%膜周部和肌小梁部缺损在5岁之内有自然闭合可能，大多发生在1岁内。肺动脉下或双动脉下的漏斗隔缺损很少能闭合，且易发生主动脉脱垂致主动脉瓣关闭不全，应早期处理。

（三）辅助检查

1. X线检查

小型室间隔缺损心肺X线检查无明显改变，或有肺动脉段延长或轻微突出，肺野轻度充血。中型缺损心影轻到中度增大，左、右心室增大，以左室增大为主，主动脉弓影较小，肺动脉段扩张，肺野充血。大型缺损心影中度以上增大，呈二尖瓣型，左、右心室增大，多以右心室增大为主，肺动脉段明显突出，肺野明显充血。当肺动脉高压转为双向或右向左分流时，出现艾森曼格综合征，主要特点为肺动脉主支增粗，而肺外周血管影很少，宛如枯萎的秃枝，心影可基本正常或轻度增大。

2. 心电图

小型缺损心电图可正常或表现为轻度左心室肥大。中型缺损主要为左心室舒张期负荷增加表现，RV_5、V_6 升高伴深 Q 波，T 波直立高尖对称，以左心室肥厚为主。大型缺损为双心室肥厚或右心室肥厚。症状严重、出现心力衰竭时，可伴心肌劳损。

3. 超声心动图

可解剖定位和测量大小，但缺损 $<$ 2mm 时可能不被发现。二维超声可从多个切面显示缺损直接征象——回声中断的部位、时相、数目与大小等。彩色多普勒超声可显示分流束的起源、部位、数目、大小及方向。频谱多普勒超声可测量分流速度，计算跨隔压差和右室收缩压，估测肺动脉压，还可测定肺动脉瓣口和二尖瓣口血流量以计算肺循环血流量（Qp），测定主动脉瓣口和三尖瓣口血流量计算体循环血流量（Qs），正常时 $Qp/Qs \approx 1$，此值增高 ≥ 1.5 提示为中等量左向右分流，≥ 2.0 为大量左向右分流。

4. 心导管检查

可进一步证实诊断及做血流动力学检查，评价肺动脉高压程度、计算肺血管阻力及体肺分流量。造影可示心腔形态、大小及心室水平分流束的起源、部位、时相、数目与大小，排除其他并发畸形等。

（四）治疗

室间隔缺损有自然闭合可能，中小型缺损可先在门诊随访至学龄前期，有临床症状如反复呼吸道感染和充血性心力衰竭时，进行抗感染、强心、利尿、扩血管等内科处理。大中型缺损有难控制的充血性心力衰竭者，肺动脉压力持续升高超过 1/2 体循环压或肺循环与体循环量之比大于 2 ： 1 时，应及时处理。

室间隔缺损治疗过去只能依靠外科体外循环下直视手术修补，随着介入医学的发展，应用可自动张开和自动置入的双面蘑菇伞（Amplatzer）等装置，可经心导管堵塞进行非开胸的介入治疗。初步应用表明该方法对关闭肌部、部分膜部室缺是安全有效的，但远期疗效有待进一步临床实践和研究证实。

三、房间隔缺损

本病是小儿时期常见的先天性心脏病，发病率约为活产婴儿的1/1500，占先天性心脏病发病总数的5% ~ 10%。女性较多见，男女性别比例为1 ∶ 2。

（一）病理解剖

是房间隔在胚胎发育过程中发育不良所致。依据胚胎发生，房间隔缺损可分为四个类型：

1. 原发孔型房间隔缺损

也称Ⅰ孔型房间隔缺损，约占15%，缺损位于心内膜垫与房间隔交接处。常合并二尖瓣或三尖瓣隔瓣裂，此时称为部分型房室间隔缺损。

2. 继发孔型房间隔缺损

最为常见，约占75%。缺损位于房间隔中心卵圆窝部位，亦称中央型。

3. 静脉窦型房间隔缺损

约占5%，分上腔型和下腔型。上腔静脉窦型的缺损位于上腔静脉入口处，右上肺静脉常经此缺损异位引流入右心房。下腔静脉型缺损位于下腔静脉入口处，常合并右下肺静脉异位引流入右心房，此种情况常见于弯刀综合征。

4. 冠状静脉窦型房间隔缺损

约占2%，缺损位于冠状静脉窦上端与左心房间，造成左心房血流经冠状静脉窦缺口分流入右心房。此型缺损常合并左侧上腔静脉残存、左右侧房室瓣狭窄或闭锁、完全性房室间隔缺损、无脾综合征、多脾综合征等。部分性冠状静脉窦隔缺损，可单发或多发。

（二）病理生理

出生后左心房压高于右心房，房间隔缺损时则出现左向右分流，分流量与缺损大小、两侧心房压力差及心室顺应性有关。生后初期左、右心室壁厚度相似，顺应性也相近，故分流量不多。随年龄增长，肺血管阻力及右心室压力下降，右心室壁较左心室壁薄，右心室充盈阻力也较左心室低，故分流量增加。

因右心血流量增加，舒张期负荷加重，故右房、右室增大。肺循环血量增加，压力也增高，晚期可导致肺小动脉肌层及内膜增厚、管腔狭窄，引起肺动脉高压，使左向右的分流减少，甚至出现右向左分流，临床出现发绀。

（三）临床表现

房间隔缺损的症状随缺损大小而有所不同。缺损小可无症状，仅体格检查时发现胸骨左缘 2 ~ 3 肋间有收缩期杂音。缺损较大时分流量也大，导致肺充血，体循环血流量不足。表现为体形瘦长，面色苍白，乏力，多汗，活动后气促和生长发育迟缓。由于肺循环血流增多而易反复呼吸道感染，严重者早期发生心力衰竭。

多数患儿在婴幼儿期无明显体征，2 ~ 3 岁后心脏增大，前胸隆起，触诊心前区有抬举冲动感，一般无震颤，少数大缺损分流量大者可出现震颤。听诊有以下四个特点：

（1）第一心音亢进，肺动脉第二心音增强。

（2）因右心室容量增加，收缩时喷射血流时间延长，肺动脉瓣关闭更落后于主动脉瓣，出现不受呼吸影响的第二心音固定分裂。

（3）由于右心室增大，大量血流通过正常肺动脉瓣时（形成相对狭窄）在左第 2 肋间近胸骨旁可闻及 2 ~ 3 级喷射性收缩期杂音。

（4）当肺循环血流量超过体循环达 1 倍以上时，则在胸骨左下第 4 ~ 5 肋间隙处可出现三尖瓣相对狭窄的短促与低频舒张早中期杂音，吸气时更响，呼气时减弱。随着肺动脉高压的进展，左向右分流逐渐减少，第二心音增强，固定性分裂消失，收缩期杂音缩短，舒张期杂音消失，但可出现肺动脉瓣及三尖瓣关闭不全杂音。

（四）辅助检查

1. X 线表现

对分流较大的房间隔缺损具有诊断价值。心脏外形轻至中度增大，以右心房及右心室为主，心胸比大于0.5。肺动脉段突出，肺叶充血明显，主动脉影缩小。透视下可见肺动脉总干及分支随心脏搏动而一明一暗的“肺门舞蹈”征，心影略呈梨形。原发孔型房缺伴二尖瓣裂缺者，左心房及左心室增大。

2. 心电图

电轴右偏，平均额面电轴在 +95° ~ +170° 。右心房和右心室肥大。P–R 间期延长，V_1 及 V_3R 导联呈 rSr′ 或 rsR′ 等不完全性右束支传导阻滞的图形。分流量较大患者 R 波可出现切迹。原发孔型房缺病例常见电轴左偏及左心室肥大。一般为窦性心律，年龄较大者可出现交界性心律或室上性心律失常。

3. 超声心动图

M 型超声心动图可显示右心房、右心室增大及室间隔矛盾运动。二维超声可以显示房间隔缺损的位置及大小，结合彩色多普勒超声可以提高诊断的可靠性并能判断分流方向；应用多普勒超声还可估测分流量大小，估测右心室收缩压及肺动脉压力。年龄较大的肥胖患者经胸超声透声较差者，可选用经食管超声心动图进行诊断。而动态三维超声心动图可以从左心房侧或右心房侧直接观察到缺损的整体形态，观察缺损与毗邻结构的立体关系及其随心动周期的动态变化，有助于提高诊断正确率。

4. 磁共振

年龄较大患者，剑突下超声透声窗受限，图像不够清晰。磁共振可以清晰地显示缺损的位置、大小及其肺静脉回流情况而建立诊断。

5. 心导管检查

一般不需要做心导管检查，当合并肺动脉高压、肺动脉瓣狭窄或肺静脉异位引流时可行右心导管检查。这时导管易通过缺损由右心房进入左心房，右心房血氧含量高于腔静脉血氧含量，右心室和肺动脉压力正常或轻度增高，并按所得数据可计算出肺动脉阻力和分流量大小。合并肺静脉异位引流者应探查异位引流的肺静脉。

6. 心血管造影

一般不做心血管造影。造影剂注入右上肺静脉，可见其通过房间隔缺损迅速由左心房进入右心房。

（五）治疗

小于 3mm 的房间隔缺损多在 3 个月内自然闭合，大于 8mm 的房间隔缺损一般不会自然闭合。房缺分流量较大时一般可在 3 ~ 5 岁时选择体外循环下手术治疗。反复呼吸道感染、发生心力衰竭或合并肺动脉高压者应尽早手术治疗。

房间隔缺损也可通过介入性心导管术，应用 Amplatzer 装置关闭缺损，适应证：①继发孔型房缺。②直径小于 30mm。③房间隔缺损边缘距肺静脉、腔静脉、二尖瓣口及冠状静脉窦口的距离大于 5mm。④房间隔伸展径要大于房间隔缺损直径 14mm 以上等。

四、动脉导管未闭

本病为小儿先天性心脏病常见类型之一，占先天性心脏病发病总数的 15%。胎儿期动脉导管被动开放是血液循环的重要通道，出生后大约 15 小时即发生功能性关闭，80% 在出生后 3 个月解剖性关闭。到出生后 1 年，在解剖学上应完全关闭。若持续开放，并产生病理、生理改变，即为动脉导管未闭。

（一）血流动力学和病理分型

未成熟儿动脉导管平滑肌发育不良，更由于其平滑肌对氧分压的反应低于成熟儿，故早产儿动脉导管未闭发病率高，占早产儿 20%，且伴呼吸窘迫综合征发病率很高。出生后动脉导管关闭的机制包括多种血流动力学因素。

在组织结构方面，动脉导管肌层丰富，含有大量凹凸不平的螺旋状弹性纤维组织，易于收缩闭塞。而出生后体循环中氧分压增高，强烈刺激动脉导管平滑肌收缩。此外自主神经系统的化学介质（如激肽类）释放也能使动脉导管收缩。

动脉导管未闭引起的病理生理学改变主要是通过导管引起的分流。其大小与导管的粗细及主、肺动脉压差有关。由于主动脉在收缩期和舒张期的压力均超过肺动脉，故通过未闭动脉导管左向右分流的血液连续不断，使肺循环及左心房、左心室、升主动脉的血流量明显增加，左心负荷加重，其排血量达正常时 2 ~ 4 倍，部分患者左心室搏出量的 70% 可通过大型动脉导管进入肺动脉，导致左心房扩大、左心室肥厚扩大，甚至发生充血性心力衰竭。长期大量血流向肺循环冲击，肺小动脉可有反应性痉挛，形成动力性肺动脉高压；继之管壁增厚硬化，导致梗阻性肺动脉高压，此时右心室收缩期负荷过重，使其肥厚甚至衰竭。肺动脉压力超过主动脉压时，左向右分流明显减少或停止，产生肺动脉血流逆向分流入主动脉，患儿呈现差异性发绀，下半身青紫，左上肢有轻度青紫，右上肢正常。动脉导管未闭大都单独存在，但有 10% 病例合并其他心脏畸形，如主动脉缩窄、室间隔缺损、肺动脉狭窄。

病理分型未闭的动脉导管大小、长短和形态不一，一般分为三型：①管型。导管长度多在 1cm 左右，直径粗细不等。②漏斗型。长度与管型相似，但其近主动脉端粗大，向肺动脉端逐渐变窄。③窗型。肺动脉与主动脉紧贴，两者之间为一孔道，直径多较大。

（二）临床表现和并发症

1. 症状

动脉导管细小者可无临床症状，导管粗大可有咳嗽、气急、喂养困难及生长发育落后等。

2. 体征

胸骨左缘上方有连续性“机器”样杂音，占整个收缩期和舒张期，在收缩末期最响，杂音向左锁骨下、颈部和背部传导，当肺血管阻力增高时，杂音舒张期成分可能减弱或消失。分流量大者因相对性二尖瓣狭窄而在心尖部可闻及较短舒张期杂音。肺动脉瓣区第二音增强，婴幼儿期因肺动脉压力较高，主、肺动脉压力差在舒张期不显著，常仅听到收缩期杂音；当合并肺动脉高压或心力衰竭时，多仅有收缩期杂音。

因舒张压降低，脉压差增宽，并可出现周围血管体征，如水冲脉、指甲床毛细血管搏动等。早产儿动脉导管未闭时出现周围动脉搏动宏大，锁骨下或肩胛间闻及收缩期杂音（偶闻连续性杂音），心前区搏动明显，肝脏增大，气促，并易发生呼吸衰竭，需依赖机械辅助通气。

3. 并发症

感染性动脉炎、充血性心力衰竭、心内膜炎等是常见并发症。少见的并发症有肺动脉和动脉导管瘤样扩张、动脉导管钙化及血栓形成。

（三）辅助检查

1. 心电图

分流量大者可有不同程度左心室肥大，偶有左心房肥大。肺动脉压力显著增高者，左右心室肥厚，严重者甚至仅见右心室肥厚。

2. X 线检查

动脉导管细者心血管影可正常。大分流量者心胸比增大，左室增大，心尖向下扩张且左心房亦轻度增大。肺血增多，肺动脉段突出，肺门血管影增粗。当婴儿有心力衰竭时，可见肺淤血表现，透视下左心室和主动脉搏动增强。肺动脉高压时，肺门处肺动脉总干及其分支扩大，而远端肺野肺小动脉狭小，左心室有扩大肥厚征象。主动脉结正常或凸出。

3. 超声心动图

对诊断极有帮助。二维超声心动图可以直接探查到未闭合的动脉导管，常选用胸骨旁肺动脉长轴观或胸骨上主动脉长轴观。脉冲多普勒在动脉导管开口处可探测到典型收缩期和舒张期连续性湍流频谱。叠加彩色多普勒可见红色流柱出自降主动脉，通过未闭导管沿肺动脉外侧壁流动；在重度肺动脉高压时，当肺动脉压超过主动脉时，可见蓝色流注自肺动脉经未闭导管进入降主动脉。

4. 心导管检查

当肺血管阻力增加或疑动脉导管未闭 X 线表现有其他合并畸形时，有必要施行心导管检查，可发现肺动脉血氧含量较右心室高。有时心导管可从肺动脉通过未闭导管插入降主动脉。

5. 心血管造影

逆行主动脉造影对复杂病例的诊断有重要价值，在主动脉根部注入造影剂可见主动脉与肺动脉同时显影，未闭动脉导管也能显影。

（四）治疗原则

为防止心内膜炎，有效治疗和控制心功能不全和肺动脉高压，不同年龄、不同大小的动脉导管均应手术或经介入方法予以关闭。早产儿动脉导管未闭的处理视分流大小、呼吸窘迫综合征情况而定。症状明显者，需行抗心力衰竭治疗，生后 1 周内使用吲哚美辛治疗，但仍有 10% 的患者需手术治疗。

可采用介入疗法，选择弹簧圈、Amplatzer 等关闭动脉导管，但在有些病例中，如完全性大血管转位、肺动脉闭锁、三尖瓣闭锁、严重的肺动脉狭窄等，动脉导管为依赖性者，对维持患婴生命至关重要，此时应该用前列腺素 E_2 来维持动脉导管开放。

五、肺动脉瓣狭窄

本病是常见的先天性心脏病，其中单纯性肺动脉瓣狭窄约占先天性心脏病的 10%，约有 20% 先天性心脏病合并肺动脉瓣狭窄。

（一）病理分型和病理生理

正常肺动脉瓣叶为 3 个半月瓣，瓣叶交界处完全分离，瓣环与右室漏斗部肌肉相连。肺动脉瓣狭窄据病变累及部位的不同，分为两种类型：

1. 典型肺动脉瓣狭窄

肺动脉瓣 3 个瓣叶交界处互相融合，可使瓣膜开放受限，瓣口狭窄；只有 2 个瓣叶交界处融合为肺动脉瓣二瓣化畸形；瓣叶无交界处仅中心部留一小孔，为单瓣化畸形。瓣叶结构完整，瓣环正常，肺动脉干呈狭窄后扩张，有时可延伸到左肺动脉，但扩张的程度与狭窄严重性并不完全成比例。

2. 发育不良型肺动脉瓣狭窄

肺动脉瓣叶形态不规则且明显增厚或呈结节状，瓣叶间无粘连，瓣叶启闭不灵活，瓣环发育不良，肺动脉干不扩张或发育不良，常有家族史，Noonan 综合征大多合并此病变。肺动脉瓣狭窄的继发性改变为右室向心性肥厚，狭窄严重者，心室腔小，心内膜下心肌可有缺血性改变。心房有继发性增大，心房壁增厚，卵圆孔开放，或伴有房间隔缺损。

因右心室向肺动脉射血遇瓣口狭窄的困阻，右室须提高收缩压方能向肺动脉泵血，其收缩压提高的程度与狭窄严重性成比例。由于室间隔无缺损，所以严重狭窄时右心室压力高度可超过左心室。右心室血流进入肺脏虽有困难，但全身所有静脉血仍必须完全进入肺脏，但如狭窄严重，右心室壁极度增厚使心肌供血不足，可导致右心衰竭。在胎内，肺动脉瓣狭窄使右心室心肌肥厚，右心室输出量仍可维持正常，对胎儿循环无多大影响；如狭窄很重，右心室输出量大减，腔静脉血回右心房后大多经卵圆孔或房间隔缺损流入左心房、左心室，而右心室则偏小。临床上一种少见肺动脉狭窄类型为右心室先天发育不良，三尖瓣也偏小，往往伴有大型房间隔缺损，于是产生大量右向左分流，左心室偏大，青紫明显。

大多数患轻、中度肺动脉瓣狭窄的婴幼儿生长发育正常，因此体循环血流量随年龄增长而增加。如狭窄的肺动脉瓣不能相应生长，右心室收缩压必须明显增加以维持心排血量。此外，由于婴儿的正常静态心率高于年长儿，随着心率下降，每搏量将相应增加，因而越过狭窄瓣膜的收缩期血流也将相应增加。

（二）临床表现

1.症状

轻度狭窄可完全无症状。中度狭窄在 2 ~ 3 岁内无症状，但年长后劳力时即感易疲乏及气促。严重狭窄者中度体力劳动亦可呼吸困难和乏力，突有昏厥甚至猝死，亦有患者活动时感胸痛或上腹痛，可能由于心排出量不能相应提高，致使心肌供血不足或心律失常所致，提示预后不良，应着手准备手术。

患儿生长发育多正常，半数患儿面容硕圆，大多无青紫，面颊和指端可能暗红。狭窄严重者可有青紫，大多由于卵圆孔的右向左分流所致，如伴大型房间隔缺损可有严重青紫，并有杵状指、趾及红细胞增多，但有蹲踞者很少见。颈静脉有明显的搏动者提示狭窄严重，在收缩期前的搏动在肝区亦可扪及。

2.体征

心前区可较饱满，有严重狭窄伴有心力衰竭时心脏扩大；左侧胸骨旁可摸得右心室的抬举搏动，在心前区搏动弥散，甚至可延伸到腋前线。胸骨左缘第 2、3 肋间可有收缩期震颤并可向胸骨上窝及胸骨左缘下部传导，新生儿患者可无震颤。听诊时胸骨左缘上部有洪亮的Ⅳ / Ⅵ级以上喷射性收缩杂音，向左上胸、心前区、颈部、腋下及背面传导。

第一心音正常，轻度和中度狭窄者可以听到收缩早期喀喇音，狭窄越重，喀喇音出现越早，甚至与第一音相重，使第一音呈金属样的声音。喀喇音系由于增厚但仍具弹性的瓣膜在开始收缩时突然绷紧所致。第二心音分裂，分裂程度与狭窄严重程度成比例。

（三）辅助检查

1. X线检查

轻、中度狭窄时心脏大小正常，重度狭窄时如心功能尚可，心脏仅轻度增大；如有心力衰竭，心脏则明显增大，主要为右心室和右心房扩大。狭窄后肺动脉扩张为本病特征性的改变，有时扩张延伸到左肺动脉，但在婴儿期扩张多不明显。

2. 心电图

心电图将显示右房扩大、P波高耸。心电图还可显示右心室肥大、电轴右偏，其程度依赖于狭窄严重程度。右胸前导联将显示R波高耸，狭窄严重时出现T波倒置、ST段压低。

3. 超声心动图

二维超声心动图可显示肺动脉瓣厚度、收缩时开启情况及狭窄后的扩张。多普勒超声可检查心房水平有无分流，更重要的是其估测肺动脉瓣狭窄的严重程度较可靠。

4. 心导管检查

右心室压力明显增高，可与体循环压力相等，而肺动脉压力明显降低。心导管从肺动脉向右心室退出时的连续曲线显示：明显无过渡区的压力阶差。

5. 心血管造影

右心室造影可见明显的射流征，同时可显示肺动脉瓣叶增厚及发育不良，以及肺动脉总干狭窄后扩张。

（四）治疗

严重肺动脉瓣狭窄（右室收缩压超过体循环压力）患儿应接受球囊瓣膜成形术，如无该术适应证，则应接受外科瓣膜切开术。大多数严重肺动脉瓣狭窄伴漏斗部狭窄。在大多数患儿，一旦肺动脉瓣狭窄解除，漏斗部肥厚将自行消退。

轻度肺动脉瓣狭窄（右心室收缩压低于体循环收缩压）患儿手术标准目前

尚未确定，一般认为如右心室收缩压超过 50mmHg，则有可能导致心肌损害，因此，可推荐行狭窄解除手术。球囊瓣膜成形术是大多数患儿的首选治疗方法。

六、完全性大动脉转位

本病是新生儿期最常见发绀型先天性心脏病，发病率为 0.2‰ ~ 0.3‰，占先天性心脏病总数的 5% ~ 7%，居发绀型先心病第二位，男女患病之比为（2 ~ 4）：1。患有糖尿病孕妇分娩婴儿患本病者为正常情况的 11.4 倍，妊娠初期使用过激素及抗惊厥药物的孕妇所生婴儿患本病率也较高。若不治疗，约 90% 患者在 1 岁内死亡。

（一）病理解剖

正常情况下肺动脉瓣下圆锥发育，肺动脉位于左前上方；主动脉瓣下圆锥萎缩，主动脉位于右后下方。大动脉转位时主动脉瓣下圆锥发达，未被吸收，主动脉位于右前上方；肺动脉瓣下圆锥萎缩，肺动脉位于左后下方。这样使肺动脉向后连接左心室，主动脉向前连接右心室；主动脉瓣下因有圆锥存在，与三尖瓣间呈肌性连接；肺动脉瓣下无圆锥结构存在，与二尖瓣呈纤维连接。

常见合并畸形有房间隔缺损或卵圆孔未闭、室间隔缺损、动脉导管未闭、肺动脉狭窄等。

（二）病理生理

完全性大动脉转位若不伴其他畸形，则形成两个并行循环。上、下腔静脉回流的静脉血通过右心射至转位的主动脉供应全身，而肺静脉回流的氧合血则通过左心射入转位的肺动脉到达肺部。患者必须依靠心内交通（卵圆孔未闭、房间隔缺损、室间隔缺损）或心外交通（动脉导管未闭、侧支血管）进行血流混合。本病血流动力学改变取决于是否伴有其他畸形、左右心血液沟通混合程度及肺动脉是否狭窄。根据是否合并室间隔缺损及肺动脉狭窄可将完全性大动脉转位分为三大类：

1.完全性大动脉转位而室间隔完整

右心室负荷增加而扩大、肥厚，随正常的肺血管阻力下降，左心室压力降低，室间隔常偏向左心室。二者仅靠未闭的卵圆孔及动脉导管沟通混合，故青紫、缺氧严重。

2.完全性大动脉转位合并室间隔缺损

完全性大动脉转位伴室间隔缺损可使左右心血液沟通混合较多，使青紫减轻，但肺血流量增加可导致心力衰竭。

3.完全性大动脉转位合并室间隔缺损及肺动脉狭窄

血流动力学改变类似法洛四联症。

（三）临床表现

1.青紫出现早

半数出生时即存在，绝大多数始于1个月内。随着年龄增长及活动量增加，青紫逐渐加重。青紫为全身性，若同时合并动脉导管未闭，则出现差异性发绀，上肢青紫较下肢重。

2.充血性心力衰竭

出生后3～4周婴儿出现喂养困难、多汗、气促、肝大和肺部细湿啰音等进行性充血性心力衰竭症状。患儿常发育不良。体检发现早期出现杵状指、趾。出生后心脏可无明显杂音，但有单一响亮的第二心音，为出自靠近胸壁的主动脉瓣关闭音。

若伴有大的室隔缺损或大的动脉导管或肺动脉狭窄等，则可以听到相应畸形所产生的杂音。如合并动脉导管未闭，可在胸骨左缘第2肋间听到连续性杂音。合并室间隔缺损，可在胸骨左缘第3、4肋间听到全收缩期杂音。合并肺动脉狭窄，可在胸骨左缘上方听到收缩期喷射性杂音，杂音较响时常伴有震颤。一般伴有大型室隔缺损者早期出现心力衰竭伴肺动脉高压；但伴有肺动脉狭窄者则发绀明显，而心力衰竭少见。

（四）辅助检查

1. X线检查

（1）由于主、肺动脉干常呈前后位排列，因此正位片见大动脉阴影狭小，肺动脉略凹陷，心蒂小而心影呈“蛋形”。

（2）心影进行性增大。

（3）大多数患者肺纹理增多，若合并肺动脉狭窄者肺纹理减少。

2. 心电图

新生儿期可无特殊改变。婴儿期示电轴右偏，右心室肥大，有时尚有右心房肥大。肺血流量明显增加时则可出现电轴正常或左偏、左右心室肥大等。合并房室通道型室间隔缺损时电轴左偏，双心室肥大。

3. 超声心动图

这是诊断完全性大动脉转位的常用方法。若二维超声显示房室连接正常，心室大动脉连接不一致，则可建立诊断。主动脉常位于右前，发自右心室；肺动脉则位于左后，发自左心室。彩色及频谱多普勒超声检查有助于心内分流方向、大小的判定及合并畸形的检出。

4. 心导管检查

导管可从右心室直接插入主动脉，右心室压力与主动脉相等，也有可能通过卵圆孔或房间隔缺损到左心腔再入肺动脉，肺动脉血氧饱和度高于主动脉。

5. 心血管造影

选择性右心室造影时可见主动脉发自右心室，左心室造影可见肺动脉发自左心室。选择性升主动脉造影可显示大动脉的位置关系，判断是否合并冠状动脉畸形。

（五）治疗

诊断后首先纠正低氧血症和代谢性酸中毒等。

1. 姑息性治疗方法

（1）球囊房隔成形术。缺氧严重又不能进行根治手术时可行球囊房隔造瘘或房间隔缺损扩大术，使血液在心房水平大量混合，提高动脉血氧饱和度，使患儿存活至适合根治手术时。

（2）肺动脉环缩术。完全性大动脉转位伴大型室间隔缺损者，可在6个月内做肺动脉环缩术，以预防充血性心力衰竭及肺动脉高压所致肺血管病变。

2. 根治性手术

（1）生理纠治术。可在生后1 ~ 12个月内进行，即用心包膜及心房壁在心房内建成板障，将体循环静脉血导向二尖瓣口而入左心室，并将肺静脉的回流血导向三尖瓣口而入右心室，形成房室连接不一致及心室大血管连接不一致，以达到生理上的纠治。

（2）解剖纠正手术（switch 手术）。可在生后4周内进行，即主动脉与肺动脉互换及冠脉再植，达到解剖关系上的纠正。手术条件为：左、右心室压力比＞0.85，左心室射血分数＞0.45，左心室舒张末期容量＞正常的90%，左心室后壁厚度＞4 ~ 4.5mm。

七、法洛四联症

本病是婴儿期后最常见的青紫型先天性心脏病，约占所有先心病的10%。法国医生 Etienne Fallot 在1888年详细描述了本病的病理改变及临床表现，故而得名。

（一）病理解剖

法洛四联症由4种畸形组成：

1. 右室流出道梗阻

狭窄范围可自右心室漏斗部入口至左、右肺动脉分支，可为漏斗部狭窄、动脉瓣狭窄或两者同时存在，常有肺动脉瓣环、肺动脉总干发育不良和肺动脉分支的非对称性狭窄，狭窄的严重程度差异较大。

2. 室间隔缺损

又称对位不良型室间隔缺损，为膜部周围型缺损并向流出道延伸，多位于主动脉下，有时可向肺动脉下方延伸。

3. 主动脉骑跨

主动脉根部粗大且顺时针方向旋转、右移并骑跨在室间隔缺损上，骑跨范围 15% ~ 95%。

4. 右心室肥厚

属继发性病变。

以上四种畸形中室间隔缺损必须足够大使左右心室压力相等。右心室流出道狭窄是决定患儿病理生理、病情严重程度及预后的主要因素，狭窄可随时间推移而逐渐加重。本病可合并其他心血管畸形，如 25% 四联症患儿为右位型主动脉弓，其他还有左上腔静脉残留、冠状动脉异常、房间隔缺损、动脉导管未闭、肺动脉瓣缺如等。

（二）病理生理

因室间隔缺损为非限制性，左右心室压力基本相等。右心室流出道狭窄程度不同，心室水平可出现左向右、双向甚至右向左分流。肺动脉狭窄较轻至中度者，可有左向右分流，此时患者可无明显青紫；肺动脉狭窄严重时，出现明显右向左分流，出现明显青紫（青紫型法洛四联症）。杂音由右心室流出道梗阻所致而非室间隔缺损所致。右心室流出道的梗阻使右心室后负荷加重，引起右心室的代偿性肥厚。

因主动脉骑跨于两心室之上，主动脉除接受左心室的血液外，还直接接受一部分来自右心室的静脉血，输送到全身各部，因而出现青紫。同时因肺动脉狭窄，肺循环进行气体交换的血流减少，加重了青紫程度。此外，因进入肺动脉的血流减少，增粗的支气管动脉与肺血管之间形成侧支循环。动脉导管关闭前，肺循环血流量减少程度较轻，青紫可不明显。随着动脉导管关闭和漏斗部狭窄逐渐加重，青紫日益明显，并出现杵状指（趾）。由于缺氧，刺激骨髓代偿性产生过多的红细胞，血液黏稠度高，血流缓慢，可引起脑血栓。若为细菌性血栓，则易形成脑脓肿。

（三）临床表现

1.青紫

为其主要表现，其程度和出现的早晚与肺动脉狭窄程度有关。多见于毛细血管丰富的浅表部位，如唇、指（趾）甲床、球结合膜等。因血氧含量下降，活动耐力差，稍一活动如啼哭、情绪激动、体力劳动、寒冷等，即可出现气急及青紫加重。

2.蹲踞症状

患儿多有蹲踞症状，在行走、游戏时常主动下蹲片刻。蹲踞时下肢屈曲，使静脉回心血量减少，减轻了心脏负荷，同时下肢动脉受压，体循环阻力增加，使右向左分流量减少，从而缺氧症状暂时得以缓解。不会行走的小婴儿，常喜欢大人抱起，双下肢呈屈曲状。

3.缺氧

患儿长期处于缺氧环境，可使指、趾端毛细血管扩张增生，局部软组织和骨组织增生肥大，形成杵状指（趾），表现为指（趾）端膨大如鼓槌状。阵发性缺氧发作多见于婴儿，发生的诱因为吃奶、哭闹、情绪激动、贫血、感染等，表现为阵发性呼吸困难，严重者可致突然昏厥、抽搐，甚至死亡。这是因肺动脉漏斗部狭窄，在此基础上突发该处肌部痉挛，引起一时性肺动脉梗阻，使得脑缺氧加重。

4.室间隔缺损

患儿常诉头痛、头昏。体格检查时，患儿生长发育一般均较迟缓，智能发育亦可能稍落后于正常儿。心前区略隆起，胸骨左缘第2、3、4肋间可闻及Ⅱ～Ⅲ级粗糙喷射性收缩期杂音，此为肺动脉狭窄所致，一般无收缩期震颤。

可有肺动脉第二音减弱。部分患儿可听到亢进的第二心音，乃由右跨之主动脉传来。狭窄极严重者或在阵发性呼吸困难发作时，可听不到杂音。有时可听到侧支循环的连续性杂音。发绀持续6个月以上，出现杵状指（趾）。

常见的并发症为脑血栓、脑脓肿及感染性心内膜炎。

（四）辅助检查

1. 血液检查

周围血红细胞计数和血红蛋白浓度明显增高，红细胞可达（5.0～8.0）$\times 10^{12}$/L，血红蛋白170～200g/L，红细胞比容增高，为53vol%～80vol%。血小板减少，凝血酶原时间延长。

2. X线检查

心脏大小一般正常或稍增大，典型者前后位心影呈靴状，即心尖圆钝上翘、肺动脉段凹陷、上纵隔较宽，肺门血管影缩小，两侧肺纹理减少，透亮度增加。年长儿可因侧支循环形成，肺野呈网状纹理。25%的患儿可见右位主动脉弓阴影。

3. 心电图

典型病例示电轴右偏，右室肥大，狭窄严重者往往出现心肌劳损，可见右心房肥大。

4. 超声心动图

二维超声左心室长轴切面可见到主动脉内径增宽，骑跨于室间隔之上，室间隔中断，并可判断主动脉骑跨的程度。大动脉短轴切面可见到右心室流出道及肺动脉狭窄。此外，右心室、右心房内径增大，左心室内径缩小，彩色多普勒血流显像可见右心室直接将血液注入骑跨的主动脉内。

5. 心导管检查

右心室压力明显增高，可与体循环压力相等，而肺动脉压力明显降低，心导管从肺动脉向右心室退出时连续曲线显示明显压力阶差。可据连续曲线形态来判断狭窄类型，心导管较容易从右心室进入主动脉或左心室，说明主动脉右跨与室间隔缺损的存在。导管不易进入肺动脉，说明肺动脉狭窄较重。股动脉血氧饱和度降低，常小于 89%，说明右向左分流的存在。

6. 心血管造影

典型表现是造影剂注入右心室后可见到主动脉与肺动脉几乎同时显影。通过造影剂能见到室间隔缺损位置，增粗的主动脉阴影，且位置偏前、稍偏右；了解肺动脉狭窄部位和程度以及肺动脉分支形态。选择性左心室及主动脉造影可进一步了解左心室发育的情况及冠状动脉走向。此外，通过造影可发现伴随畸形，这对制订手术方案和估测预后至关重要。

（五）治疗

1. 内科治疗

（1）一般处理。平时应经常饮水，预防感染，及时补液，防治脱水和并发症。婴幼儿则需特别注意护理，以免引起阵发性缺氧发作。

（2）缺氧发作的治疗。发作轻者使其取胸膝位即可缓解，重者应立即吸氧，给予去氧肾上腺素每次 0.05mg/kg 静注，或普萘洛尔每次 0.1mg/kg，必要时也可皮下注射吗啡每次 0.1 ～ 0.2mg/kg。纠正酸中毒可用 5% 碳酸氢钠 1.5 ～ 5.0mL/kg 静注。以往有缺氧发作者，可口服普萘洛尔 1 ～ 3mg/（kg·d）。平时应去除引起缺氧发作的诱因如贫血、感染，尽量保持患儿安静，经上述处理后仍不能有效控制发作者，应考虑急症外科手术修补。

2. 外科治疗

近些年来外科手术不断取得进展，使本病根治术死亡率不断下降。轻症患者可考虑5 ~ 9岁行一期根治手术，但临床症状明显者应在生后6 ~ 12个月行根治术。对重症患儿也可先行姑息手术，待一般情况改善、肺血管发育好转后再做根治术。目前常用姑息手术有锁骨下动脉 - 肺动脉吻合术（Blalock–Taussig手术），上腔静脉 - 右肺动脉吻合术（Glenn手术）等。

第二节 先天性巨结肠

本病又称先天性无神经节细胞症或赫什朋病，这是由于直肠或结肠远端的肠管持续痉挛，粪便淤滞在结肠近端，使得该肠管肥厚、扩张。本病是婴儿常见的先天性肠道畸形，发病率为1/5000 ~ 1/2000，男女之比（3 ~ 4）：1，有遗传倾向。

一、病理生理和分类

该病发生是多基因遗传和环境因素共同作用的结果，其基本病理变化是肠壁肌间和黏膜下神经丛内缺乏神经节细胞，在形态学上可分为痉挛段、移行段和扩张段三部分。除形成巨结肠外，其他病理生理变化还有排便反射消失等。根据病变肠管痉挛段的长度，本病可分为常见型（约占85%）、短段型（10%左右）、长段型（4%左右）、全结肠型（1%左右）。

二、临床表现

1. 胎便排出延迟、顽固性便秘和腹胀

出生后48小时内多无胎便或有少量胎便排出，可于出生后2 ~ 3天出现低位肠梗阻症状。以后即有顽固性便秘，3 ~ 7天以至于1 ~ 2周排便1次。严重者发展成不灌肠不排便。痉挛段愈长，出现便秘时间愈早、愈严重。腹胀逐渐加重，腹壁紧张发亮，有静脉扩张，可见肠型及蠕动波，肠鸣音增强，膈肌上升引起呼吸困难。

2. 呕吐、营养不良和发育迟缓

由于功能性肠梗阻，可出现呕吐，量不多，呕吐物含少量胆汁，严重者可见粪样液。加上长期腹胀、便秘，使患儿食欲下降，影响营养物质吸收，致发育迟缓、消瘦、贫血或有低蛋白血症伴水肿。

3. 直肠指检所见

直肠壶腹部空虚。由于近端肠管内积存多量粪便，拔指后可排出恶臭气体及大便。

4. 并发症

（1）小肠结肠炎。为本病常见并发症，可见于任何年龄尤其是新生儿。因远端肠梗阻使结肠高度扩张，肠腔内压增高导致肠黏膜缺血，降低了黏膜的屏障作用，使粪便中代谢产物、细菌、毒素进入血循环，患儿出现高热、高度腹胀、呕吐、排出恶臭并带血的稀便。肠黏膜缺血处可产生水肿、溃疡，引起血便及肠穿孔。重者炎症侵犯肌层，出现浆膜充血、水肿、增厚，导致渗出性腹膜炎。由于吐泻及扩张肠管内大量肠液积存，可迅速出现脱水和酸中毒，死亡率极高。

（2）肠穿孔。多见于新生儿，常见穿孔部位为乙状结肠和盲肠，可引起继发感染，如败血症、肺炎等。

三、辅助检查

1. X线检查

（1）腹部立位平片。多显示低位结肠梗阻，近端结肠扩张，盆腔无气体。

（2）钡剂灌肠检查。其诊断率在90%左右，可显示痉挛段及其上方扩张肠管，排钡功能差。若黏膜皱变粗（锯齿状变化），提示伴有小肠结肠炎。

2. 直肠、肛门测压

测定直肠、肛门括约肌的反射性压力变化，患儿压力升高。2周内的新生儿可出现假阴性，故不适用。

3. HE 染色

判断神经节细胞有无。用免疫组织化学方法测定乙酰胆碱含量和胆碱酯酶活性，患儿两者均较正常儿高出 5 ~ 6 倍，但对新生儿诊断率较低，还可用免疫组化方法检测神经元特异性烯醇化酶等。

4. 直肠肌层活体组织检查

从直肠壁取肌层组织做活体组织检查，计数神经节细胞数量。患儿缺乏神经节细胞，而无髓鞘的神经纤维增殖。

5. 肌电图检查

患儿直肠和乙状结肠远端的肌电图波形低矮，频率低、不规则，峰波消失。

四、诊断和鉴别诊断

凡新生儿生后胎粪排出延迟或不排胎粪，伴有腹胀、呕吐等症，应考虑本病。婴幼儿有长期便秘史和腹胀等体征者，即应进行特殊检查。本病应与以下疾病鉴别：

1. 新生儿期疾病

（1）胎粪栓综合征（胎粪便秘）。由于胎粪浓缩稠厚可出现一过性低位肠梗阻症状，经灌肠排出胎粪后，即正常排便且不再复发。

（2）先天性肠闭锁。新生儿回肠或结肠闭锁，表现为低位肠梗阻症状，直肠指检仅见少量灰白色胶冻样便，用盐水灌肠亦不能排便。腹部直立位平片可见整个下腹部无气。钡剂灌肠 X 线造影可明确诊断。

（3）新生儿坏死性小肠结肠炎。与先天性巨结肠伴发小肠结肠炎者很难鉴别。本病患者多为早产儿，围产期多有窒息、缺氧、感染、休克病史，且有便血。X 线平片示肠壁有气囊肿及门静脉积气。

2. 婴儿和儿童期疾病

（1）继发性巨结肠。肛门、直肠末端有器质性病变，如先天性肛门狭窄、术后瘢痕狭窄或直肠外肿瘤压迫等，使排便不畅、粪便滞留，结肠继发扩张。经肛检可以确诊。

（2）特发性巨结肠。该症与排便训练不当有关，特点是患儿直、结肠有正常的神经节细胞。表现为无新生儿期便秘史，2 ~ 3 岁出现症状，慢性便秘常伴肛门污便，便前常有腹痛。肛检感觉除直肠扩张积便外，括约肌处于紧张状态，直肠肛门测压有正常反射。

3. 功能性便秘

为原因不明的慢性便秘，分为慢传输型、出口梗阻型及混合型。表现为排便次数少、排便费力、粪质较硬或呈球状、排便不尽感等，有时需借助人工方式（手抠）来协助排便。诊断需钡剂灌肠或肠镜检查排除器质性疾病。

五、治疗

应进行根治手术切除无神经节细胞肠段和部分扩张结肠。先天性巨结肠的许多并发症发生在出生后 2 个月内，故要特别重视此期间的治疗。

1. 保守治疗

（1）使用开塞露、扩肛等刺激括约肌，诱发排便。

（2）口服缓泻剂、润滑剂，帮助排便。

（3）灌肠。肛管插入深度要超过狭窄段，每天 1 次注入生理盐水，揉腹后使灌肠水与粪水排出，反复数次，逐渐使积存的粪便排出。

2. 手术治疗

包括结肠造瘘术和根治术。凡合并小肠结肠炎不能控制者，合并营养不良、高热、贫血、腹胀、不能耐受根治术者，或保守治疗无效、腹胀明显影响呼吸者，均应及时行结肠造瘘术。现多主张早期做根治手术，一般认为体重超过 3kg、周身情况良好即可进行。

3. 术后恢复

治疗先天性巨结肠以根治手术为主，而术后恢复也很重要。通过相应的康复训练和辅助措施可以减少并发症的出现，包括扩肛、补液、结肠灌洗、行为管理等。

第三节 内分泌疾病

一、先天性肾上腺皮质增生症（CAH）

本病是一组由于肾上腺皮质激素合成过程中酶缺陷所引起的疾病，属常染色体隐性遗传病。引起男性化者又称肾上腺性征异常综合征。典型的 CAH 发病率约为 10/10 万，而非典型的发病率约为典型的 10 倍，并有种族特异性。

（一）病因和病理生理

肾上腺皮质由球状带、束状带、网状带组成。球状带在最外层，约占皮质 5% ~ 10%，为盐皮质激素 – 醛固酮唯一来源；束状带位于中间层，为最大皮质带，约占 75%，是皮质醇和少量盐皮质激素（脱氧皮质酮、脱氧皮质醇、皮质酮）的合成场所；网状带位于最内层，主要合成肾上腺雄激素和少量雌激素。

正常肾上腺以胆固醇为原料合成糖皮质激素、盐皮质激素、性激素（雄、雌激素和孕激素）三类主要激素，都是胆固醇的衍生物。这一过程极为复杂，简而言之，每一步骤都必须经过一系列酶催化，有些酶是合成这三类激素或其中两类激素的过程中所共同需要的。类固醇激素合成所需的酶，均位于线粒体，其中除 3p– 羟类固醇脱氢酶（3p–HSD）外，均为细胞色素 P_{450} 超家族蛋白成员。肾上腺合成皮质醇是在垂体分泌的促肾上腺皮质激素（ACTH）控制下进行的。患 CAH 时，因上述激素合成过程中不同部位酶的缺陷，致使糖皮质激素、盐皮质激素合成不足，而此前的各种中间产物在体内堆积，使肾上腺产生的雄激素明显增多，又因血中皮质醇水平降低，负反馈作用消除，以致垂体前叶分泌 ACTH 增多，刺激肾上腺皮质增生，并使雄激素和一些中间代谢产物增多。因醛固酮合成和分泌在常见类型的 CAH 中亦大多同时受到影响，故常导致血浆肾素（PRA）活性增高，从而产生各种临床症状。

主要的缺陷酶有 21- 羟化酶（CYP21）、11β - 羟化酶（CYP11B1）、3β - 羟类固醇脱氢酶（3β -HSD）、17α - 羟化酶（CYP17）、18- 羟化酶（CYP11B2）等。

（二）临床表现

本症以女孩多见，男女之比约为 1 ： 2。本病临床表现取决于酶缺陷的部位及缺陷的严重程度。常见的有以下几种类型：

1. 单纯男性化型

因 21- 羟化酶非完全缺乏所致，酶缺乏呈中等程度，11- 脱氧皮质醇和皮质醇、11- 脱氧皮质酮等不能正常合成。其前体物质 17- 羟孕酮、孕酮、脱氢异雄酮增多，但仍可合成少量皮质醇和醛固酮，故临床无失盐症状。主要表现为雄激素增高的症状和体征。

女孩表现为假两性畸形。由于类固醇激素合成缺陷在胎儿期即存在，因此，女孩在出生时即呈现程度不同的男性化体征，如：阴蒂肥大，类似男性的尿道下裂；大阴唇似男孩的阴囊，但无睾丸；或有不同程度的阴唇融合。虽然外生殖器有两性畸形，但内生殖器仍为女性型，有卵巢、输卵管、子宫。患儿 2 ~ 3 岁后可出现阴毛、腋毛。青春期女性性征缺乏，无乳房发育和月经来潮。男孩表现为假性性早熟，出生时可无症状，出生 6 个月以后出现性早熟征象，一般 1 ~ 2 岁后外生殖器明显增大，阴囊增大，但睾丸大小与年龄相称，可早期出现阴毛、腋毛、胡须、痤疮、喉结、声音低沉和肌肉发达。

无论男孩还是女孩均出现体格发育过快，骨龄超出年龄，因骨骺融合早，其最终身材矮小。由于 ACTH 增高，可有皮肤黏膜色素沉着。

2. 失盐型

为 21- 羟化酶完全缺乏所致。皮质醇的前体物质如孕酮、17- 羟孕酮等分泌增多，而醛固酮合成减少，使远端肾小管排钠过多、排钾过少。因此，患儿除具上述男性化表现外，生后不久即可有拒食、呕吐、腹泻、体重不增或下降、脱水、低血钠、高血钾、代谢性酸中毒等。若治疗不及时，可因循环衰竭而死亡。女性患儿出生时已有两性畸形，易于诊断；男性患儿诊断较为困难，常误诊为幽门狭窄而手术，或误诊为婴儿腹泻而耽误治疗。

3. 非经典型

亦称迟发型、隐匿型或轻型，因 21- 羟化酶轻微缺乏所致。本症的临床表现各异，发病年龄不一，在儿童期或青春期才出现男性化表现。男性患儿可表现为阴毛早现、性早熟、生长加速、骨龄提前，女性患儿可出现初潮延迟、原发性闭经、多毛症及不育症等。

4. 其他类型

（1）11β－羟化酶缺陷症。约占本病的 5% ~ 8%，此酶缺乏时，雄激素和 11- 脱氧皮质酮均增多。临床表现出与 21- 羟化酶缺乏相似的男性化症状，但程度较轻，可有高血压和钠潴留。多数患儿血压中等程度增高，当给予糖皮质激素后血压可下降，而停药后血压又回升。

（2）3β－羟类固醇脱氢酶缺乏症。本型较罕见。此酶缺乏时，醛固酮、皮质醇、睾酮的合成均受阻，男孩出现假两性畸形，如阴茎发育差、尿道下裂。女孩出生时出现轻度男性化现象。由于醛固酮分泌低下，在新生儿期即发生失盐、脱水症状，病情较重。

（3）17α－羟化酶缺乏症。本型亦罕见。由于皮质醇和性激素合成受阻，而 11- 脱氧皮质酮等皮质酮分泌增加，临床出现低钾性碱中毒和高血压。由于性激素缺乏，女孩可有幼稚型性征、原发性闭经等；男孩则表现为男性假两性畸形，外生殖器女性化，有乳房发育，但患儿有睾丸。

（三）实验室检查

1.生化检测

（1）尿液。测定17-羟类固醇（17-OHCS）、17-酮类固醇（17-KS）和孕三醇，其中17-KS是反映肾上腺皮质分泌雄激素的重要指标，对本病的诊断价值优于17-OHCS。肾上腺皮质增生症患者17-KS明显升高。

（2）血液。测定17-羟孕酮（17-OHP）、肾素血管紧张素原（PRA）、睾酮（T）、醛固酮（Aldo）、脱氢异雄酮（DHEA）及脱氧皮质酮（DOC）等，17-OHP基础值升高是21-羟化酶缺乏的特异性指标，还可用于监测药物剂量和疗效。

（3）血电解质测定。失盐型可有低钠、高钾血症。

2.其他检查

（1）染色体检查。外生殖器严重畸形时，可做染色体核型分析，以鉴别性别。

（2）X线检查。拍摄左手腕掌指骨正位片，判断骨龄。患者骨龄超过年龄。

（3）B超或CT检查。可发现双侧肾上腺增大。

（4）基因诊断。采用直接聚合酶链反应、寡核酸杂交、限制性内切酶片段长度多态性和基因序列分析可发现相关基因突变或缺失。

（四）诊断和鉴别诊断

本病如能早期诊断、早期治疗，可维持患儿正常发育和生活，因此早期确诊极重要，并需与其他相关疾病鉴别：

1.失盐型

易误诊为先天性肥厚性幽门狭窄或肠炎，因此，遇新生儿反复呕吐、腹泻，应注意家族史、生殖器外形等，必要时进行有关生化检查。

2. 单纯男性化型

应与真性性早熟、男性化肾上腺肿瘤鉴别，单纯男性化型睾丸大小与实际年龄相称，17–酮类固醇明显升高，而真性性早熟睾丸明显增大，17–酮类固醇增高，但不超过成人期水平。男性化肾上腺肿瘤和单纯男性化型均有男性化表现，尿17–酮类固醇均升高，需做地塞米松抑制试验：男性化肾上腺肿瘤不被抑制，而单纯男性化型对较小剂量地塞米松即可显示明显抑制。

（五）治疗

本病治疗目的包括：纠正肾上腺皮质激素缺乏，维持正常生理代谢；抑制男性化，促进正常生长发育。主要有下述方面：

1. 及时纠正水电解质紊乱

针对失盐型患儿。静脉补液可用生理盐水，有代谢性酸中毒则用0.45%氯化钠和碳酸氢钠溶液，忌用含钾溶液。重症失盐型需静脉滴注氢化可的松25 ~ 100mg；若低钠和脱水不易纠正，则可肌肉注射醋酸脱氧皮质酮（DOCA）1 ~ 3mg/d或口服氟氢可的松0.05 ~ 0.1mg/d。脱水纠正后，糖皮质激素改为口服，并长期维持，同时口服氯化钠2 ~ 4g/d。其量可根据病情适当调整。

2. 长期治疗

（1）糖皮质激素。此治疗一方面可补偿肾上腺分泌皮质醇的不足，另一方面可抑制过多ACTH释放，从而减少雄激素过度产生，故可改善男性化、性早熟等症状，保证患儿正常生长发育过程。一般氢化可的松口服量为每天10 ~ 20mg/m^2，2/3量睡前服，1/3量早晨服。

（2）盐皮质激素。可协同糖皮质激素的作用，使ACTH分泌进一步减少，但长期应用可引起高血压。可口服氟氢可的松0.05 ~ 0.1mg/d，症状改善后，逐渐减量、停药。0.1mg氟氢可的松相当于1.5mg氢化可的松，应将其量计算于皮质醇用量中，以免皮质醇过量。

在皮质激素治疗过程中，应注意监测血 17- 羟孕酮或尿 17- 酮类固醇，失盐型还应该监测血钾、钠、氯等，调节激素用量。患儿在应激情况下（如感染、过度劳累、手术）或青春期，糖皮质激素剂量应比平时增加 1.5 ~ 2 倍。

3. 手术治疗

男性患儿无须手术。女性假两性畸形患儿宜在 6 个月 ~ 1 岁行阴蒂部分切除术或矫形术。

（六）预防

1. 新生儿筛查

运用干血滴纸片法，经 ELISA、荧光免疫法测定 17-OHP，可筛查 21-OHD。

2. 产前诊断

（1）21- 羟化酶缺乏症（21-OHD）。在孕 9 ~ 11 周取绒毛膜活检进行胎儿细胞 DNA 分析，孕 16 ~ 20 周取羊水检测孕三醇和 17-OHP 等。因大部分非典型 21-OHD 患儿出生后 17-OHP 水平无明显升高，因此基因检测是此型患儿唯一早期诊断手段。

（2）11 周—13^{+6} 周。主要测羊水 DOC 及取绒毛膜做相关基因分析进行诊断。

二、先天性甲状腺功能减退症

本病简称甲减。为各种疾病累及下丘脑 - 垂体 - 甲状腺轴功能以致甲状腺素缺乏，或是甲状腺素受体缺陷，所导致的临床综合征。按病变涉及位置可分为：原发性甲减，因甲状腺本身疾病所致；继发性甲减，其病变位于垂体或下丘脑，又称中枢性甲减，多数与其他下丘脑 - 垂体轴功能缺陷同时存在。儿科患者绝大多数为原发性甲减，按其发病机制和起病年龄又可分为先天性和获得性两类。获得性甲减在儿科主要由慢性淋巴细胞性甲状腺炎，即桥本甲状腺炎所引起。本节主要介绍先天性甲减。

先天性甲状腺功能减退症是因甲状腺激素合成不足所造成的疾病。根据病因不同可分为两类：①散发性。由先天性甲状腺发育不良、异位或甲状腺激素合成途径中酶缺陷所致，发生率为（14 ~ 20）/10 万。②地方性。多见于甲状腺肿流行的山区，因该地水、土和食物中碘缺乏所致。随着我国碘化食盐的广泛应用，其发病率明显下降。

（一）甲状腺激素生理和病理生理

1. 甲状腺激素合成

甲状腺的主要功能是合成甲状腺素（T_4）和三碘甲腺原氨酸（T_3）。血循环中的无机碘被摄取到甲状腺滤泡上皮细胞内，经过甲状腺过氧化物酶的作用氧化为活性碘，再与酪氨酸结合成单碘酪氨酸（MIT）和双碘酪氨酸（DIT），两者再分别偶联缩和成 T_3 和 T_4。这些合成步骤均在甲状腺滤泡上皮细胞合成的甲状腺球蛋白（TG）分子上进行，并形成胶质小滴。

2. 甲状腺素的释放

甲状腺滤泡上皮细胞通过摄粒作用将胶质小滴摄入胞内，由溶酶体吞噬后将甲状腺球蛋白水解，释放出 T_3 和 T_4。

3. 甲状腺素合成和释放的调节

甲状腺素的合成和释放，受下丘脑分泌的促甲状腺激素释放激素（TRH）和垂体分泌的促甲状腺激素（TSH）控制。下丘脑产生 TRH，兴奋垂体前叶，产生 TSH；TSH 再兴奋甲状腺分泌 T_3、T_4，而血清 T_4 则可通过负反馈作用降低垂体对 TRH 的反应性，减少 TSH 分泌。

T_3、T_4 释放入血循环后，约 70% 与甲状腺素结合蛋白（TBG）相结合，少量与甲状腺结合前白蛋白和白蛋白结合，仅 0.03% 的 T_4 和 0.3% 的 T_3 为游离状态。正常情况下，T_4 分泌率较 T_3 高 8 ~ 10 倍，T_3 的代谢活性为 T_4 的 3 ~ 4 倍；机体所需的 T_3 约 80% 在周围组织由 T_4 转化而成，TSH 亦促进这一过程。

4. 甲状腺素的主要作用

（1）产热。甲状腺素能加速体内细胞氧化反应的速度，从而释放热量。

（2）促进生长发育及组织分化。甲状腺素促进细胞组织的生长发育和成熟，促进钙、磷在骨质中的合成代谢和骨、软骨生长。

（3）对代谢的影响。促进蛋白质合成，增加酶活力；促进糖吸收、糖原分解和组织对糖的利用，促进脂肪分解和利用。

（4）对中枢神经系统的影响。甲状腺素对神经系统的发育及功能调节十分重要。特别在胎儿期和婴儿期，甲状腺素不足会严重影响脑的发育、分化和成熟，且不可逆转。

（5）对维生素代谢的作用。甲状腺素参与各种代谢，使维生素 B_1、B_2、B_3、C 的需要量增加。同时，促进胡萝卜素转变成维生素 A 及维生素 A 生成视黄醇。

（6）对消化系统影响。甲状腺素分泌过多时食欲亢进，肠蠕动增加，大便次数多，但性质正常。分泌不足时，常有纳差、腹胀、便秘等。

（二）致病因素

1. 散发性先天性甲减

（1）甲状腺不发育、发育不全或异位。这是造成先天性甲减的最主要原因，亦称原发性甲减，约占 90%，多见于女孩，男女比例为 1 ∶ 2，其中 1/3 病例为甲状腺完全缺如，其余为发育不全或在下移过程中停留在异常部位形成异位甲状腺，部分或完全丧失其功能。造成甲状腺发育异常的原因尚未阐明，可能与遗传因素和免疫介导机制有关。

（2）甲状腺激素合成障碍。为导致甲状腺功能低下的第二位常见原因，亦称家族性甲状腺激素生成障碍。多见于甲状腺激素合成和分泌过程中酶（过氧化物酶、偶联酶、脱碘酶及甲状腺球蛋白合成酶等）缺陷，造成甲状腺素不足。多为常染色体隐性遗传病。

（3）促甲状腺激素缺乏。亦称下丘脑 - 垂体性甲减或中枢性甲减。因垂体分泌 TSH 障碍而引起，常见于特发性垂体功能低下或下丘脑、垂体发育缺陷，其中因下丘脑 TRH 不足所致者较多见。TSH 单一缺乏者甚为少见，常与生长素（GH）、催乳素（PRL）、黄体生成素（LH）等其他垂体激素缺乏并存，这是位于 3p11 的 Pit-1 基因（垂体特异性转录因子）突变所引起，临床上称为多垂体激素缺乏综合征（CPHD）。

（4）甲状腺或靶器官反应低下。前者是因甲状腺细胞质膜上 GSα 蛋白缺陷，使 cAMP 生成障碍，从而对 TSH 无反应；后者是末梢组织 β－甲状腺受体缺陷，从而对 T_3、T_4 不反应。两者均为罕见病。

（5）母亲因素。母亲服用抗甲状腺药物或患自身免疫性疾病，存在抗甲状腺抗体，均可通过胎盘影响胎儿，造成甲减，亦称暂时性甲减。通常 3 个月内消失。

2. 地方性先天性甲减

多因孕妇饮食缺碘，致使胎儿在胚胎期因碘缺乏而导致甲状腺功能低下。

（三）临床表现

本病症状出现的早晚及轻重程度与残留甲状腺组织的多少及甲状腺功能低下的程度有关。先天性无甲状腺或酶缺陷患儿在婴儿早期即可出现症状，甲状腺发育不良者常在出生后 3 ~ 6 个月时出现症状，偶有数年之后才出现症状者。主要特点有三：智能落后、生长发育迟缓、生理功能低下。

1. 患儿特征

新生儿期患儿常为过期产，出生体重常大于第 90 百分位，身长和头围可正常，前、后囟大；胎便排出延迟，出生后常有腹胀、便秘、脐疝，易被误诊为先天性巨结肠。生理性黄疸期延长（＞ 2 周）。患儿常处于睡眠状态，对外界反应低下，肌张力低，吮奶差，呼吸慢而哭声低且少。体温低（一般＜ 35℃），四肢冷，末梢循环差，皮肤出现斑纹或有硬肿现象等。

2. 典型症状

多数先天性甲状腺功能减退症患儿常在出生半年后出现典型症状。

（1）特殊面容和体态。头大、颈短，皮肤粗糙，面色苍黄，毛发稀疏、无光泽，面部黏液水肿，眼睑水肿，眼距宽，鼻梁低平，唇厚，舌大而宽厚、常伸出口外。身材矮小，躯干长而四肢短小，上部量 / 下部量＞ 1.5，腹部膨隆，常有脐疝。

（2）神经系统症状。智力发育低下，表情呆板、淡漠，神经反射迟钝；运动功能发育障碍，学会翻身、坐、立、走的时间都延迟。

（3）生理功能低下。精神差，安静少动，对周围事物反应少，嗜睡、纳差、声音低哑且体温低而怕冷；脉搏及呼吸缓慢，心音低钝，肌张力低，肠蠕动慢，腹胀、便秘；可伴心包积液，心电图呈低电压、P–R 间期延长、T 波平坦等。

3. 地方性甲状腺功能减退症

因在胎儿期碘缺乏而不能合成足量甲状腺激素，影响中枢神经系统发育。临床表现为两种不同类型，但可相互交叉重叠：

（1）神经性综合征。主要表现为共济失调、痉挛性瘫痪、聋哑、智能低下，但身材正常，甲状腺功能正常或轻度减退。

（2）黏液水肿性综合征。有显著生长发育及性发育落后，智力低下，黏液性水肿，血清 T_4 降低、TSH 增高，约 25% 患儿有甲状腺肿大。

4. TSH 和 TRH 分泌不足

患儿常保留部分甲状腺激素分泌功能，因此临床症状较轻，但常有其他垂体激素缺乏的症状，如低血糖（ACTH 缺乏）、小阴茎（Gn 缺乏）、尿崩症（AVP 缺乏）等。

（四）实验室检查

因先天性甲减发病率高，在生命早期对神经系统功能损害重且治疗容易、疗效佳，因此早期诊断、早期治疗至为重要。

1. 新生儿筛查

我国 1995 年 6 月颁布的《母婴保健法》已将本病列入筛查的疾病之一。目前多对出生后 2 ~ 3 天的新生儿，用干血滴纸片检测其 TSH 浓度，作为初筛。

结果大于 20mIU/L 时，再检测血清 T_4 及 TSH 以确诊。该法采集标本简便，假阳性和假阴性率较低，故为患儿早期确诊、避免神经精神发育严重缺陷、减轻家庭和国家负担的极佳防治措施。

2. 血清 T_4、T_3、TSH 测定

任何新生儿筛查结果可疑或临床可疑的小儿，都应检测血清 T_4、TSH 浓度，如 T_4 降低及 TSH 明显升高即可确诊。血清 T_3 浓度可降低或正常。

3. TRH 刺激试验

若血清 T_4、TSH 均低，则疑 TRH、TSH 分泌不足，应进一步做 TRH 刺激试验：按 7μg/kg 静注 TRH，正常者在注射 20 ~ 30 分钟内出现 TSH 峰值，90 分钟后回至基础值。如果未出现高峰，应考虑垂体病变；若 TSH 峰值出现时间延长，则提示下丘脑病变。

4. X 线检查

做左手和腕部 X 线片，评定患儿骨龄。患儿骨龄常明显落后于实际年龄。

5. 核素检查

静脉注射 ^{99m}Tc 后，以单光子发射计算机断层成像术（SPECT）检测患儿甲状腺发育情况及甲状腺大小、形状和位置。

（五）诊断和鉴别诊断

根据典型的临床症状和甲状腺功能测定，诊断不难，但在新生儿期不易确诊，应对新生儿进行群体筛查。年长儿应与下列疾病鉴别：

1. 先天性巨结肠

此病患儿出生后即开始便秘、腹胀，并常有脐疝，但其面容、精神反应及哭声等均为正常，钡剂灌肠可见结肠痉挛段与扩张段。

2. 21－三体综合征

患儿智能及动作发育均落后，但有特殊面容：眼距宽、外眼角上斜、鼻梁低、

舌伸出口外，皮肤及毛发正常，无黏液性水肿，常伴有其他先天畸形。染色体核型分析可鉴别。

3. 佝偻病

患儿有动作发育迟缓、生长落后等表现，但智能正常，皮肤正常，有佝偻病体征。血生化和 X 线片可鉴别。

4. 骨骼发育障碍

骨软骨发育不良、黏多糖病等都有生长迟缓症状，骨 X 线片和尿中代谢物检查可资鉴别。

（六）治疗和预后

1. 治疗

应早期确诊，尽早治疗，以减小对脑发育的损害。一旦诊断确立，应终身服用甲状腺制剂，不能中断，否则前功尽弃。饮食中应富含蛋白质、维生素及矿物质。甲状腺制剂有两种：

（1）L- 甲状腺素钠。100pg/L 或每片 50μg，含 T_4，半衰期为 1 周，每天仅有 T_4 浓度小量变动，血清浓度较稳定，每天服 1 次即可。婴儿用量为每天 8 ~ 14μg/kg，儿童为每天 4μg/kg。

（2）干甲状腺片。每片 40mg，本药是从动物中提取出来的，含 T_3、T_4。若长期服用，可使 T_3 升高，使用时要予以注意。

2. 预后

如出生后 3 个月内开始治疗，预后较佳，智能绝大多数可达到正常；如果未能及早诊断而在 6 个月后才开始治疗，虽然给予甲状腺素可改善生长状况，但是智能仍会受到严重损害。

第十章　儿科疾病辨证施治

第一节 新生儿疾病

一、胎黄

胎黄即新生儿黄疸。中医认为，此症与胎禀因素有关，故称为“胎黄”“胎疸”。胎黄分生理性与病理性两类。生理性者大多生后 2 ~ 3 天出现，4 ~ 6 天达高峰，7 ~ 10 天消退，早产儿持续时间较长，除有轻微食欲不振外，一般无其他临床症状。若出生后 24 小时内即出现黄疸，3 周后仍不消退，甚或持续加深，或消退后复现，均为病理性黄疸。

（一）病因病机

病理性者原因较多，主要为胎禀湿蕴，如湿热郁蒸、寒湿阻滞，久则气滞血瘀。胎黄的病变脏腑在肝胆、脾胃。其发病机制主要为脾胃湿热或寒湿内蕴，肝失疏泄、胆汁外溢而致发黄，日久则气滞血瘀。

1. 湿热郁蒸

因孕妇素体湿盛或内蕴湿热之毒，遗于胎儿，即《诸病源候论·胎疸候》所言：“小儿在胎，其母脏气有热，熏蒸于胎，致生下小儿体皆黄。”或因胎产时或出生后，婴儿感受湿热邪毒所致。热为阳邪，故黄色鲜明如橘色；热毒炽盛，黄疸可迅速加深。若湿热化火，邪陷厥阴，则会出现神昏、抽搐之险象。若正气不支，气阳虚衰，可成虚脱危证。

2. 寒湿阻滞

小儿先天禀赋不足，脾阳虚弱，湿浊内生；或出生后为湿邪所侵，湿从寒化，可致寒湿阻滞。正如《临证指南医案·疸》所言："阴黄之作，湿从寒水，脾阳不能化热，胆液为湿所阻，渍于脾，浸淫肌肉，溢于皮肤，色如熏黄。"寒为阴邪，故黄色晦暗。

3. 气滞血瘀

或禀赋不足，脉络阻滞，或湿热蕴结肝经日久，气血郁阻，致气滞血瘀而发黄。如《张氏医通·黄疸》说："诸黄虽多湿热，然经脉久病，不无瘀血阻滞也。"此因气机不畅，肝胆失常，络脉瘀积而致。故黄色晦暗，伴肚腹胀满，右胁下结成痞块。

此外，还有因先天缺陷，胆道不通，胆液不能疏泄，横溢肌肤而发黄者。

（二）辨证论治

1. 治疗原则

生理性黄疸可自行消退，不需治疗。病理性黄疸治疗以利湿退黄为基本法则。据阳黄与阴黄的不同，分别治以清热利湿退黄和温中化湿退黄。气滞瘀积证以化瘀消积为主。由于新生儿脾胃薄弱，故治疗需固护后天脾胃之气，不可过用苦寒之剂，以防苦寒败胃，克伐正气。

2. 辨证要点

胎黄以皮肤、面目发黄为主证，辨证首先要区别其性质。以黄疸出现时间、程度、消退情况，结合全身症状以区别属生理性胎黄还是病理性胎黄。其次辨别胎黄阴阳属性，凡黄疸色泽鲜明如橘，烦躁多啼，口渴喜饮，舌红苔黄腻，属阳黄；黄疸色泽晦暗，久久不退，神疲肢凉，腹胀食少，大便稀溏，舌淡苔薄，则属阴黄。

3. 分证论治

（1）湿热郁蒸。面目皮肤发黄，色泽鲜明如橘，哭声响亮，不欲吮乳，口渴唇干，或有发热，大便秘结，小便深黄，舌质红，苔黄腻。此为阳黄证，肝胆疏泄失常，湿热之邪蕴阻脾胃，胆汁外溢，故面目皆黄；热为阳邪，故黄疸色泽鲜明；热甚于内，故口渴唇干，大便秘结；舌红、苔黄腻为湿热之象。

治法为清热利湿。方用茵陈蒿汤加味，药有茵陈、栀子、大黄（去皮），清热、利湿、退黄，佐以泽泻、车前子利尿化湿，黄芩、金钱草清热解毒。热重加虎杖、龙胆清热泻火，湿重加猪苓、茯苓、滑石渗湿利水，呕吐加半夏、竹茹和中止呕，腹胀加厚朴及枳实行气消痞。若黄疸动风，见神昏、嗜睡、抽搐，治宜平肝息风、利湿退黄，方选羚角钩藤汤加减，药有羚羊角粉（另冲）、钩藤、天麻、茵陈、生大黄（后下）、僵蚕、栀子、车前子、石决明、川牛膝、黄芩等。黄疸虚脱，见黄疸迅速加重，伴面色苍黄、浮肿、四肢厥冷、胸腹欠温、气促、神昏，治宜大补元气，温阳固脱，方选参附汤合生脉散加减，药有人参（单煎）、附子、干姜、五味子、麦冬，加茵陈、金钱草。

（2）寒湿阻滞。证候为面目皮肤发黄，色泽晦暗，持久不退，精神萎靡，纳呆，四肢欠温，大便溏薄、色灰白，小便短少，舌质淡，苔白腻。寒属阴邪，湿性黏滞，肝胆疏泄失常，寒湿内阻，故黄疸晦暗，持久不退；寒湿中阻，脾阳不振，故纳呆、便溏；舌淡、苔白腻也为寒湿之象。

治法为温中化湿。方用茵陈理中汤加减，药有茵陈利胆退黄，干姜、白术、甘草温中燥湿，佐以党参益气健脾，加用薏苡仁、茯苓健脾渗湿。寒盛加附片温阳，肝脾大、络脉瘀阻加三棱、莪术活血化瘀，食少纳呆加神曲、砂仁行气醒脾。

（3）气滞瘀积。面目皮肤发黄，颜色渐深，晦暗无华，右胁下痞块质硬，肚腹膨胀，青筋显露，或见瘀斑、衄血，唇色暗红，舌见瘀点，苔黄。此证气滞血瘀，肝胆疏泄不畅，故黄色晦暗无华；瘀血内阻，故结痞块，质硬；瘀血内阻，血不循经，故见衄血、瘀斑。

治法为化瘀消积。方用血府逐瘀汤加减，药有柴胡、郁金、枳壳、桃仁、当归、赤芍及丹参行气化瘀。大便干结加大黄通腑，皮肤瘀斑、便血加牡丹皮、仙鹤草活血止血，腹胀加木香、香橼皮理气，胁下痞块质硬加䗪虫活血化瘀。

（三）其他治疗

1. 中成药

茵栀黄注射液每次 10 ~ 20mL，加葡萄糖注射液 250 ~ 500mL 稀释，静滴，每天 1 次。用于湿热郁蒸证。

2. 外治疗法

黄柏 30g。煎水去渣，水温适宜时，让患儿浸浴，反复擦洗 10 分钟，每天 1 ~ 2 次。

3. 推拿疗法

胆红素脑病后遗症见肢体瘫痪、肌肉萎缩者，可用推拿疗法，每天或隔天 1 次。在瘫痪肢体上以㨰法来回㨰 5 ~ 10 分钟，按揉松弛关节 3 ~ 5 分钟，局部可用搓法搓热，并在相应的脊柱部位搓㨰 5 ~ 10 分钟。

二、硬肿症

本病以新生儿皮肤、皮下脂肪硬化和水肿为特征，常在生后 7 ~ 10 天发病，多为局部发病，也可见全身发病者。原因主要有受寒、早产、感染、窒息等。古代医籍中无专门的硬肿症记载，据其临床表现可归属于“胎寒”“五硬”。目前对硬肿症的认识更为深入，其病机除阳气虚衰、寒凝血涩外，还与血瘀密切相关，治疗中使用温阳活血药取得较好效果。中西医结合治疗降低了硬肿症死亡率。

（一）病因病机

新生儿本为稚阴稚阳之体，尤其体弱者属先天禀赋不足、阳气虚弱，此为本病内因。初生小儿若护养保暖不当，复感寒邪，或感受他病，气血运行失常，为发病之外因，亦有部分患儿因感受温热之邪而发病。病变脏腑在脾肾，阳气虚衰、寒凝血涩是本病主要病机。

1.寒凝血涩

《诸病源候论·胎寒候》指出："小儿在胎时，其母将养取冷过度，冷气入胞，伤儿肠胃。"寒为阴邪，最易伤人阳气。先天禀赋不足之小儿，或先天中寒或后天感寒，寒邪直中脏腑，伤脾肾之阳；或者生后感受他病，阳气受损，致寒邪凝滞。寒凝则气滞，气滞则血凝血瘀，产生肌肤硬肿。寒侵腠理，肺气失宣，肌肤失调，皮肤硬肿加重。

2.阳气虚衰

因先天禀赋不足，阳气虚弱，或寒邪直中脏腑，脾肾阳气损伤，阳气虚衰，不能温煦肌肤，营于四末，故身冷肢厥；阳虚则内寒，寒凝则气滞血瘀，致肌肤僵硬，肤色紫暗，严重者血络瘀滞，血不循经而外溢。脾阳不振、水湿不化，则见水肿；阳气虚极，正气不支，直至阳气衰亡，可见气息微弱、全身冰冷、脉微欲绝之危症。

另有少数患儿因感温热之邪，毒热蕴结，耗气伤津，阴液不足，血脉不充，血受煎熬而运行涩滞，气血流行不畅，亦可致肌肤硬肿。正如《医林改错·膈下逐瘀汤所治之症目》所云："血受寒则凝结成块，血受热则煎熬成块。"

（二）辨证论治

1.治疗原则

硬肿症的治疗原则为益气温和，活血化瘀，其中阳虚者温补脾肾，寒甚者散寒通阳，血瘀者行气活血。同时配合复温、中药外敷等法，可增强疗效。

2.辨证要点

本病可分为轻症和重症，主要从患儿体温、硬肿部位、硬肿面积来区别。若一般反应尚可，体温正常或不升，硬肿以下肢、面颊为主，硬肿面积＜50%

者为轻症；反应较差、体温不升，硬肿涉及四肢、臀部、面颊及全身，面积＞50%者为重症。轻症多属寒凝血瘀证，重症多属阳气虚衰证，重症死亡率较高。

本病临床尚需辨别虚、寒、瘀孰轻孰重。患儿全身冰冷、僵卧少动、反应极差的重症多属虚，反应尚可、全身欠温、四肢发凉、肌肤硬肿的轻症多属寒，两证型均不同程度存在瘀。

3.分证论治

（1）寒凝血涩。全身欠温，四肢发凉，反应尚可，哭声较低，肌肤硬肿，难以捏起，硬肿多局限在臀、小腿、臂、面颊等处，色暗红、青紫，或红肿如冻伤，指纹紫暗。本证为轻症，系体弱小儿中寒而致，阳气不足，复感外寒故全身欠温，四肢发凉；寒凝则气滞血瘀，而见皮肤暗红、青紫。

治法为温经散寒，活血通络。方用当归四逆汤加减，药有当归、丹参、川芎、桃仁、红花活血化瘀，白芍、桂枝、细辛温经散寒。硬肿甚加郁金、鸡血藤活血行瘀，虚甚加人参及黄芪补气，寒甚加制附子、干姜温阳散寒。

（2）阳气虚衰。全身冰冷，僵卧少动，反应极差，气息微弱，哭声低怯，吸吮困难，面色苍白，肌肤硬而肿，范围波及全身，皮肤暗红，尿少或无，唇舌色淡，指纹淡红不显。本证多属重症，阳气衰弱则全身冰冷、僵卧少动，阳气虚衰、经脉不利则面色苍白及肌肤硬而肿。

治法为益气温阳，调和气血。方用参附汤加味，药有人参、黄芪补气，制附子、巴戟天温肾阳，桂枝、丹参、当归温经活血。肾阳衰加鹿茸补肾壮阳，口吐白沫、呼吸不匀加僵蚕及石菖蒲、胆南星化痰开窍，血瘀明显加桃仁、红花、赤芍活血化瘀，小便不利加四苓散利尿。

（三）复温

复温是本症治疗的重要措施，方法多样。轻者可放在26℃～28℃室温中，置热水袋，使逐渐复温。重者先置26℃～28℃室温中，1小时后置28℃暖箱，每1小时提高箱温1℃，至30℃～32℃，使皮肤温度达36℃左右。也可因地制宜，采用其他各种保暖和复温方法，在12～24小时内使体温恢复正常。

（四）其他治疗

1.中成药

（1）复方丹参注射液每次2mL，加入10%葡萄糖注射液20mL中，静滴。每天1次，7～15天为1个疗程。用于各种证型。

（2）盐酸川芎嗪注射液每天6～10mL/kg，最大20mL，加入5%葡萄糖注射液100mL中，静脉滴注。每天1次，10天为1个疗程。用于各种证型。

2.外治法

（1）生葱、生姜、淡豆豉各30g。捣碎混匀，酒炒，热敷于局部。用于寒凝血涩证。

（2）川乌、草乌、乳香、没药各7.5g，当归、红花、川芎、赤芍、透骨草各15g，肉桂6g，丁香9g。研末，加羊毛脂100g，凡士林900g，拌匀成膏。油膏均匀涂于纱布上，加温后敷于患处，每天1次。用于阳气虚衰证。

3.针灸疗法

（1）针刺关元、气海、足三里。针后加灸。

（2）用艾条局部温灸。

（3）还可采用五绝指针疗法、周身多经脉调理治疗。

三、二便不通

（一）大便不通

新生儿出生后，一般在24小时内有称为“胎粪”的大便排出，每天排出3～4次。便色先呈暗绿色，黏稠而无臭，后逐渐变为赤褐色，黏液减少，水分增加，有酸臭气味。如出生后2天内，仍不大便者属病态，古人称之为“锁肚”。中医认为，导致本病有多种原因，如胎禀不足、胎热壅结、肛门内合等，治疗应据不同的病因和证候分别处理。

1.病因病机

新生儿大便不通,除少数因肛门内合等先天生理畸形外,病因主要有两方面,即胎热壅结肠胃以及胎禀不足、气血虚弱致传导失职。

（1）胎禀不足。因母体素虚，或未足月而早产，致令婴儿禀赋不足，元气虚惫，形体怯弱，气血俱虚，气机不运，肠道无所濡养，致便闭不通。

（2）胎热壅结。因胎儿在母体时，孕妇过食辛热炙煿，致热邪蕴积。或因临产时，婴儿吞入羊水秽浊之物，壅结肠胃，凝滞气机，津液不行，肠失传导，以致大便不通。

（3）肛门内合。因先天性生理畸形，肛门特别狭窄，致排便受阻；或为脂膜遮闭，形成肛门内合，不能排出粪便。古人称之为“无谷道”。

2.辨证论治

（1）胎禀不足。出生后大便不通，面色㿠白，唇淡不红，神疲气怯，啼哭声低，口舌润滑，指纹淡红。此因胎儿元气衰微，致大肠传送无力，故大便不通。气为血帅，血随气行，气虚则血不华色，故面白唇淡、口舌湿滑而指纹淡红。形气俱虚，故神疲气怯，啼哭声低。

治法为先予培补元气，不可骤用攻下，兼外用罨脐法和导便法。先进独参汤以益气扶元，继以罨脐法以温通行气，并用导便法以促其通下。

（2）胎热壅结。大便不通，小便短赤，面赤唇红，口干舌燥，肚腹胀满，烦躁多啼，哭声粗亮，甚则呕吐，指纹紫滞。此因胎热壅结，气化不行，大肠传导失职，大便不通。胃肠之热熏蒸于上，故面赤唇红，口干舌燥；热邪内扰，则烦躁多啼，哭声粗亮；腑气不降，壅结于里，故肚腹胀满，甚则上逆而为呕吐；热移膀胱，则小便短赤；指纹紫滞，为热郁于里之征。

治法为清热散结，通利大便。方药一般可先用金银花 10g，甘草、黄连各 2.5g，煎水并调入适量白蜜，多次分服。服后数小时如仍不通便，可继用沆瀣丹以清热行气，泻下秽浊并外用导便法以引导大便。

（3）肛门内合。本证因腑气不能通降，故症见烦躁啼哭，腹部膨胀，呕吐频作。药物难奏效，须及时采用外科手术，以扩大孔道，或刺穿脂膜，才可救治。倘延误时日，便会导致死亡。明代《古今医统》指出："治疗小儿初生无谷道者，必须及早用刀刺之，切开肠孔；后用棉卷如指以香油浸透插之，使其不合缝；四旁用生肌散（人参、牛黄、珍珠、琥珀、熊胆、炉甘石、乳香、没药、海螵蛸、龙骨、石膏、轻粉、铅粉）搽之自愈。"可见古人对本病很早就已采用手术治疗。

（二）小便不通

婴儿出生后不久当有小便，亦有在分娩中排尿的。一般在出生后 3 天内，每天小便 4 ~ 5 次；3 天以后，次数即显著增加；至 7 ~ 8 天后，每昼夜可达 10 余次之多，1 周岁以后才逐渐减少。若在出生后 2 天以内，仍没有小便，即为新生儿小便不通。本病病因包括元气虚弱、热蕴膀胱、尿门无孔。治疗方面，应据不同病因和证候，分别处理。

1. 病因病机

新生儿小便不通，大都因元气虚弱或热蕴膀胱，亦有少数由先天生理缺陷所致者。

（1）元气虚弱。因母体虚弱，或未足月而早产，致令婴儿禀赋不足，元气衰微，形体怯弱，气化失调，则水道不利，以致小便不通。

（2）热蕴膀胱。因胎儿感受胎中热毒，壅结膀胱。膀胱为州都之官，主藏津液，借气化而能出。如胎热壅结膀胱，则气化之功能不得宣通，水道受阻，以致小便不通。

（3）尿门无孔。婴儿出生后，可因尿道无孔而小便不通，这是因先天性生理畸形所致。

2.辨证论治

（1）元气虚弱。出生后小便不通，面白唇淡，形神疲乏，啼哭声低，口舌湿滑而指纹淡红。新生儿因母体素虚，或未足月而产，致先天禀赋不足，元气衰微，气化不宣，水道不能通调，故小便不通；气虚阳微，故神疲、声低；面白唇淡，舌湿，指纹淡红，均为元气衰微之征。

治法为培补元气，温化利水。方药用独参汤调服五苓散，以益气扶元、温化利水。

（2）热蕴膀胱。小便不通，唇红口干，烦躁多啼，指纹多紫滞，严重的可致胸腹胀满，喘促，抽搐昏迷。此因胎热壅结，膀胱气化不宣，故小便不通；热邪上升，故唇红口干；内动心火，故烦躁多啼；指纹多紫滞，亦为热结之征。严重的则毒壅中宫，形成胸腹胀满，喘促；热侵神明，则致抽搐昏迷。若不及时处理，或救治不当，常导致死亡。

治法为清热、解毒、利尿。初起时方用导赤散以清心火而利小便。如热邪壅结过甚，出现腹胀喘急，宜内服八正散，外用豆豉膏敷贴脐上，内外兼施，以收清热、解毒、利尿之效。若出现抽搐、昏迷，可用犀角屑（水牛角屑代）0.6g，羚羊角屑 0.6g，煎水，调服八正散，以通神明并定抽搐而清热解毒。

（3）尿门无孔。婴儿生下以后，小便不通，若检查阴部，属生理缺陷者，则非药物所能奏效，必须及时施用外科手术，进行救治。

此外，临证有些新生儿大小便俱不通利的，称为“新生儿二便不通”。如由于胎热过盛，壅结于肠胃与膀胱而致者，急需采用内外合治之法。可用木通散以行其热，一捻金以开其结，并外用豆豉膏加麝香 0.3g，敷贴脐上，内外兼施，以收清热利水、开闭散结之效。若因胎禀不足，元气衰微，传导失职，气化不行而致，宜急予独参汤调服五苓散，以扶元益气及温化利水，兼外用卷脐法以温通行气，再以导便法通其大便。

第二节 感冒喘嗽

一、感冒

感冒主要是因病毒感染所致。中医认为，小儿感冒的主要原因为外感时邪病毒，以感受风邪为主，常兼杂寒、热、暑、湿、燥等。又因小儿冷暖不知调节，加以肌肤嫩弱，腠理空疏，卫外功能不固，故特别容易罹患。

（一）病因病机

在气候变化、冷热失常、沐浴着凉、调护不当时容易发生本病。当小儿正气不足、机体抵抗力低下时，外邪易于乘虚侵入而成感冒。如《幼科释谜·感冒》所说："感冒之原，由卫气虚，元府不闭，腠理常疏，虚邪贼风，卫阳受遏。"说明了小儿感冒的病因与小儿卫气不足有密切的关系。受病后，因脏腑嫩弱，故传变迅速；且神气怯弱，脾肺不足，故最易兼夹痰壅、食滞、惊吓等因素。因而证候变化，往往与成人有所不同。如夹痰壅，则兼见痰鸣喘嗽，并易变为肺气壅滞的闭证；夹食滞，则兼见胸腹满痛，呕吐泄泻，甚则可致气液耗损；夹惊吓，则神志不安，惊惕叫扰，甚则抽搐神迷。这是小儿感冒较为特异之处。

感冒病变部位主要在肺，可累及肝脾。病机关键为肺卫失宣，肺主皮毛，开窍于鼻，司腠理开阖；外邪自口鼻或皮毛而入，客于肺卫，致表卫调节失司，卫阳受遏，肺气失宣，因而出现发热、恶风寒、鼻塞流涕、喷嚏、咳嗽等症。

（二）治疗原则

主要为疏风解表。证属风寒者，治以辛温解表；证属风热者，治以辛凉解表。若兼夹痰壅者，则佐以宣肺化痰；夹食滞者，则佐以消食导滞；夹惊吓者，则佐以安神镇惊，甚则加平肝息风之品。

（三）辨证论治

1. 风寒感冒

发热，恶寒，头痛，鼻塞，流涕，喷嚏，咳嗽，喉痒，无汗，舌苔薄白，指纹浮红，脉浮紧。此因感冒时邪，风寒外束，故症见发热、恶寒、无汗；邪郁太阳经脉，故症见头痛；肺卫受邪，故出现鼻塞、流涕、喷嚏、咳嗽、喉痒等症状；舌苔薄白，指纹浮红，脉浮紧，均为风寒感冒之征。

治法以辛温解表为主。可据证情轻重选用葱豉汤、杏苏散等方剂。如发热恶寒较轻，可用葱豉汤以辛平解表；咳嗽痰多，用杏苏散以辛温解表、降气除痰。

2. 风热感冒

发热较重，恶寒较轻，汗微出，头痛鼻塞，咽部干红，喷嚏咳嗽，唇色较红，舌苔薄白、微黄，脉浮数，指纹浮露，色较红赤。因感冒风热，邪在卫表，故症见发热较重，恶寒较轻，微有汗出；邪犯太阳经脉，故症见头痛；肺卫受风热时邪所侵，故见鼻塞、咳嗽、喷嚏、咽部干红等偏热性的肺系症状，与风寒感冒有所不同。唇色较红，舌苔薄白、微黄，脉浮数、指纹浮露而色较红赤等，则均属风热感冒表现。

治法以辛凉解表为主。若咳嗽较重，可选用桑菊饮；发热较高者，可选用银翘散等方剂。

3. 兼证

风寒、风热感冒，皆可同样出现夹痰、夹滞、夹惊等兼证。

（1）若症见咳嗽较剧，咳声重浊，痰鸣气逆，脉象浮滑而数，为感冒夹痰，可用杏苏饮以疏风解热、宣肺化痰；痰涎壅盛，可兼服回春丹。若转为肺炎喘嗽，可参其症辨证施治。

（2）若症见脘腹胀满，不思乳食，呕吐酸腐，口气秽浊，大便酸臭，或腹痛泄泻，舌苔厚腻，或白或黄，脉象滑实，指纹紫滞，则为感冒兼夹食滞，可加藿香、神曲、枳壳、麦芽、山楂等以消食导滞，或兼服保和丸。若症见大便秘结，壮热口渴，舌燥黄垢，则为瘀滞化热，可用凉膈散加减以清热导滞。

（3）若见惊惕啼叫，睡卧不宁，舌尖红赤，脉象弦散，指纹青紫，则为感冒夹惊，可加入钩藤、僵蚕、地龙、龙骨之类，以安神镇惊。若症见壮热昏睡，惊搐痰鸣，则为心火炽盛，痰涎燔扰清窍，可兼服凉惊丸以祛风清热、除痰开窍。

二、肺炎喘嗽

此为小儿时期常见肺系疾病，临床以发热、咳嗽、痰壅、气急、鼻扇为主要症状，重者可见张口抬肩、呼吸困难、面色苍白、口唇青紫等症。本病相当于西医小儿肺炎。

肺炎喘嗽病名首见谢玉琼《麻科活人全书》，为作者对麻疹病程中出现咳嗽、喘息、鼻扇等肺气闭塞证的命名。本病一年四季都可发生，尤以冬春两季为多，好发于婴幼儿，年龄越小，发病率越高，病情越重。本病若治疗及时得当，一般预后良好。

（一）病因病机

本病发病原因以感受外邪为主，或由其他疾病所传变，因本身正气不足而诱发者，亦不在少数。感受外邪，有风寒、风温不同，而以风温最常见。产生肺炎喘嗽证候的机制，为肺被邪束，闭郁不宣，化热烁津，炼液成痰，阻于气道，肃降无权，从而出现咳嗽、气急、鼻扇、痰鸣等一系列肺气闭塞症状。病因虽有不同，而导致肺闭的机制则一。

肺为娇脏，司呼吸，主气，为水之上源。肺又司皮毛之开合，而主一身之气化，通调水道，下输膀胱，其正常生理功能以下降为顺，上升为逆。心主营血，而气为血帅，气行则血行，气滞则血滞，故严重肺炎喘嗽，可影响血流不畅，出现颜面、口唇、指甲青紫发绀，并可迅速导致心气不足、心阳不振的厥脱证候。

（二）辨证论治

1. 风寒闭肺

发热无汗，呛咳气急，不渴，舌苔薄白或白腻，舌质不红，脉象浮紧。年龄较长者常自诉恶寒体痛。此证多见于本病早期，或气候严寒季节，但典型风寒证候较少，因风寒外束、邪热内郁而出现的外寒里热证，则较为多见。本证因肺主皮毛，寒邪外袭，由皮毛而入。肺为邪侵，肃降无权，气上逆则呛咳不爽，并见呼吸急促；卫阳为寒邪所遏，阳气不能敷布周身，故恶寒发热无汗。如暴暖暴冷，先受温邪，继为寒束，则见风寒外束、邪热内郁。

治法以宣肺解表为主。方用三拗汤合葱豉汤以解表散寒。如寒邪外束，里有伏热者，则宜大青龙汤表里双解。

2. 风温闭肺

发热恶风，咳嗽气促，微有汗出，口渴咽红，舌苔薄白、微黄，脉浮数。此属风温闭肺的轻证。重证见高热不退，咳嗽频频，气急鼻扇，涕泪俱无，喉中痰鸣，口渴烦躁，面色红赤，舌苔黄，舌质红而干，脉象滑数。本证之风温轻证，肺受温邪尚轻，故临床症状轻微；而重证则属温邪夹毒，邪毒炽盛，肺受炎迫，故烦躁口渴，高热不退。肺为邪热蒸郁，化源欲绝，津液不得上承清窍，而啼哭不见涕泪，鼻孔出现烟霉。热烁肺津，炼液为痰，故气急鼻扇，咳喘时喉间伴痰声。面色红赤，舌苔黄，舌质红而干，脉象滑数，亦属热征。本证多由麻疹传变所致。

轻证治法以辛凉清解；重证则以辛寒或苦寒泻热解毒，佐以化痰定喘。轻证方用银翘散以解肌肃肺，重证可选用麻杏石甘汤或五虎汤、清气化毒饮等。

邪热伤阴者，可用黄连解毒汤加鲜沙参、鲜石斛、鲜生地黄，并佐以莱菔汁或荸荠汁等以化痰热。邪浊壅闭者，加用玉枢丹以辟秽化浊。

3. 痰热闭肺

发病急暴，壮热烦躁，气急鼻扇明显，喉鸣痰涌，声如拉锯，此为其主证。面色青紫发绀，小便黄赤，大便闭结，舌苔黄厚，脉来洪数，甚则两胁扇动，胸高肩抬，摇身撷肚的严重证候，此即古人所称“马脾风”。本证发生，先因暴受外邪闭郁肺经，气机不通，聚液为痰，痰壅气道，窒塞不通，故气上喘逆而喉鸣痰涌。气闭则血滞，血流不畅，故面色青紫发绀；两胁为肺之分野，故见其扇动；胸高肩抬，摇身撷肚，为极度呼吸困难。病情属实、属热、属痰、属火，故见溲黄及便闭等症。

治法为泻肺定喘，涤痰通腑。方用葶苈大枣泻肺汤合保赤散，或牛黄夺命散，以泻肺气之壅，荡涤痰热而通腑气。盖实邪壅肺，肺气胀满，肺与大肠为表里，通利大肠以疏通肺之壅实，亦即“上病下取”之意。痰涎上涌，可急用鲜竹沥频频灌服，以化痰热。以上为肺炎喘嗽的常见证候和一般治疗法则。其中痰热闭肺一证，由于发病急暴严重，痰涌气急特别明显，尤须及时处理，以免贻误时机。

第三节 口部感染

一、鹅口疮

患儿口腔舌上满布白屑，状如鹅口，故名鹅口疮，亦称雪口。本病主要因口腔不洁，局部念珠菌感染所引发。因婴儿口腔黏膜嫩薄，易为秽毒之邪侵袭，故鹅口疮是新生儿常见的一种口腔疾患，尤以早产儿和体质羸弱、久病乳儿最为多见。

（一）病因病机

本病病因主要是口腔不洁，感染秽毒之邪。据患儿素质的不同和临床证候，可分为心脾积热和虚火上浮两类。兹分述如下：

1. 心脾积热

婴儿热毒素盛，内蕴心脾。舌乃心之苗，脾脉络于舌。感病以后，热毒循经上行，熏灼口舌，故出现本类证候。

2. 虚火上浮

婴儿先天胎禀不足，后天乳食、护理失调，致脾肾阴虚，水不制火，虚火上浮，故出现本类证候。

（二）治疗原则

属心脾积热者，以清泻心脾热毒为主；虚火上浮者，以滋养脾肾为主。因蔓延颇速，若白屑侵及咽喉食管，堆积如雪花叠叠，则可障碍呼吸和吮乳，故必须及时处理。

（三）辨证论治

1. 心脾积热

面赤唇红，烦躁不宁，叫扰啼哭，舌尖红赤，大便干结，小便短黄，指纹紫滞。因婴儿胎热内盛，蕴积心脾，感病后热毒循经上行，熏灼口舌，故出现白屑堆积，其色较深，周围焮红较甚，形成鹅口；火热炎上，故面赤唇红，舌尖红赤；心火内炽，故烦躁多啼；心移热于大肠、膀胱，故大便干结，小便短黄；指纹紫滞亦为郁热之征。

治法以清解心脾积热为主，并宜内外合治。先用黄连、甘草煎汤，或野蔷薇露拭口，再以冰硼散涂搽患处，以清热解毒，去腐生肌。内服清热泻脾散，以清泻心脾积热。如大便秘结不通，宜加服沆瀣丹以通下泻热。

2. 虚火上浮

形体怯弱，面白颧红，口干不渴，神气困乏，大便溏泄，舌淡苔白，指纹淡红。因先天胎禀不足，后天护理失调，致脾肾不足，水不制火，虚火上浮，故面白颧红，口干而不渴饮，舌质淡而不红，白屑颜色亦较淡，周围红晕不显著；真元不足，虚火无根，故神疲气乏，大便反溏，指纹色淡。

治法以滋水制火、引火归元为主。方用六味地黄汤加肉桂，以滋肾养脾，引火归元。

（四）口疮、口糜

口疮、口糜是婴儿时期常见的一种口腔疾患。口疮是在口颊、舌边、上腭等处发生白色溃烂的小疮，并见红肿疼痛，间或发热。口糜是满口糜烂，色红作痛。这两种疾病，均可出现流涎拒食、精神躁扰等症。因其发病机制与鹅口疮大致相同，故治法可参照鹅口疮处理。

二、手足口病

此为儿童传染病，又名发疹性水疱性口腔炎，多发生于5岁以下儿童，可致手、足、口腔等部位疱疹，少数患儿可出现心肌炎、肺水肿、无菌性脑膜炎等并发症。个别重症患儿如果病情发展快，可导致死亡。该病以手、足和口腔黏膜疱疹或破溃后形成溃疡为主要临床症状。手足口病是由肠道病毒所致传染病，引发手足口病的肠道病毒有20多种（型），其中以柯萨奇病毒 A_{16} 型（Cox A_{16}）和肠道病毒71型（EV_{71}）最为常见。中医古籍无此病名。

（一）病因病机

本病的病因为感受手足口病时邪，病变部位在肺脾二经。小儿肺脏娇嫩，不耐邪扰，脾常不足，易受损伤。时邪疫毒由口鼻而入，内侵肺脾。肺属卫外，合皮毛，主宣发肃降，为水之上源；脾属土，司运化，主四肢肌肉，为水谷之海，开窍于口。邪毒初犯，肺气失宣，卫阳被遏，脾气失健，胃失和降，则见发热、咳嗽、流涕、口痛、纳差、恶心、呕吐、泄泻等症；邪毒蕴郁，气化失司，水湿内停，与毒相搏，外透肌表，则发疱疹。

感邪轻者，疱疹仅限于手足肌肤及口咽部，分布稀疏，全身症状轻浅；若感邪较重，毒热内盛，则疱疹波及四肢、臀部，且分布稠密，根盘红晕显著，全身症状深重，甚或邪毒内陷而出现神昏、抽搐等。此外，也有因邪毒犯心，气阴耗损，出现心悸气短、胸闷乏力，甚或阴损及阳，心阳欲脱，危及生命者。

（二）辨证论治

本病治疗以清热祛湿解毒为原则。轻证治以宣肺解表、清热化湿，重证宜分清湿重、热重。偏湿盛，治以利湿化湿为主，佐以清热解毒，但祛湿不可太过，以防伤阴耗液，化燥生风；偏热重，虽以寒凉清热解毒之品为主，也应中病即止，以免损脾伤胃，引邪深入。若出现邪毒内陷或邪毒犯心者，又当配伍息风开窍、益气养阴、活血祛瘀等法。

1. 邪犯肺脾

发热轻微或无发热，或流涕咳嗽、纳差恶心、呕吐泄泻，1 ~ 2 天后或同时出现口腔内疱疹，破溃形成小溃疡，疼痛流涎，不欲进食。随病情进展，手掌、足跖出米粒至豌豆大斑丘疹，并迅速转为疱疹，分布稀疏，疹色红润，根盘红晕不著，疱液清亮，舌质红，苔薄黄腻，脉浮数。本证为手足口病轻证，除手足肌肤、口腔部疱疹外，全身症状不著为其特征。偏肺气失宣者，发热恶寒，流涕咳嗽；偏脾运失职者，纳差流涎，呕吐泄泻。若为高热或身热持续，则易转为重证。

治法为宣肺解表，清热化湿。方用甘露消毒丹加减，药用金银花、连翘、黄芩、薄荷清热解毒、宣肺透表，白蔻仁、藿香、石菖蒲芳香化湿，滑石、茵陈清热利湿，板蓝根、射干、浙贝母解毒利咽、化痰止咳。恶心呕吐加紫苏梗、竹茹以和胃降逆，泄泻加泽泻、薏苡仁以祛湿止泻；高热加葛根、柴胡以解肌退热，肌肤痒甚加蝉蜕、白鲜皮以祛风止痒。

2. 湿热蒸盛

身热持续，烦躁口渴，小便黄赤，大便秘结，手、足、口部及四肢、臀部疱疹且痛痒剧烈，甚或拒食，疱疹色泽紫暗，分布稠密，或成簇出现，根盘红晕显著，疱液浑浊，舌质红绛，苔黄厚腻或黄燥，脉滑数。本证为手足口病之重证，感邪较重或多见于年幼儿，以手、足、口部及四肢、臀部疱疹，伴全身明显症状为特征。偏于湿重者，低热起伏，口苦而黏，皮肤疱疹显著，瘙痒不适；偏于热重者，高热不退，口渴引饮，口腔溃疡明显，疼痛流涎。若失于调治，可出现邪毒内陷或邪毒犯心等变证。

治法为清热凉营，解毒祛湿。方用清瘟败毒饮加减，常用黄连、黄芩、栀子、连翘清热解毒祛湿，生石膏、知母清气泻热，生地黄、赤芍、牡丹皮凉血清热，大青叶、板蓝根、紫草解毒透疹。偏于湿重，去知母、生地黄，加滑石、竹叶清热利湿。大便秘结加生大黄及玄明粉泻热通便，口渴喜饮加麦冬、芦根养阴生津，烦躁不安加淡豆豉、莲子心清心除烦。若邪毒炽盛、内陷厥阴而见壮热、神昏、抽搐者，宜送服安宫牛黄丸或紫雪等。邪毒犯心而见心悸、胸闷、气短者，又当参照病毒性心肌炎治疗。

第四节 儿科杂病

一、积滞

指小儿因内伤乳食过久，停聚不化、气滞不行引起的一种慢性胃肠疾患，因乳食不节而伤及脾胃所致。证候以不思乳食、食而不化、腹部胀满、形体消瘦、大便不调等为特征。积滞与伤乳、伤食、疳证等有密切关系。伤于乳食，经久不愈，病情增进，可变成积；积久不消，迁延失治，日渐羸弱，可转化成疳。二者名虽异而源则一，唯病情证候，则有轻重深浅之不同，应互相参考。

（一）病因病机

本病主要原因为乳食不节，伤及脾胃，致脾胃运化功能失调；或脾胃虚弱，腐熟运化不及，乳食停滞不化。病位在脾胃，基本病理改变为乳食停聚中脘，积而不化，气滞不行。

1.乳食内积

小儿脾常不足，若调护失宜，喂养不当，则易为乳食所伤。伤乳者多因哺乳不节，过急过量，冷热不调；伤食者多由饮食喂养不当，偏食嗜食，暴饮暴食，或过食膏粱厚味，煎炸炙爝，或贪食生冷、坚硬难化之物，或添加辅食过多过快。盖胃主受纳，为水谷之海，其气主降；脾主运化，为生化之源，其气主升。若乳食不节，脾胃受损，受纳运化失职，升降失调，宿食停聚，积而不化，则成积滞。正如《证治准绳·幼科·宿食》所说："小儿宿食不消者，胃纳水谷而脾化之，儿幼不知樽节，胃之所纳，脾气不足以胜之，故不消也。"伤于乳者为乳积，伤于食者则为食积。

2.脾虚夹积

若禀赋不足，脾胃素虚，或病后失调，脾气亏虚，或过用寒凉攻伐，致脾胃虚寒。腐熟运化不及，乳食稍有增加，即停滞不化，而成积滞。此即《诸病源候论·小儿杂病诸候·宿食不消候》言："宿食不消由脏气虚弱，寒气在于脾胃之间，故使谷不化也，宿谷未消，新谷又入，脾气既弱，故不能磨之。"若积久不消，迁延失治，则可进一步损伤脾胃，导致气血生化乏源，营养及生长发育障碍，形体日渐消瘦而转为疳证。

（二）治疗原则

应以消导为主。然体质有强弱，病情有寒热，证候有虚实，临床中应结合具体情况，辨证施治。同时应注意饮食调护，以配合治疗。

（三）辨证论治

1.乳食壅积

伤乳积滞者呕吐乳片，口中乳酸味，不欲吮乳，腹部胀满，伤食则呕吐酸馊残渣，腹痛拒按，夜睡不安，啼哭，伴低热，不思食，大便臭秽，腹疼欲泻，泻后疼减，舌苔厚腻，脉滑，指纹多见紫滞。乳食停滞，郁结胃肠不化，致胃气上逆，则呕吐乳片和食物残渣，味带酸腐。积滞蓄积中焦，故腹痛胀满而拒按；胃肠不适，甚或腹痛，故夜睡不安，时时啼哭；食滞结于阳明，郁积化火，故发热；乳食壅滞中州，故不思乳食；腐秽内结，故大便臭秽，泻后邪气下泄，则痛减；舌苔厚腻，为食滞脘腹、秽浊之邪不化之象；乳食滞留不去，则脉滑；指纹多见紫滞，这是乳食积滞的实证。

治法为消导攻积，佐以和中。伤乳宜用消乳丸，伤食宜用保和丸，以消食导滞。热盛者加入黄连，便秘者加入玄明粉，或以小承气汤荡涤肠胃之邪。

2.脾胃虚寒

面色萎黄，困倦无力，呕逆不化，不思饮食，食则胀饱，腹满喜按，大便不化，唇舌淡白，苔白腻，脉沉细而滑，指纹多见青淡。脾胃虚寒、中气不运，不能化生精微，气血俱虚，故面黄唇淡、困倦无力；脾阳不振则呕逆厌食，食则胀满，便溏不化；因属虚证，故腹满喜按；气虚则舌质淡；阳虚不能腐熟水谷，温化湿邪，故舌苔白腻；脉沉细而滑，指纹青淡，为气虚有滞之征。

治法以健脾益气为主，佐以消导。脾虚者用香砂六君子汤以补脾、行气、和中。脾虚有滞，宜用健脾丸健脾胃而兼消导。寒甚者，用理中汤以温中散寒。此外，可应用推拿疗法中的捏脊法、揉中脘法、分推腹阴阳法等，亦可用针灸疗法。

二、呕吐

为小儿常见证候，很多疾病都可出现。小儿脾胃较弱，呕吐易直接伤害脾胃，影响受纳运化功能。因小儿特点，乳食停滞、脾胃虚寒、脾胃蕴热、蛔虫动扰、感受惊吓等，最易导致呕吐，但总属胃气受损，失于和降。此外，婴儿哺乳后乳汁自口角溢出，称为溢乳，亦属呕吐范围，多由哺乳方法不当所致。只要纠正哺乳方法，即能自愈，无须药物治疗。

（一）病因病机

本病原因以乳食伤胃、胃中积热、脾胃虚寒、肝气犯胃为多见，病变部位在胃，和肝脾密切相关。无论什么原因所致，其共同病理变化都属胃气通降失和。《幼幼集成·呕吐证治》说："盖小儿呕吐有寒有热有伤食，然寒吐热吐，未有不因于伤食者，其病总属于胃。"脾胃脏腑相配，升降相合，生理上共同完成水谷的受纳消化吸收及精微转输；若脾胃不和则升降失司而呕吐。肝脏气机对胃气有直接影响，肝气疏泄正常则胃气和降通顺，肝气横逆犯胃则可使胃失通降而致呕吐。故呕吐之病总属于胃，且常与脾失健运、肝气横逆有关。

1.乳食积滞

小儿胃腑小且薄弱，若喂养不当，乳食过多，或进食过急，较大儿童恣食生冷、厚味及油腻等不易消化食物，蓄积胃中，则中焦壅塞，以致胃不受纳，脾失健运，气机升降失调且胃气上逆而呕吐。

2.胃中积热

胃为阳土，性喜清凉，如因乳母过食炙煿辛辣之物，乳汁蕴热，儿食母乳，以致热积于胃；或较大儿童过食辛热之品，感受夏秋湿热，热积胃中、胃气上逆而呕吐。

3.脾胃虚寒

先天禀赋不足时脾胃素虚、中阳不足，或乳母平时喜食寒凉生冷之品，乳汁寒薄，儿食其乳，脾胃受寒，或小儿恣食瓜果生冷，冷积中脘，或患病后寒凉克伐太过，损伤脾胃，皆可致脾胃虚寒，胃气失于和降而呕吐。

4.肝气犯胃

较大儿童情志失和，如环境不适、所欲不遂或被打骂，均可致情志怫郁，肝气不疏，横逆于胃，气随上逆而呕吐；亦可因肝胆热盛，火热犯胃，致突然呕吐。本病病机关键为胃气上逆。胃主受纳腐熟水谷，胃气以通降为顺；小儿脾胃薄弱，胃体未全、胃用未壮，若胃为外邪所伤，或肝气横逆犯胃，易使胃失和降，气逆于上，产生呕吐。至于颅内压增高、心肾等全身性疾病致呕吐者，则是他脏之病扰乱脏腑气机，使胃气上逆而呕吐。

（二）治疗原则

乳食停滞者应加消导，脾胃虚寒者加以温中，脾胃蕴热者加以清热，蛔虫动扰者加以驱虫安蛔，惊吓所致者宜镇惊息风。呕吐在某些急性传染病中，常常是一种先兆症状，应加注意。此种全身疾病所致呕吐症状，其治疗不在于单纯止呕，而主要是消除病因。

（三）辨证论治

1.伤乳、伤食呕吐

身发微热或不发热，恶心不思乳食，吐酸臭乳片和不消化食物，口气臭秽，腹胀不舒，大便闭结，或泻下酸臭，舌苔白而厚腻，脉沉滑，指纹暗滞。本证乳食停滞，郁热内蒸，故身发微热；运化失职，浊气上攻，故呕吐酸臭乳片或食物，口气臭秽；脾不运化，故泻下酸臭；有形之食，阻滞于中，气机不畅，故肚腹胀满不舒；脾为食困，故不思乳食；脉沉主里，滑为邪实之征；食停气滞，血络不畅，故指纹暗滞。

治法为消食导滞，和中降逆。伤乳者用消乳丸以消乳行滞，安胃和中；伤食者用保和丸以消食和胃，降逆止呕。若大便闭结，亦可兼用导便法，以通利肠道。本证除用药物外，应节制乳食。如乳婴可延长授乳时间，小儿则给予稀粥，并限制食量，使肠胃通畅，则运化功能易于恢复。

2. 寒吐

本证多是乳食后经一段时间才呕吐，呕出物多为痰水乳食，不酸不臭，面色苍白，精神疲倦，四肢不温，大便溏薄，小便清和，唇色淡，舌淡苔白，脉沉而迟，指纹淡青。脾胃虚寒不能运化水谷，故食后经过一定时间始吐；胃阳不足，寒邪凝滞，食下之物未经腐熟，故吐出物不酸不臭；脾不健运，故大便溏薄；中阳不足，不能布达四肢，故四肢不温，面色苍白，精神疲倦；舌淡苔白，脉沉迟，指纹淡青，皆虚寒之征。

治法为温中散寒，益脾安胃。方用理中汤加丁香、吴茱萸，以温运脾阳，散寒和胃，并降逆止呕。

3. 热吐

食入即吐，口干渴，呕吐酸臭，身热烦躁，大便臭秽，唇舌干红，舌有黄苔；或闭结不通，小便黄赤，脉数，指纹色紫。胃火冲逆，故食入即吐，呕吐酸臭；里热内蒸，故身热烦躁，口渴，舌红苔黄，小便黄赤，大便臭秽。热灼胃津，大便多闭结不通。脉数、纹紫，皆内热证候。

治法为清热和胃，降逆止呕。方用加味温胆汤，以清热调中、辛开苦降而止呕吐。

三、惊风

为小儿常见急重病证，即小儿惊厥，临床以抽搐、神昏为主要症状。惊风证候可发生在许多疾病之中，以 1 ~ 5 岁儿童发病率为高，一年四季均可发生。临床抽搐时主要表现可归纳为搐、搦、掣、颤、反、引、窜、视等八种，古人称之为惊风八候。惊风一般分为急惊风和慢惊风两大类。凡起病急暴、属阳属实者，称为急惊风；凡病久中虚，属阴属虚者，称为慢惊风。慢惊风中若出现纯阴无阳的危重证候，称为慢脾风。

（一）急惊风

此为痰、热、惊、风四证俱备，临床以高热、抽风、神昏为主要表现。

1.病因病机

（1）外感时邪。时邪包括六淫之邪和疫病之气。小儿肌肤薄弱，卫外不固，若冬春之季，寒温不调，气候骤变，感受风寒或风热之邪，邪袭肌表或从口鼻而入，易于传变，郁而化热，热极生风；小儿元气薄弱，真阴不足，易受暑邪，暑为阳邪，化火速而传变急骤，内陷厥阴，引动肝风；暑多夹湿，湿蕴热蒸，化为痰浊，蒙蔽心窍，痰动则风生；若感受疫病之气，则起病急骤，化热化火，逆传心包，火极动风。

（2）内蕴湿热。饮食不洁，误食污秽或毒物，湿热疫毒蕴结肠腑，内陷心肝，扰乱神明，而致痢下秽浊、高热昏厥、抽风不止，甚者肢冷脉伏、口鼻气凉、皮肤花斑。

（3）暴受惊恐。小儿元气未充，神气怯弱，若猝见异物，乍闻异声，或不慎跌仆，暴受惊恐，惊则气乱，恐则气下，致使心失守舍，神无所依。轻者神志不宁，惊惕不安；重者心神失主，痰涎上壅，引动肝风，发为惊厥。

2.辨证论治

（1）外感时邪。①因于风寒。较大儿童先有头痛、恶寒、背脊颈项牵引酸痛等症。幼小儿童常有神情不宁、呕吐乳食、壮热无汗，继则颈项强、神志昏迷、四肢抽搐，舌苔薄白或白腻，脉象浮紧，指纹浮而青紫。但上述表寒证，均在初期出现，继即化热化火，而出现里热证候。头痛恶寒，项强拘急，壮热无汗，舌苔白腻，病在初期，为风寒外袭太阳肌表的共有证候。因足太阳经从目内眦上额、交巅，入络脑，还出别下项，循肩髆内，挟脊，抵腰中，为一身卫外藩篱。故风寒邪毒外袭，必有剧烈头痛和颈项强直等主要症状出现。邪毒化火、内传心包，则神志昏迷。脉浮紧，指纹浮而青紫，亦属外感风寒之征。本证如表寒重者则壮热无汗，如风多寒少则壮热有汗，两者有别。治法为祛风解肌，佐以开窍镇痉。以葛根汤为主方，开泄腠理，发汗祛邪，舒缓经脉，可佐石菖蒲、天麻、钩藤等以开窍镇痉。如症见汗出、发热、恶风者，则宜栝楼桂枝汤，重在解肌，方中栝楼根（即天花粉）具滋养津液作用。②因于温邪。初期发热、咳嗽及恶风、头痛等肺经症状较为明显。表证未解时，皮肤灼热无汗，食欲不振，精神不宁，口渴饮水，舌苔多薄白，脉象浮数。化热化火之后，可迅即出现神昏抽搐、烦躁谵妄，舌苔转为黄糙或焦黑，舌质绛红生刺，呈津伤液劫的伤阴症状。此证温为阳邪，初犯肺经，化热化火最速。火动风煽，内扰厥阴，热蒙心包。正是叶天士所说："温邪上受，首先犯肺，逆传心包。"心包代心用事，故温邪一经化热，邪热内陷心包，即见神志不清，烦躁谵妄。热极则激动肝风，而为抽风惊厥。温邪化热，津液被劫，所以可伴见明显伤阴证候。治法为平肝息风、凉血解毒、养阴清心。方用羚角钩藤汤以平肝息风，清瘟败毒饮以凉血解毒，犀角地黄汤（水牛角代犀角）加鲜沙参、鲜石斛等以清热养阴。若表证未解，可以银翘散、桑菊饮解肌透表。昏迷、抽风明显者可选牛黄清心丸、紫雪丹等清心开窍。若出现烦躁，彻夜不眠，舌苔灰干，口舌红赤碎腐，乃阴伤而火热尚盛，可用黄连阿胶汤，泻壮火，坚真阴。

（2）痰热食厥。纳呆、呕吐、腹痛、便闭及痰多，此为本证前驱证候；继而发热神呆，即现昏迷痉厥、喉响痰鸣、腹部胀满、呼吸气粗，舌苔黄厚而腻。此证纳呆、呕吐、腹痛及便闭，舌苔厚腻，为伤食证表现。乳食郁积胃肠，谷反为滞，气机不利，故腹部胀满，呼吸气粗，又复郁而生热。小儿肝本有余，脾常不足，易于生痰。痰热上涌，则激动肝风，故昏迷痉厥。

治法以消食导滞为主，佐以镇痉息风。方用玉枢丹合保和丸以辟秽消导，加小儿回春丹以镇痉息风。痰多者用礞石滚痰丸化痰通腑。痰滞交结，腑气不通，酌用保赤散以荡涤之。

（3）惊恐痉厥。本证是因惊恐发生的痉厥，症状同样具发热、昏迷、抽风等现象，面色时青时赤，频作惊惕，发热较轻，大便色青，舌苔亦无异常变化，脉象多见数乱。因婴幼儿神怯胆虚，故最易受惊受吓。心气受损，则真火不安本位，上越于面而现赤色。肝主全身的筋脉，又主青色，故出现筋惕肉瞤，面泛青色，大便色青。由于本候主要病变为精神因素，因此舌苔一般无特殊变化。惊则气乱，故脉呈数乱之象。

治法以镇惊安神为主。以抱龙丸、安神丸为主要治疗方药。惊风多具痰证、风证，抱龙丸既能镇惊安神，又有息风化痰作用。如出现心阴不足时，亦可酌用复脉汤去参、桂、姜及枣，加入丹参、酸枣仁以补心气。

（二）慢惊风

1. 病因病机

（1）脾阳虚弱。凡长期吐泻，或攻伐太过，又失及时治疗，皆足以损伤脾胃之气，致脾胃虚弱，脾阳内亏，肝脏无制，而产生慢惊风证候。

（2）脾肾阳衰。因脾气先伤，损及肾阳，或平素体禀不足，脾肾本亏；再因泻利，重伤其阳。脾之阳根于肾中之命火，命火为肾之真阳，亦称元阳，乃生命之本。阳衰则阴霾四布，纯阴而无阳。故脾肾阳衰，为导致慢脾风根本原因。

（3）气阴两虚。慢惊风出现气阴两虚证，多因急惊风证转变而致。急惊风时高热是耗损阴津的主要原因；而久病不复，正气必伤，气虚则气阳式微，虚风不得平息。故临床上仍有频繁抽搐和昏迷，出现气阴两虚的慢症。

2. 辨证论治

（1）脾阳虚弱。形神疲惫，面色萎黄，不欲饮水，嗜睡露睛，大便稀薄，色带青绿，时腹鸣，四肢不温，足跗及面部轻度浮肿，神志不清，时或抽搐，舌苔白，质淡，脉象濡弱。本证暴泻伤阴，久泻则伤阳。脾阳伤则形神疲惫，色萎黄。阳衰则寒湿内生，脾弱则肝盛，故大便稀薄，色见青绿，腹中鸣响，并出现浮肿、肢冷等一系列脾阳虚弱证候。

治法以温中健脾为主。以理中汤为主方，温中散寒，健运脾阳。

（2）脾肾阳衰。面色㿠白或灰滞，囟门低陷，四肢厥冷，额汗涔涔，抚之不温，精神极委顿，沉睡昏迷，口鼻气凉，手足蠕蠕震颤，或痰涎上涌，舌苔白滑无华，质淡白，脉见沉细无神，大便澄澈而清。本证脾之阳气，赖于肾之命火，故脾阳损伤至一定程度时必殃及肾之真阳。肾阳衰微，则火不生土，寒水上泛，故面色㿠白或灰滞，痰涎上涌，舌苔白滑，口淡不渴。因阳气不运，故口鼻气冷，四肢厥逆，额汗涔涔，抚之不温，甚至沉睡昏迷。脉见沉细无神，亦属脾肾阳虚之象。此所谓纯阴无阳的慢脾风证。

治法为温阳救逆，固本逐寒。方用固真汤、逐寒荡惊汤为主，可加入龙骨、牡蛎、磁石等味，以温阳救逆，固本培元。

（3）气阴两虚。神倦伴虚烦，面色㿠白，有时潮红，舌光无苔，质淡而干，脉细而小数，小便时清时黄，大便亦稀亦干，易出汗，痉厥时急时缓，肢体微呈拘挛强直。本证久经发热抽风，真阴已亏。阴虚则生内热，见虚烦自汗，面色有时潮红，舌苔光而干，脉细而带小数。人体之真阴，必赖阳气之温煦。阴伤不复，久必及阳，所谓阴无阳则不长，阳无阴则不生。久病不复，导致气阴两虚，从而出现既有阴伤又有阳气不足表现。

治法为益阳护阴。方以地黄饮子为主，滋阴温阳。如偏于阴虚，可加鳖甲、地骨皮；气虚不足者，可加黄芪、党参。

第十一章 妇产科及儿科护理

第一节 妇产科护理

一、妇产科一般护理

（一）妇科一般护理

一般护理针对包括炎症在内的妇科疾病患者，主要包括：

（1）热情接待新入院患者，安置床位后及时通知值班医生。责任护士详细介绍医院和病室环境、主管医生、主管护士、护士长，以及病室探视和陪护制度。及时完成入院评估。

（2）新入院患者测量体温、脉搏、呼吸、血压、体重等，记录于体温单。以后每天测体温及脉搏、呼吸 2 ~ 3 次，连测 3 天正常者改为每天测 1 次。观察并记录排便情况。体温 37.5℃以上每天测量 4 次，38℃以上每 4 小时测 1 次并按发热护理。体温正常 3 天后改为每天测 1 次。

（3）按医嘱进行分级护理。留取血、尿等标本，陪送患者进行各项功能检查，介绍检查目的及注意事项。

（4）做好晨、晚间护理，入院时未做卫生处置者应在 24 小时内做好个人卫生处置。

（5）凡有各种引流的患者，每 24 小时更换引流袋，观察记录引流情况并记录引流量。

（6）一般患者可进普食。急诊手术、严重呕吐及急腹症患者应暂禁食。

（7）保持外阴清洁，必要时用消毒液棉球擦洗，每天 1 ~ 2 次，或每天清洗会阴部。但阴道出血的患者禁阴道冲洗与坐浴。

（8）未明确诊断者，应密切观察血压、脉搏、腹痛以及注意观察阴道出血情况，必要时保留排出物及纸垫以供检查，备医生查房参考。应认真听取患者主诉。

（二）产科一般护理

（1）协助孕妇办理入住手续。入院后护理人员应热情接待，为孕妇做入院介绍，并通知主管医生，注意书写护理记录。

（2）填写入院病历，测量体温、脉搏、呼吸、血压及体重并记录，每 4 小时测试 1 次。

（3）临产的孕妇由护士护送产房待产。

（4）尚未临产者，护送至床前，协助孕妇更换病员服装。严密观察临产症状，如有规律宫缩、胎膜早破、阴道流血及胎心变化，及时送孕妇至产房。

（5）遵医嘱指导孕妇饮食、休息及卧位。

（6）教孕妇自我监测胎动，每天测胎心 4 ~ 6 次或遵医嘱监测胎心。出现胎心、胎动异常时，及时给予氧气吸入；或据医嘱给予 50% 葡萄糖 40mL 及 0.5g 维生素 C，静脉推注，如几分钟后仍不见好转，即刻通知医生及时处理。

（7）关心体贴孕妇，做好孕妇的心理工作，为分娩做准备，进行保护性医疗工作。

二、月经病护理

（一）月经失调的护理

1. 护理诊断及问题

（1）有感染的危险。与月经频发、机体抵抗力下降有关。

（2）焦虑。与担心失血过多、过早绝经和不孕等有关。

（3）营养失调，低于机体需要量。与月经频发、失血过多有关。

2. 护理措施

（1）观察月经量，嘱患者如有大出血，应及时报告医护人员。

（2）做好心理护理，避免精神紧张。

（3）保持外阴清洁。用0.1%新洁尔灭会阴冲洗，每天2次。指导患者大便后使用温水擦洗，以保持会阴清洁，减少细菌逆行感染机会。

（4）严格无菌操作和消毒隔离。病室每天用0.5%过氧乙酸喷雾空气消毒以免交叉感染。

（5）每天测体温3次。如有发热，应增至4～6次，并及时向主管医生汇报。

（6）观察有无腹痛现象，观察阴道流血量、颜色及气味有无异常。

（7）遵医嘱使用抗生素治疗感染者，并观察治疗效果。

（8）查明病因。据病因不同采取不同的护理措施。

3. 健康教育

（1）避免长期精神过度紧张或忧虑。以防中枢神经系统与下丘脑间功能失调而致闭经。

（2）避免过度劳累。超负荷重体力劳动或剧烈运动，可使身体过度疲劳，子宫及子宫内膜受伤、萎缩、功能失常而导致闭经。

（3）避免寒冷刺激和生冷饮食。若经期受寒冷刺激（如冒雨涉水、水田劳动、冷水淋浴）或吃生冷食品，可使冲任失调、内分泌紊乱、经血凝滞、瘀阻胞宫而引起闭经。

（4）防止过分肥胖和消瘦，这二者均可引起闭经和不孕症。因而应合理安排膳食，既不要贪吃，又不要过分节食，以保持不胖不瘦的体形。

（5）垫消毒卫生巾，勤换内衣裤。

（6）阴道出血期间禁止盆浴，禁止性生活。

（7）保持床单清洁、整齐，勿压伤皮肤。勤洗澡，注意个人卫生。

（二）闭经的护理

1. 护理诊断及问题

（1）焦虑。与担心疾病对性生活、生育和健康的影响以及治疗效果有关。

（2）悲哀。与长期闭经和治疗效果不佳、担心丧失女性形象有关。

（3）知识缺乏。缺乏有关闭经诊治的相关知识。

2. 护理措施

（1）一般护理。鼓励患者加强营养、合理运动、劳逸结合、增强体质、保持标准体重。

（2）用药护理。指导患者按医嘱合理使用性激素，介绍各种性激素的作用、具体用药方法、剂量及时间、不良反应等。嘱患者不要随意增减药量，并注意观察性激素的不良反应。

（3）心理护理。①建立良好护患关系，鼓励患者表达感受和对健康、治疗和预后的疑问。给患者提供一些闭经诊疗等相关知识信息，解除患者因知识缺乏导致的心理压力和焦虑心态。②鼓励患者与人沟通，积极参与力所能及的社会活动。保持心情舒畅，正确对待疾病。

3. 健康教育

给患者介绍引起闭经的原因及诊治知识，指导患者按规定接受有关检查，并积极配合治疗。鼓励患者加强锻炼，摄入足够营养，保持标准体重，增强体质。运动性闭经者应适当减少运动量，注意休息。同时鼓励患者保持乐观心态，积极面对疾病和生活。

（三）痛经的护理

1. 护理诊断及问题

（1）疼痛。与子宫痉挛性收缩、子宫肌组织缺血缺氧有关。

（2）焦虑。与长时间痛经引起的精神紧张有关。

（3）失眠。与痛经影响睡眠质量有关。

2. 护理措施

（1）一般护理。注意经期卫生，保持外阴清洁，防止感染。注意经期休息和营养，提高机体抵抗力。

（2）症状护理。可采取腹部局部热敷，进食热饮料。或应用生物反馈法增加患者的自我控制感，采用使患者身体放松的方法缓解疼痛。

（3）用药护理。遵医嘱口服前列腺素合成酶抑制剂和避孕药，可有效缓解痛经。避孕药适于要求避孕的痛经女性，但应注意正确使用。服用前列腺素合成酶抑制剂须防药物成瘾。

（4）心理护理。建立良好的护患关系，关心患者痛苦，给患者介绍痛经相关知识，给予心理疏导，缓解患者的紧张、焦虑、恐惧心理。疼痛不能忍受时指导患者用药以缓解症状。

3. 健康教育

进行经期保健知识宣教。指导患者注意经期卫生，保持外阴清洁，经期禁止性生活。指导患者合理休息，保持充足睡眠，避免剧烈运动或过度劳累。注意摄取足够营养，勿食生冷和辛辣刺激食物。指导患者注意保暖，防止受凉，并注意自我心理调节，保持情绪稳定。如经期疼痛不能忍受时应指导患者及时就医，缓解症状和排除器质性病变。

（四）功能失调性子宫出血的护理

1.护理措施

（1）一般护理。功能失调性子宫出血（以下简称功血）患者出血量多时需入院治疗并护理。

（2）生活与安全护理。由于患者体质虚弱，护理人员应协助做好生活和安全护理，协助患者更换干净的内裤与会阴垫，保持局部清洁。嘱其卧床休息，为其提供富含铁、维生素和蛋白质的食物，如动物肝脏、豆角、蛋黄、胡萝卜等，防止其活动时摔倒。

（3）病情观察。测量并记录血压、心率和呼吸，注意观察阴道流血数量、颜色、有无凝血块等，收集出血期间的会阴垫，准确评估并记录出血量。观察用药或刮宫术后患者阴道流血情况，发现异常须及时报告医师。

2.诊疗配合护理

包括止血、调整月经周期、促排卵、调节黄体功能、补充血容量等治疗过程中常规护理。

3.心理护理

（1）认真倾听患者陈述，详细解答患者提出的问题。

（2）根据患者不同年龄的心理特点，进行对因护理。①育龄期功血患者可能担心疾病对健康、工作及生育的影响等，护理人员应向患者耐心解释病情及提供有关疾病的信息，帮助其树立战胜疾病的信心。②青春期功血患者对坚持调整月经周期的疗程会感到焦虑，护理人员应让其清楚调整周期是治疗功血的根本措施，缓解其焦虑心理。

（3）使患者家属了解疾病的特点，取得其理解与支持。

4.健康教育

（1）指导患者养成良好的生活与卫生习惯。出血期间注意勤换月经垫，保持外阴清洁，禁止坐浴或盆浴，预防感染。制定合理饮食，多进食富含铁、维生素 C 和蛋白质的食物，以加强营养。注意休息，劳逸结合，出血量较多时应卧床休息。

（2）指导患者正确用药。应用性激素治疗的患者，应严格遵医嘱用药，不得漏服或随意停药，坚持按疗程用药。告知患者雌激素、孕激素剂量过大时，可引起乳房胀痛、水肿、色素沉着等，出现异常应及时就医。

（3）指导患者学会自我监测，并记录基础体温和阴道流血量。若治疗期间出现不规则阴道流血，应嘱患者及时就医。

（4）为患者及其家属提供相关信息，鼓励患者参加有益于身心健康的社区活动。与已康复或正在接受治疗的功血患者进行交流，增强其坚持治疗的信心，缓解心理压力。鼓励家属积极参与治疗，特别是针对绝经过渡期和需手术治疗的女性，应在情感上理解与同情，在生活上帮助与照顾。

（五）子宫内膜异位症的护理和预防

1. 护理措施

（1）注意月经期保健工作，包括经期注意清洁卫生、禁止性生活，加强经期保护，预防感冒。注意合理休息和充足睡眠，加强营养。

（2）重视精神心理护理。关心并理解患者的不适和恐惧心理，阐明经期会有一些生理反应和小腹坠胀、轻度腰酸等。讲解痛经生理知识，疼痛不能忍受时提供非麻醉性镇痛治疗。

（3）缓解症状。①腹部局部热敷和日常进食热饮料，如热汤或热茶。②口服避孕药和前列腺素合成酶抑制剂可有效地治疗原发性痛经。避孕药适用于要求避孕的痛经女性，可抑制子宫内膜增长，使月经量减少；还抑制排卵，使黄体缺乏，无内源性孕酮产生，而孕酮刺激为子宫内膜生物合成前列腺素（PG）所必需，可使经血 PG 浓度降低，改善疼痛症状。前列腺素合成酶抑制剂可抑制 PG 产生。③若因每次经期习惯服止痛剂，应防止药物依赖和成瘾。④应用生物反馈法，增强患者的自我控制感，使身体放松，以解除痛经。

2.预防措施

（1）避免在临近月经期进行不必要的、重复或过于粗暴的妇科双合诊，以免将子宫内膜挤入输卵管，引起腹腔种植。

（2）妇科手术尽量避免接近经期。必须进行时术中操作要轻柔，避免用力挤压宫体，否则有可能将内膜挤入输卵管、腹腔。

（3）及时矫正过度后倾子宫及宫颈管狭窄，使经血引流通畅，避免淤滞倒流。

（4）严格掌握输卵管通畅试验（通气、通液）及造影的操作规程。不可在月经刚干净或刮宫时进行，以免将内膜碎片经输卵管压入腹腔。

（5）剖宫产及剖宫取胎术中应注意防止宫腔内容物溢入腹腔。在缝合子宫切口时勿使缝线穿过子宫内膜层，缝合腹壁切口前应用生理盐水冲洗，以防内膜种植。

三、妇科常见肿瘤护理

（一）宫颈肿瘤护理

1.护理措施

（1）一般护理。保持病房安静与清洁，营造舒适化环境，保证患者睡眠与休息。评估患者全身状况，特别注意营养状况与饮食习惯，帮助其制定科学、合理、可口膳食，保证患者营养需求。协助患者保持会阴清洁，促进舒适。严密观察病情，记录每天排泄情况，宫颈癌患者若出现腰痛、尿频、尿急和排便困难，可能是癌瘤侵犯邻近器官所致，不可滥用止痛剂和灌肠。注意测量患者血压、体温与阴道流血量，发现异常应及时通知医师。

宫颈癌晚期可能阴道大流血致休克，应做好急救准备。协助患者保持个人卫生和外阴卫生。每天会阴冲洗 2 次，预防感染；勤换内衣内裤、勤擦身、勤换床单、勤通风。

（2）心理护理。宫颈上皮细胞癌（CIN）患者常担心或害怕疾病发展为浸润性宫颈痛，而宫颈癌患者会对疾病的诊断和预后产生震惊、焦虑、恐惧等心理，特别是有生育要求的年轻患者可能产生绝望和轻生想法。护理人员应倾听患者诉说，允许其宣泄内心的恐惧与悲伤，耐心解释有关疾病的医学常识，介绍治疗方案和诊疗过程。

与患者一起探讨其所关注的问题，缓解其心理压力，并鼓励家人及亲朋好友多与患者沟通，获得家庭与社会支持，使其以最佳心态接受治疗。术前准备、妇科检查及术中注意保护患者隐私，减少部位暴露，减轻其羞怯感。

（3）手术前、后护理。在围手术期护理基础上，还应做好术前护理和术后护理。

术前护理要点：①窥器检查。以 0.9% 氯化钠溶液为润滑剂，避免影响细胞学结果；动作轻柔，避免碰伤癌瘤引起出血。②宫颈阴道消毒。对拟行子宫切除或宫颈锥切的患者，术前 3 天开始做阴道准备，每天 2 次用 0.2% 聚维酮碘进行阴道冲洗。手术当天早晨再用 0.2% 聚维酮碘消毒宫颈及阴道，对局部活动性出血患者，采用无菌纱条填塞止血；认真交接班，按时如数取出或更换阴道内纱条。③外阴部冲洗。每天行会阴冲洗 2 次，保持外阴部清洁。④清洁灌肠。对拟行经腹或经阴道全子宫切除术者，术前夜做好清洁灌肠，保证术野清洁。灌肠时应据患者实际情况确定所用的液体数量与压力，避免造成损伤。⑤排空膀胱。术前嘱患者排空膀胱，备无菌导尿管术中或术后应用。

术后护理要点：①一般护理。广泛子宫全切除术患者术后以平卧位为宜，降低盆底与阴道张力，促伤口愈合。注意保持患者外阴部清洁，每天 2 次擦洗外阴，排便后应及时清洁外阴，经常更换床单及内裤，避免感染。对术前评估营养状况欠佳的患者，术后应与营养师协商，安排合理饮食，保证患者尽早康复。鼓励并帮助患者在病情和机体状况允许情况下尽早下床活动，以增强食欲，促进肠道蠕动，预防发生长期卧床并发症。②病情观察。注意观察患者的生命体征，测量血压、脉搏、心率和体温。观察并记录腹部伤口是否有渗血，阴道是否有活动性流血，导尿管是否通畅，尿量与尿颜色。拔除导尿管后能否自主排尿，引流管是否通畅，引流液体的数量与颜色，有无腹痛，排便是否困难等，发现异常及时报告医师。③对症护理。对术中失血量较多的患者，应遵医嘱给予输血和输液。按医嘱及时取出阴道内留置的纱布，并核对数量。注意保持留置导尿管通畅，拔除导尿管前训练患者膀胱功能，拔管前3天开始间歇夹闭导尿管，每2 ~ 3小时开放1次。拔管后嘱患者每1 ~ 2小时自主排尿1次。若有排尿困难，应采取轻柔按摩、热敷、诱导等方式帮助排尿。对便秘患者，术后第5天可给予缓泻药，避免因增加腹压而影响伤口愈合。遵医嘱应用止痛药物，指导患者应用自控镇痛泵，缓解患者术后疼痛。

（4）放疗、化疗患者护理。按肿瘤放化疗护理常规进行护理。

2.健康教育

（1）加强预防。开展防癌和性卫生知识普及教育，提倡晚婚少育。重视异常症状，若已婚妇女有接触性阴道流血，绝经过渡期妇女出现月经异常，绝经后妇女再现阴道流血，应及时就医。积极治疗宫颈疾病和性传播疾病，及时诊断和治疗宫颈上皮内瘤变，阻断浸润性宫颈癌的发生。健全并发挥妇女防癌保健网的作用，开展宫颈癌普查普治工作，已婚妇女每年应普查1次，30岁以上已婚妇女初诊时，应常规做宫颈刮片细胞学检查，发现异常进一步处理，做到早发现、早诊断、早治疗。

（2）重视随访。向患者与家属解释治疗后随访的重要性，明确随访时间，认真核对患者的联系方式与通信地址。不典型鳞状细胞（ASC）患者在排除其他病变前提下，可在半年或1年后复查。Ⅰ和Ⅱ的CIN患者行宫颈物理治疗后，应于两次月经干净后3 ~ 7天复查。

宫颈癌患者出院后1个月首次复查，以后每2 ~ 3个月复查1次，共1年。出院后第2年开始，每3 ~ 6个月复查1次。出院后第3 ~ 5年内，每6个月复查

1 次。第 6 年开始每年复查 1 次。若出现异常症状应随时就诊。随访内容包括临床检查、胸部 X 线透视与血常规检查。

3. 出院指导

（1）制定合理出院计划。帮助患者重新评价自我能力，与患者和家属共同制定适合患者实际的饮食、运动、社交、学习或工作、随访等计划，确保患者对计划实施的依从性。

（2）指导患者养成良好卫生习惯。注意保持外阴部清洁，告知行宫颈物理治疗或宫颈锥切术的患者，术后 2 个月禁止性生活和盆浴。全子宫广泛切除术患者性生活的恢复，需依手术结果及恢复情况而定。

（二）乳房肿瘤护理

1. 乳房纤维腺瘤和乳管内乳头状瘤

（1）主要护理问题。①焦虑和知识缺乏。缺乏疾病诊治的相关知识，可引起焦虑。乳管内乳头状瘤患者的焦虑还与乳头溢液有关。②舒适度的改变。与术后伤口疼痛有关。③潜在并发症。如伤口出血。

（2）护理目标。①提供疾病的相关知识，以减轻焦虑。②患者主诉伤口疼痛减轻或消失。③无出血并发症的发生，或发生出血后得到及时治疗和护理。

（3）术前护理措施。①提供疾病相关知识，告诉患者本病病因及治疗方法，减轻患者思想顾虑。暂不手术者应密切观察肿块变化，增大明显应及时到医院就诊。②术前做好常规准备。协助完善超声、心电图、凝血常规检查等相关检查，更换清洁病员服及备皮。备皮范围上至锁骨上部，下至脐水平，两侧至腋后线，含同侧上臂上 1/3 和腋窝。术前建立静脉通道。进手术室时与手术室人员核对患者药物后，送入手术室。

（4）术后护理措施。①护理常规。全麻术后需了解麻醉和手术方式及术中情况、切口和引流情况，持续低流量吸氧和心电监护，床档保护防坠床，严密监测生命体征。注意伤口观察及护理。查看有无渗血渗液，若有应及时通知医生并更换敷料。观察各管道，使护理输液管保持通畅，留置针妥善固定。注意观察穿刺部位皮肤情况，如有创腔引流管应注意妥善固定，保持有效负压吸引。观察并记录引流液的量和性状。评估患者疼痛情况，遵医嘱给予镇痛药物。对有镇痛泵（PCA）患者，注意检查管道是否畅通、评价镇痛效果是否满意。做好患者生活及饮食护理。全麻者清醒后6小时进普食，局麻者可尽早进食。全麻清醒前去枕平卧位头偏向一侧，全麻清醒后手术当天取平卧位或半卧位；术后第1天起，可下床活动并逐渐增加活动量。②伤口出血的观察及护理。如在短时间内伤口渗出较多颜色鲜红的液体，给予更换敷料、加压包扎、用止血药。如无效者，应及时再次手术止血。

（5）健康宣教。①保持心情愉快。②遵医嘱定期复查、随访，一般每年1次。③每月进行乳房自查，发现异常及时就诊。

2. 乳腺囊性增生病

（1）主要护理问题。①焦虑。与缺乏相关疾病诊治知识有关。②舒适度改变。与疼痛有关。③潜在并发症。如手术伤口出血。

（2）护理目标。①患者掌握了疾病诊治的相关知识。②患者不适感减轻或消失。③无出血并发症的发生，或发生出血后得到及时治疗和护理。

（3）护理要点。①疼痛护理。解释疼痛发生的原因，消除患者思想顾虑，保持心情舒畅。用宽松胸罩托起乳房，遵医嘱服用中药调理或应用对症药物。②手术患者护理。行肿瘤切除术者，术后保持切口敷料清洁、干净，并按时换药。观察并处理术后伤口出血。③病情观察。暂不手术者应密切观察肿块变化，定期进行乳腺自查，以便及时发现恶变。嘱患者定期到医院进行复查，肿块明显增大者应及时到医院诊治。④知识指导。向患者说明各种乳房良性肿瘤的病因及治疗方法，传授乳房自查的方法。

（4）健康教育。①讲解疾病诊治的相关知识。②保持心情愉快。③遵医嘱定期复查和随访，一般3～6个月1次。④经常进行乳房自查，发现病情变化及时就诊。

3. 乳腺癌护理

（1）主要护理问题。乳腺癌是女性常见恶性肿瘤，许多患者需采用手术方法治疗。术前和术后患者主要护理问题有情绪改变、自我形象紊乱、潜在并发症等。

（2）护理措施。①术前护理。加强营养支持，给予高糖、高蛋白、高维生素饮食，提高患者对手术的耐受性，减少术中意外和术后并发症的发生，并为术后切口愈合创造有利条件。遵医嘱助患者做心、肝、肾、肺等重要脏器功能检查。如妊娠或哺乳期发生乳腺癌，应立即终止妊娠和哺乳，因激素活跃作用可加速癌灶生长。注意心理护理。乳腺癌不仅给患者带来恐惧，同时手术切除乳房将意味着失去部分女性特征，进一步加重其心理不适。护理人员应注意了解和关心患者，向患者和其家属解释手术的必要性和重要性，告知术前、术后注意事项，使患者树立战胜疾病的信心，顺利度过心理障碍阶段。遵医嘱术前进行备皮，范围应足够大。对于手术切除范围大、拟行植皮的患者，同时做好供皮区准备。②术后护理。术后患者血压平稳者可取半卧位，以利呼吸和引流。术后 6 小时麻醉反应消失后，即可开始正常饮食，以促进机体尽早康复。鼓励患者深呼吸及有效咳嗽，防止肺部并发症的发生。要密切观察病情变化。因麻醉和手术后影响，以及术后并发症，使患者病情变化多端，需密切观察，出现异常情况及时报告医师并做相应处理。尤其注意患者呼吸，出现胸闷、呼吸困难应检查胸带包扎是否过紧，胸骨旁淋巴结清扫者还应注意有无气胸发生。术后胸带包扎过紧可使腋血管受压致患肢皮肤青紫、皮温降低及动脉搏动减弱，应及时做调整。为减少手术胸腔积液，使皮瓣紧贴胸壁，术后患侧腋窝、皮瓣下常规进行负压引流。护理中应妥善固定引流管，保持引流通畅，观察记录引流液颜色、性状，以及有无活动性出血。术后 1 ~ 2 天引流量为 50 ~ 100mL，以后逐渐减少；术后 3 ~ 4 天皮下无积液、皮瓣与胸壁紧贴时即可拔管。对术后行化疗及放疗的患者应注意有无相应的不良反应。为防止术后创面出血，并使皮瓣紧贴胸壁，手术部位常用绷带或胸带加压包扎。包扎要注意松紧度，确保皮瓣与胸壁紧密贴合以利创面愈合。保持创面敷料整洁干燥，若松脱或被液体湿透及时处理。术后3天之内患肢应制动，平卧时可在患肢下垫小枕，避免上臂外展。下床活动时用吊带托扶患肢，他人禁止扶持术侧，以防腋窝皮瓣滑动影响愈合。术后1周做肩部活动，10 ~ 12天后鼓励患者用术侧上肢进行自我照顾，如刷牙、洗脸等，并进行上臂关节的活动锻炼。③术后并发症护理。乳癌术后可能出现皮下积液、患侧上肢水肿、皮瓣坏死、切口感染等并发症。皮下积液可由术后引流不畅、包扎不妥引起，应保持伤口敷料干燥、引流通畅。注意观察胸带松紧度，防止包扎过紧，胸带松弛或脱落及时报告医师重新包扎。及时处理皮下积液，发现积液者应延迟拔管时间，已经拔管者可用无菌注射器穿刺抽液，然后加压包扎。患侧上肢水肿主要因患侧腋窝淋巴结被清扫后上肢淋巴液回流不畅或头静脉被结扎所致。预防措施为术后抬高患肢，避免在患肢输液、抽血及测血压等，指导或协助患者自远端向近端按摩患肢，进行适当的握拳和屈肘运动，避免长时间下垂。肢体肿胀严重时可用弹力绷带包扎，有助于淋巴循环，减轻淋巴水肿。皮瓣坏死与皮瓣过薄、缝合张力太大、术后胸带包扎过紧等有关，发生率10% ~ 30%。

（3）健康教育。①绝大部分乳腺癌是患者自己首先发现乳房肿块而就医，因此，应加大宣传力度、普及妇女乳房自查知识和方法。成年女性每月进行1次乳房自我检查，有助于发现早期病灶。自查包括视诊和触诊，停经前妇女宜在月经结束后4 ~ 7天进行。②术后出院健康指导。应定期到医院复查，遵医嘱按时放、化疗；另一侧乳房可自我检查。术侧上肢注意避免外伤，不宜搬动或提拉重物，避免测血压、静脉穿刺等。坚持患侧上肢功能锻炼。术后5年内避免妊娠，以防乳腺癌复发。

四、妊娠期疾病护理

（一）妊娠高血压的护理

1. 妊娠前半期血压升高

妊娠前半期血压升高是指妊娠20周前（包括妊娠前）出现血压升高，达到或超过 140/90mmHg。引起妊娠前半期血压升高的病因可能是合并原发性高血压或继发性高血压（慢性肾小球肾炎高血压、嗜铬细胞瘤）。护理措施如下：

（1）一般护理。告知孕妇保证足够休息。应取左侧卧位休息，向其解释左侧卧位可缓解右旋的妊娠子宫对腹主动脉及下腔静脉的压力，促进血液回流，增加全身血流量，改善脑水肿状态及胎盘功能，增加尿量、减轻水肿。

为患者提供富含蛋白质、维生素和各种微量元素的食物及水果，减少动物脂肪及过量的盐摄入。每天清晨定时在患者排泄后为其测量空腹体重，记录体重增加情况。

（2）病情观察。询问并记录患者每天自觉症状，包括头痛、头晕、恶心程度、有无心悸及视物不清等。初次测量血压若升高，应嘱患者休息 30 分钟至 1 小时后复测。注意观察下肢水肿程度、休息后是否缓解，对体重增加明显但水肿不明显者，应及时与医生沟通，及早发现隐性水肿。告知患者注意观察每天尿量，收集 24 小时尿液并记录。监测子宫增大情况、有无规律宫缩及阴道流血。应定期检查视力。

（3）症状护理。参看本节后述“妊娠 20 周后血压升高伴蛋白尿”。

（4）心理护理。向患者说明心情愉快、精神放松在一定程度上可减轻血管痉挛，有利于胎儿宫内发育。反之，可致血压升高，加重病情。安慰患者，告知其治疗用药不会影响胎儿发育，但有利于缓解高血压对母体主要脏器的损害。

（5）加强预防。对有高血压病家族史或曾患肾病的妇女，尤其是高龄初产妇，妊娠前应进行检查，并加强孕期检查。妊娠后注意休息，适当加强营养，保持心情舒畅。

2. 妊娠期高血压护理

（1）一般护理。向患者强调左侧卧位休息的重要性，每天休息不少于 10 小时。提供富含蛋白质和热量的饮食，不必限制液体，全身水肿患者应限制盐摄入。每天测量血压及体重。

（2）治疗配合。对精神紧张、焦虑或睡眠不好的患者应遵医嘱给予镇静药物，如地西泮5mg，睡前口服。如症状好转，及时报告医师，遵医嘱停药。间断吸氧。

每天询问患者是否有头痛、头晕、上腹不适等症状及低视力，每2天复查尿蛋白，定期监测血液和胎儿发育状况。

（3）积极预防。①充分发挥妇幼保健网的功能，做好妇女保健的宣传教育工作。②提高育龄期妇女对妊娠期及围生期保健的认识，使其掌握孕期保健的基础知识，定期进行产前检查。③护理人员应指导患者做好自我监测，包括血压、体重的测量，及时发现头痛、视物不清等自觉症状，出现异常及时就医。④指导患者在家中坚持左侧卧位休息。孕期应合理饮食，注意补钙。有研究表明，每天补钙1～2g能有效降低妊娠期高血压的发生。

3. 妊娠20周后血压升高伴蛋白尿

（1）子痫前期患者应住院治疗，卧床休息，应左侧卧位。饮食同妊娠期高血压。为其提供干净、清洁的病房，避免噪声、强光等刺激。

（2）密切监测母、胎状态，观察并记录患者意识、血压、心率、呼吸等生命体征，每天至少3次询问头痛、胸闷、头晕、眼花等自觉症状情况，了解有无腹痛及阴道流血。认真检查子宫张力、观察有无阴道流血，及时发现胎盘早剥，发现异常立即报告医生。及时送检血、尿标本。观察并记录胎心率和胎动情况。

（3）硫酸镁配合治疗。其是解痉降压首选药物，护理人员应掌握用药指征：①控制子痫抽搐及防止再抽搐。②预防子痫由前期发展为重度子痫。③子痫前期患者临产前预防抽搐。配合医生向患者及家属讲解药物作用及可能出现的不良反应。

护理人员应准备好物品及药品。做好抢救子痫、硫酸镁中毒以及阴道助产手术及新生儿急救等所需物品及药品，如吸痰器、开口器、压舌板、床挡、产包、氧气等抢救用品以及急救车。在患者床旁和急救车内，应备硫酸镁及拮抗硫酸镁中毒反应的葡萄糖酸钙注射液。一旦发生中毒反应，立即静脉注射10%葡萄糖酸钙 10mL。1.0g 葡萄糖酸钙静脉推注可逆转轻至中度的呼吸抑制。用药前及用药期间应检查患者膝腱反射、呼吸、心率、心律，必要时对患者进行心电监护，及时发现房室传导阻滞。测量体重及 24 小时尿量，严格记录每天液体出入量，及时将结果报告医师。若发现膝腱反射减弱或消失、全身肌张力减退、复视、呼吸困难、言语不清及呼吸低于 16 次 / 分、尿量少于 25mL/h 或 600mL/24h 等，应考虑出现中毒反应。重者可出现呼吸肌麻痹，患者呼吸、心跳停止。

使用硫酸镁治疗时多采用静脉给药，首次剂量 25% 硫酸镁 20mL 加于 10% 葡萄糖注射液 20mL 中，5 ~ 10 分钟内缓慢静脉推注完。再用 25% 硫酸镁 60mL 加入 5% 葡萄糖注射液 500mL 中静脉滴注，控制滴速为 1.0 ~ 2.0g/h。根据血压情况，也可采用臀部深肌内注射。硫酸镁对局部组织刺激性强，应告知患者注射部位常出现疼痛，注射后局部可采取热敷或轻揉等方法缓解疼痛。也可在硫酸镁溶液中加少许利多卡因，缓解局部刺激，同时加强病房巡视、避免药液外漏。用药过程中监测血清镁离子浓度。正常孕妇镁离子浓度为 0.75 ~ 1.0mmol/L，治疗有效浓度为 1.0 ~ 3.5mmol/L，若血清镁离子浓度超过 1.0mmol/L 即可发生镁中毒。

（4）镇静、降压、利尿及扩容药物治疗的配合。掌握用药原则，遵医嘱用药。①地西泮是常用镇静药物。苯巴比妥钠可引起胎儿呼吸抑制，分娩前 6 小时慎用。②降压药物的应用是为延长孕周或改善围生期结局。理想降压为收缩压降到 140 ~ 155mmHg，舒张压降至 90 ~ 105mmHg。③利尿药物仅用于全身水肿、急性心力衰竭、肺水肿等患者。④临床一般不主张应用扩容药物，严重低蛋白血症、贫血患者可适当应用。

（5）加强预测。

4. 妊娠 20 周后血压升高伴抽搐、昏迷

（1）子痫患者急救护理。①遵医嘱给药。协助医师控制抽搐。以硫酸镁快

速静滴，然后以维持量缓慢点滴，通过全身解痉而达到降压及控制抽搐的目的。②控制抽搐。患者抽搐时伴有意识障碍、呕吐、呼吸困难等现象，应立即使患者头偏向一侧平卧，取出义齿，用纱布将舌缠绕后再用舌钳将舌拉出以防舌后坠。必要时吸痰，随时清理呼吸道分泌物，以保持呼吸道通畅，防止窒息或吸入性肺炎，并给予氧气吸入。遵医嘱给予镇静药，如地西泮、冬眠合剂等，同时用开口器或纱布包裹压舌板置于患者上下臼齿间，防止抽搐时咬伤舌唇。此外，还要加床挡，以免患者跌下床受伤。③观察病情。随时观察患者血压变化，应维持舒张压在 90 ~ 100mmHg 为宜。避免因胎盘与母体的血流减少而危及胎儿。在患者扩容治疗期间密切观察呼吸、脉搏、血压和尿量变化。防止患者发生肺水肿和心力衰竭。对于全身水肿、肺水肿、脑水肿或有心衰的患者迅速遵医嘱利尿，并给予专科护理。④密切观察产兆，适时终止妊娠。在子痫控制后 6 ~ 12 小时应考虑终止妊娠。终止妊娠的方法可根据病情的轻重缓急而定。⑤子痫前期及子痫患者对缩宫素非常敏感，经阴道分娩时护士必须密切观察血压、心率及胎心率变化，同时将产程严格控制在 12 小时内。行剖宫产术终止妊娠时，产妇应取左侧卧位，宜采用连续硬膜外麻醉，以保证胎盘灌流量和良好的镇痛效果。产后 24 小时内仍要密切观察以预防产后子痫的发生。

（2）子痫患者一般护理。①心理护理。对患者热情亲切、关心体贴，消除其紧张、焦虑情绪。一切必要检查及治疗、护理操作尽量轻柔和集中，避免干扰，保持绝对安静。②有专人监护，持续进行心电监护并记录患者的血压、脉搏、呼吸和体温。③观察并记录患者抽搐发作次数、持续时间、间隔时间及昏迷持续时间。体温过高时给予物理或药物降温，以防止患者因体温过高而加重抽搐。④护士应做好患者的基础护理。患者安置在单人暗室，保持病室清洁安静、空气流通，避免声光对患者造成不良刺激。合理安排治疗、护理时间。⑤密切注意患者意识变化。⑥待患者清醒后注意询问有无头晕、头痛、视物模糊等现象，以了解降压效果。

⑦留置导尿管，准确记录患者的出入量，密切观察尿量、颜色和性状。定期做血生化和尿蛋白测定等检查，以便了解患者的肾功能及水，电解质酸碱平衡情况。禁食期间要保持出入量平衡。⑧患者发生痉挛时护理人员宜加床挡，头偏向一侧，以防发生误吸或吸入性肺炎。痉挛发作后仍要监测胎儿状况和母亲血压。

（二）妊娠剧吐护理

妊娠剧吐的孕妇呕吐频繁，无法饮食，体重明显下降，严重时可引起水电解质紊乱和酸中毒。护理措施如下：

（1）做好心理护理，使患者对妊娠有正确的认识。关心体贴孕妇，及时清除呕吐物，保持环境整洁舒适。

（2）按医嘱每天或隔天留尿查酮体至阴性为止。

（3）注意呕吐物性质，必要时记录出入量，并按医嘱抽血监测电解质。密切观察病情，谨防发生脱水、酸中毒等。

（4）按医嘱输液以纠正脱水、酸中毒、低钾血症等。

（5）注意口腔卫生，嘱孕妇尽可能摄入喜吃的食物，一般可进易消化、清淡饮食，少量多餐，但重症时须禁食。

（6）中药宜浓煎口服。

（三）妊娠合并糖尿病的护理

妊娠合并糖尿病时，妊娠高血压综合征、羊水过多、巨大儿等发病率均可增高，常使病情复杂化，围产儿死亡率也较高。

（1）准确记录 24 小时尿量。测餐前 1 小时及 24 小时尿糖。

（2）观察有无烦躁不安、出汗及突然昏迷等低血糖症状，必要时可给予甜食或糖开水。

（3）观察有无极度口渴、软弱无力、口中烂苹果味等酮症酸中毒及电解质紊乱症状。视病情轻重予以护理、抢救。

（4）按医嘱进行血压、体重、肾功能、胎儿胎盘功能的监护。

（5）糖尿病饮食。需控制食量，食物中应忌含糖，给予富含维生素、纤维素以及钙、铁等矿物质的食品。

（6）指导患者注意个人卫生。勤擦身、勤换衣裤，预防皮肤感染。

（7）遵医嘱准备应用胰岛素（按糖尿病护理常规）。孕期不用口服降糖药，在临产或手术时改皮下注射为静脉滴注。分娩后恢复皮下注射。

（8）临产时认真估计胎儿大小，预防肩难产发生。缩短第二产程，减少产妇过度劳累。

（9）加强子宫收缩和阴道出血情况观察，胎儿前肩娩出后即注射缩宫素预防产后出血。

（10）加强新生儿观察和护理，预防呼吸窘迫综合征及低血糖的发生。新生儿娩出 30 分钟开始定期喂服糖水。

（11）产后每天会阴清洁 2 次，换清洁衣裤。患者可有自主神经功能障碍，易发生直立性低血压，首次起床及产后 24 小时内上厕所应有人陪伴。

（12）指导患者出院后在内科门诊随访。

五、产后护理

（一）正常分娩后护理

1. 一般护理及健康指导

（1）休养环境安静舒适，冷暖适宜，空气清新。夏季注意通风降温，防止中暑。

（2）与助产士沟通，以了解分娩过程，以便及时重点地观察产后情况。

（3）注意阴道流血，产后 24 小时内严密观察。产后按压宫底，观察子宫收缩、阴道流血情况并观察生命体征。于 30 分钟、1 小时、2 小时、3 小时各观察 1 次，并详细记录到护理记录中，每天观察恶露情况，如发现异常及时通知主管医生。

（4）指导产妇及时补充水分，产后 2 ～ 4 小时鼓励产妇自行下床排尿。产后 6 小时仍不排尿者通知医生，采取相应措施帮助其排尿。

（5）产后卧床休息。24 小时后鼓励产妇下床活动及做产后保健操。早期下床活动，坚持做产后保健操，1 个月后即可进行室外锻炼。

（6）饮食。应有足够蛋白质和维生素、矿物质，并具高热量、易消化。少食多餐，忌食生冷刺激性食物。多食水果、蔬菜，防止便秘。若 3 天无大便按医嘱应用缓泻剂。

（7）协助产妇日常护理。如梳头、刷牙、淋浴或床上擦浴，保持口腔及皮肤卫生。饭前便后洗手。产后 6 周内禁止性生活，有并发症者应再推迟。防止重体力劳动及下蹲时间过长，以免子宫脱垂。

（8）指导产妇尽早母乳喂养。宣传婴儿喂养、卫生、预防接种等知识。

（9）观察体温变化。如体温超过 38℃，通知医生及时处理。产后 42 天做产后检查。

2. 会阴护理

（1）保持外阴清洁，每天用温开水清洁外阴 1 ～ 2 次，产后 2 周内禁止盆浴。协助和指导产妇更换消毒纸垫。

（2）正常产妇 24 小时内、会阴伤口拆线前、剖宫产术后 5 天内，每天用 1 ： 1000 新洁尔灭棉球擦洗外阴 2 次，用 95% 酒精纱布外敷侧切伤口。

（3）擦洗会阴时观察伤口愈合情况，发现红、肿、硬结者通知医生及时处理，可用 50% 硫酸镁湿热敷或用红外线照射等理疗。

（4）有侧切伤口者指导健侧卧位，以保持伤口清洁干燥。

3. 乳房护理

（1）初次哺乳前应清洗乳头，先涂植物油使垢痂变软，然后用温水洗净擦干。

（2）哺乳前母亲应洗手，并用清洁小毛巾擦净乳头。

（3）产后30～60分钟内开始哺乳，难产者可酌情推迟，两侧乳房交替吸吮。

（4）哺乳时母亲及婴儿均应取舒适卧位。

（5）乳头凹陷或平坦者，护理人员应耐心帮助矫正。哺乳时先吸吮平坦或凹陷侧乳头。若吸吮未成功，可用抽吸法使乳头突出再吸吮。

（6）协助和指导乳房胀痛产妇做好乳房按摩，疏通乳腺管。

（7）乳头有皲裂者，先用损伤轻的一侧哺乳，以减轻对另一侧乳房的吸吮力。引导婴儿取正确吸吮姿势。哺乳结束后挤出少许乳汁涂在乳头和乳晕上，或局部涂10%鱼肝油铋剂、60%蓖麻油铋剂、10%复方安息香酊等，促使伤口愈合。

（二）产后疾病的护理

1. 产褥感染

应注意孕期卫生，保持外阴清洁，妊娠晚期避免盆浴及性交，加强营养，增强体质。产时严格无菌操作，减少不必要的阴道检查和手术操作。避免胎膜早破、滞产、产道损伤与产后出血。产后严密观察，对可能发生产褥感染者，可预防性应用抗生素。

2. 产后出血

（1）子宫收缩乏力者立即腹部按摩子宫，按摩必须待子宫收缩好转、出血控制以后才能停止。及时建立静脉通路，静脉滴注或推注缩宫素（催产素）。

（2）若宫缩良好仍有出血，应检查软产道是否损伤，及时寻找出血原因，对症处理。

（3）准备输液、配血、输血及急救物品，正确测量出血量。

（4）产妇平卧、吸氧，注意保暖。保持环境安静。

（5）严密观察心率、呼吸、血压及阴道出血等，及时补充血容量。

（6）有脉搏细弱、血压下降、呼吸急促、面色苍白等立即报告医生，据医嘱及时给药。

（7）消除紧张、恐惧心理。适当解释病情及各种护理措施和目的，增加安全感，以取得配合，利于患者康复。

（8）止血后应在产房观察 2 小时，随时注意观察宫缩、阴道流血及全身一般情况。送母婴同室，床边交接班，继续观察 24 小时出血量。

（9）产后增加营养，酌情纠正贫血及给抗感染药物。

3. 急性乳腺炎

（1）主要护理问题。患者因乳房急性炎症、乳汁淤积、脓肿破溃或切开引流，以及担心婴儿喂养、乳房外形改变等，护理过程中面临的主要问题有疼痛、皮肤完整性受损、体液失衡、体温改变等。

（2）护理要点。①疼痛护理。患乳暂停哺乳，定时用吸乳器吸净或挤净乳汁，防乳汁淤积。用宽松胸罩托起乳房，以减轻疼痛和减轻肿胀。做局部热敷、药物外敷或理疗以促局部血液循环和炎症消散。局部皮肤水肿明显者可用 25% 硫酸镁溶液湿热敷。②观察病情。定时测量体温、脉搏、呼吸，监测血白细胞计数及分类变化，必要时做血培养及药敏试验。观察乳房局部变化，如是否有压痛性肿块、腋窝淋巴结肿大和触痛、扪诊乳房肿块波动等，皮肤有无水肿以及患乳红、肿、热等变化。③发热护理。遵医嘱早期应用抗生素。高热者给予物理降温，必要时遵医嘱应用解热镇痛药物。④脓肿切开引流的护理。观察引流液性状、多少及是否通畅，引流条是否放在脓腔最低位置，红、肿、热、痛等乳房炎症消散情况。

（3）健康指导和教育。①保持乳头和乳晕清洁。孕期常用肥皂及温水清洗乳头，妊娠后期每天清洗 1 次。产后每次哺乳前后均需清洗乳头，保持局部清洁。②纠正乳头内陷。对乳头内陷者于妊娠期经常挤捏、提拉乳头。③养成良好的哺乳习惯。定时哺乳，每次哺乳时应将乳汁吸净。如有乳汁淤积，应及时用吸乳器或手法按摩排空乳汁，养成婴儿不含乳头睡眠的习惯。④保持婴儿口腔卫生，及时治疗婴儿口腔炎。⑤及时处理乳头破损。乳头、乳晕破损或皲裂时暂停哺乳，用吸乳器取出乳汁哺乳婴儿。局部温水清洗后涂以抗生素软膏，待愈合后再行哺乳。症状严重时应及时就诊。

4. 产后缺乳

（1）孕期做好乳头护理。若乳头凹陷，嘱孕妇经常将乳头向外牵拉。勤用温湿热毛巾擦洗乳头，防止乳头皲裂给哺乳带来困难。

（2）纠正孕期贫血，预防产后大出血。

（3）提倡早吸吮，掌握正确的哺乳方法，积极刺激乳头，夜里最好多吸吮，因夜间催乳素分泌是白天的10倍。

（4）加强营养。食物要清淡而富含蛋白质及新鲜蔬菜，忌食辛辣刺激性食物和饮料，补充充足汤水。

（5）保证产妇充足睡眠，加强产妇在分娩前后的心理护理，保持心情舒畅、气血调和。避免紧张、焦虑甚至悲伤情绪。

5. 产褥期抑郁症

（1）加强围生期保健，利用孕妇学校、社区护理保健人员等多种渠道普及有关妊娠和分娩常识，减轻孕妇的紧张、恐惧心情，完善自我保健。

（2）有精神疾患家族史者应定期密切观察，避免一切不良刺激，给予更多关爱、指导。

（3）分娩过程中医护人员要充满爱心和耐心，尤其对产程长、精神压力大的产妇，更需耐心解释分娩过程。

（4）对有不良分娩史、死胎、畸形胎儿的产妇，应向其说明产生的原因。用友善、亲切及温和的语言，给予产妇更多关心，鼓励患者增加自信心。

六、子宫脱垂的护理

（一）护理评估、诊断和目标

1. 病史

医护人员应询问患者孕、产次数，有无产程延长、阴道助产及盆底组织撕裂史。了解其工作性质、工作强度，是否存在慢性咳嗽、便秘等腹压增加的因素；子宫脱垂发生的时间及治疗经过；是否影响步行，有无分泌物、出血等情况，有无尿频、尿潴留、尿失禁等。

2. 身心状况

子宫脱垂患者均有下坠感和腰骶部酸痛症状。Ⅱ度以上患者阴道有肿物脱出，严重者有脱出物溃疡和出血，还会有大小便异常症状，严重影响其身心健康。决定接受手术治疗的患者希望尽快手术早日解除痛苦，术前患者一般比较关心手术方式和效果。年轻的重度子宫脱垂患者担心术后性生活的质量及术后复发情况；老龄患者比较关注术后的生活质量，担心承受不了手术过程等。

3. 护理诊断

（1）组织完整性受损。与脱出组织局部出现溃疡有关。

（2）排尿异常。与膀胱、尿道膨出有关。

（3）知识缺乏。缺乏有关手术的知识。

4. 预期目标

（1）患者能正确、有效地放置并取出子宫托。

（2）患者能陈述术前注意事项，积极参与手术前准备工作。

（3）患者术后能运用有效措施应对不适。

（4）患者能恢复或改善排尿状态。

（二）护理措施

1. 非手术患者护理

提供指导以改善一般情况。全面评估患者一般状况，向其讲明子宫脱垂的诱因，说明积极治疗便秘、慢性咳嗽等引起腹压增加疾病的重要性。除避免长期超负荷重体力劳动外，注意加强营养、增强体质。指导患者坚持缩肛活动，每天 2 ~ 3 次，每次 5 ~ 10 分钟以增强盆底肌肉的紧张度，具有治疗和巩固疗效的作用。

2. 指导患者正确使用子宫托

使患者了解使用子宫托是一种简单、安全、易行的治疗方法，放置子宫托后既可参加日常活动，又有助于支持盆底组织而达到治疗目的。在医生指导下，选择适合患者的型号，以放置后在增加腹压的情况下不脱出又无不适感为宜。

（1）教患者自己放托和取托。日间自行上托，将子宫复位，夜间取出，清洗备用。经期及孕期停用；生殖道患急慢性炎症者，待治疗痊愈后再应用。

（2）上托后第1、3、6个月各复查1次，按情况更换子宫托型号，以避免安放、取托困难或发生嵌顿。否则可引起溃疡，甚至局部组织缺血、坏死。

3. 手术患者护理

（1）术前护理。按阴道手术患者护理内容进行术前准备，同时做好心理护理，讲解术后可能出现的护理问题及应对措施，举例说明手术的成功与患者配合的重要性。术前 5 天进行 1 ∶ 5000 高锰酸钾液坐浴，教会患者坐浴液的配制。术前 3 天无渣饮食，用 0.2‰的碘伏冲洗阴道，冲洗前应用纱布将宫体轻推回阴道，并于手术前行清洁灌肠。积极治疗局部溃疡，并按医嘱服用抗生素。

（2）术后护理。术后平卧位 5 天，禁止半卧位；保留尿管 5 天，每天会阴擦洗两次，拔尿管前应测残余尿，并训练膀胱，促进恢复正常排尿功能。术后 6 小时取出阴道内的纱布，并观察阴道伤口出血情况；术后当天禁食，第 2 天起进无渣半流食 5 天，并按医嘱给予患者鸦片酊 0.5mL，每天 3 次，第 5 天后给石蜡油 30mL 软化大便，便后应给予 95% 酒精擦洗肛门。

4. 出院指导

术后 1 周可下地活动。术后休息 3 个月，此后轻工作 2 个月，半年内勿重体力劳动。术后 2 个月门诊复查，3 个月经医生允许后方可恢复性生活。积极纠正便秘、慢性咳嗽，避免久立等致腹压增加的情况。

第二节 儿科护理

一、新生儿疾病护理

（一）新生儿黄疸的护理

1. 一般护理

（1）按新生儿护理常规进行护理。

（2）尽早喂养，及时建立肠道菌群，以减轻黄疸。

（3）遵医嘱正确地应用蓝光疗法。注意保护眼及会阴部，观察其不良反应，如发热、皮疹、腹泻、呕吐等。完成光疗后可自愈。

2. 病情观察及护理

（1）评估黄疸的程度、范围及进展情况。

（2）观察患儿哭声、吸吮力和肌张力等临床表现，注意有无胆红素脑病。

（3）观察大小便次数、量、颜色及性质，如出生后不久大便呈灰白色，则提示有先天性胆道闭锁；如黄疸持续不退，大便色浅，有时呈灰白色，则提示有新生儿肝炎综合征；如存在胎粪延迟排出，应予灌肠处理，促进大便及胆红素排出。

（4）注意皮肤有无破损及感染灶，脐部有无分泌物，如有异常及时协助处理。

3.健康教育及护理

（1）对新生儿溶血症应做好产前咨询及预防性服药。

（2）胆红素脑病者注意有无后遗症出现，给予康复治疗和护理。

（3）红细胞 G6PD 缺陷者忌食蚕豆及其制品，保管患儿衣物时勿放樟脑丸以免诱发溶血。

（二）新生儿肺炎的护理

1.一般护理

（1）按新生儿护理常规进行护理。

（2）保持室内空气新鲜，温度、湿度适宜。

（3）平时取侧卧位，注意保暖。

（4）喂养应以少量多次为主，一次不宜喂得过饱，以防呕吐后误吸，病情严重者可给予鼻饲喂养或静脉补液。

（5）保持呼吸道通畅，勤翻身、拍背、吸痰、雾化吸入等，必要时吸入氧气。

（6）严格控制输液速度和量，滴速不宜过快，以 4 ~ 6 滴 / 分为宜，以免发生肺水肿。

2.病情观察及护理

密切观察体温、呼吸、心率的变化。如有面色苍白、口吐白沫、口唇青紫、呻吟等临床表现，以及拒乳或吃奶差等情况，说明患儿病情加重，应及时协助医师处理。

（三）新生儿窒息的护理

1.复苏护理

（1）按新生儿护理常规进行护理。

（2）进行急救复苏。

（3）保持呼吸道通畅，迅速清除口、鼻、咽部分泌物。

（4）予以吸氧，据血氧饱和度调节氧流量，必要时应用呼吸机并做好相应监护。

（5）建立静脉通道，准确、及时执行医嘱。

（6）注意保暖，将患儿置于远红外保暖床上抢救。病情稳定后置暖箱中保暖。

2. 复苏后护理

（1）严密观察并记录体温、呼吸、心率、面色、神志、反射、吸吮力、肌张力及有无抽搐发生。发现异常，及时汇报医生进行处理。

（2）使用心电监护仪时，保持监护仪功能状态良好。

（3）合理用氧及观察用药反应。

（4）注意能量的供给，必要时予以静脉营养支持。

二、小儿呼吸道感染的护理

（一）高热护理

1. 常规护理

按儿科一般护理常规护理。

2. 卧床休息

注意随时测量体温，注意观察体温变化。

3. 饮食护理

给予高维生素、清淡易消化的流质或半流质饮食，保证充足水分摄入。饮食后注意清洁口腔，多饮水。

4. 降温措施

体温升至39℃以上者，予以物理降温或遵医嘱药物降温。降温后隔30 ~ 60分钟测量体温，并记录。物理降温方法：①头置冰袋或毛巾冷敷。②松解衣被。③降低环境温度。④洗温水浴（水温34℃）。⑤30% ~ 50%酒精擦浴。

5. 加强基础护理

（1）勤换内衣，保持皮肤清洁，及时更换汗湿的衣服。

（2）根据病情每天测体温4 ~ 6次，并观察热型，协助诊断。

（3）做好口腔、皮肤清洁，防止感染。

（4）观察病情，凡有哭吵、烦躁不安、拒食、惊厥等异常表现时，及时与医师联系。

（二）扁桃体炎护理

急性扁桃体炎是局部炎症，病菌侵入周围器官可导致中耳炎、颈淋巴结炎等，但本病不仅会引起局部并发症，当细菌等病原体进到血循环之后，可致严重全身性并发症，如心肌炎、关节炎、肾炎等及各种风湿热。故对本病应加以重视，观察患者的病情，给予专业的护理，与医生密切配合，及时发现并按医嘱处理问题，使疾病早日痊愈。

（1）按儿科一般护理常规护理。

（2）患儿应注意卧床休息，平时多饮水，这有助于体内毒素的排出。

（3）在使用抗生素进行治疗时，应配合医生仔细观察患者体温和脉搏情况。如仍有持续的高热，应在医师的指导下更换抗菌药品或者提高药物用量。

（4）常含漱淡盐水，一天可多次，以保持口腔的清洁。

（5）小儿的体温过高需用物理降温，可用酒精擦拭腋下、头颈、四肢等部位，或用冰袋置于头颈部，以促散热而防止患儿出现惊厥。

（6）为防疾病反复地发作，患儿应注意体育锻炼，增加抗病力，提高身体素质。

（7）应保持大便的通畅，出现便秘时应注意处理或使用缓泻剂。

（三）急性感染性喉炎护理

本病为喉部黏膜急性弥漫性炎症，临床上表现为喉鸣、声嘶、犬吠样咳嗽、吸气性呼吸困难等，需加强护理。

1.护理诊断

（1）喉头水肿致呼吸低效。

（2）喉头水肿引起喉梗阻可致窒息。

（3）呼吸困难引起焦虑。

2. 护理措施

（1）减少活动，多休息，不哭闹。

（2）室内湿度保持在约60%，空气清洁。维持呼吸道畅通以改善呼吸。改善痉挛，湿润气道、稀释气道分泌物，缓解呼吸困难。

（3）持续低流量吸氧，酌情超声雾化吸入。床头抬高使体位舒服。

（4）细心喂养，勿使患儿发生进食呛咳。

（5）注意病情的变化，据患儿喉鸣、青紫、三凹征及躁动表现判断缺氧情况。对喉梗阻及时抢救，做好气管切开预备，避免吸气性呼吸困难导致窒息。

（四）支气管肺炎护理

1. 护理要点

采取综合护理及康复措施，积极控制感染，改善肺通气，防止并发症发生。

2. 护理措施

（1）按儿科一般护理常规护理。

（2）饮食宜富含维生素和蛋白质，少量多餐。

（3）保持室内空气流通，室温维持在约20℃，湿度以60%为宜。

（4）保持呼吸道通畅。及时清除上呼吸道分泌物，定时更换体位，以利痰液排出，还可使用祛痰剂、支气管解痉剂，吸痰、保证足够液体入量等。

（5）不同病原体肺炎患儿宜分室居住，以免交叉感染。

（6）氧疗。一般用鼻前庭导管，氧流量为0.5 ~ 1.0L/min，氧浓度不超过40%。氧宜湿化，以免损伤气道纤毛上皮细胞及使痰液黏稠。缺氧明显者宜用面罩给氧，氧流量为2 ~ 4L/min，氧浓度为50% ~ 60%。

3. 用药护理

（1）按医嘱及护理常规用药，出现药物反应及时报告医生。

（2）抗生素使用原则。①依病原菌选用敏感药物。②早期治疗。③联合用药。④选用可渗入下呼吸道、浓度高的药物。⑤足量、足疗程，重症宜采用静脉途径给药。

三、儿童营养及内分泌疾病的护理

（一）维生素D缺乏的护理和健康管理

1. 护理要点

应做到早期发现、早期治疗。注意控制活动期病情活动及防止骨骼畸形。

2. 护理措施

（1）孕末3个月胎儿对维生素D及钙、磷需要量不断增加，此时孕妇应多晒太阳，饮食中应含有丰富的维生素D、钙、磷和蛋白质等营养物质。对冬春季妊娠或体弱多病者可于妊娠7 ~ 9个月给予维生素D10万 ~ 20万IU，一次或多次口服或肌注，同时使用钙剂。

（2）新生儿期提倡母乳喂养。对早产儿、双胎儿、人工喂养儿或冬季出生小儿可进行药物预防。于出生后1周开始，每天口服维生素D 500 ~ 1000IU，连续服用。不能坚持口服者可给维生素D10万 ~ 20万IU，一次肌内注射（可维持2周）。

（3）婴幼儿期生长发育速度快，较易发生佝偻病，必须坚持采取综合性预防措施。如提倡母乳喂养、及时添加辅食，保证小儿对各种营养素的需要。可食用维生素D强化奶。多晒太阳是预防佝偻病简便有效的措施。平均每天户外活动应在1小时以上。

对体弱儿在冬春季节时，应用维生素D预防仍是重要方法。一般维生素D每天需要量为400 ~ 800IU，如不能保证生理需要量，可定期补充适量维生素D。北方小儿可给20万 ~ 40万IU，南方小儿可给10万 ~ 20万IU，于冬季一次口服或肌内注射。一般可不加服钙剂，但对有低钙抽搐者或以淀粉为主食者应适量补钙剂。

3. 用药及注意事项

（1）活动期。注意供给患儿丰富营养，尽量母乳喂养。无母乳者哺以维生素 D 强化牛奶或奶粉，及时添加含维生素 D 丰富的辅食。坚持晒太阳。勿使患儿久坐、久立及早走，以防止骨骼畸形。必要时给予维生素 D 制剂及钙剂。

一般采取口服法，活动早期给维生素 D 每天 0.5 万 ~ 1 万 IU，连服 1 个月后改预防量。激期给维生素 D 每天 1 万 ~ 2 万 IU，持续 1 个月后改预防量。需大量长期服用维生素 D 制剂时宜用纯维生素 D 制剂，而不宜用鱼肝油，以防维生素 A 中毒。在重症佝偻病或伴有肺炎、腹泻、急性传染病时，多采用肌注维生素 D 突击疗法。在使用维生素 D 治疗的同时，应适当给予维生素 B、C、A 及含钙丰富的食品。治疗后 3 个月不见好转者，应查找原因，切不可过多使用维生素 D，以防中毒。

（2）恢复期。在夏秋季多晒太阳即可。冬季给予维生素 D，剂量为 10 万 ~ 20 万 IU，一次口服或肌内注射，以防来年春季复发，或每天给予预防量口服。

（3）后遗症期。无须药物治疗，应加强体格锻炼，对骨骼畸形可采用主动或被动运动的方法矫正。胸部畸形可做俯卧位抬头展胸运动。下肢畸形可做肌肉按摩（O 形腿按摩外侧肌，X 形腿按摩内侧肌），增加肌张力，以纠正畸形，严重骨骼畸形需外科手术矫治。

4. 健康指导

给孕妇及患儿家人讲述有关预防、护理知识，鼓励孕妇多进行户外活动和晒太阳。产后尽早开展户外活动，并尽量进行母乳喂养，给予预防量维生素 D 和钙剂，及时添加辅食。

（二）小儿糖尿病的护理和健康管理

医护人员必须向患儿及家长详细介绍有关知识，帮助患儿树立信心，保持良好、乐观的心态，家长则要营造积极、健康的家庭生活氛围，使患儿能坚持有规律的生活和治疗，以更有效地控制病情的进展。同时要加强健康管理制度，定期随访复查。

出院后家长和患儿应遵守医生的安排，接受治疗，注意控制好血糖。同时在家做好家庭记录，包括饮食、胰岛素注射次数和剂量、尿糖情况等。

严格控制饮食是糖尿病家庭护理的关键，早、中、晚三餐需营养均衡、定量合理，避免进食高脂肪、高热量食品，但又不乏所需的高纤维、高蛋白等营养食品。保证充分地摄入水分。患儿还应坚持运动，以提高胰岛素的敏感度，消耗热量而控制血糖。

做好患儿排尿的护理，保持私处的卫生，更换尿布也要及时，还应注意个人卫生，防止各种感染。因感染易导致并发症，还易使病情活动。

由于小儿糖尿病的病情不稳定，易于波动，且本病需要终生进行饮食控制和注射胰岛素，给患儿及其家庭带来种种精神烦恼。因此，医护人员、家长和患儿应密切配合。

四、小儿免疫病护理

（一）支气管哮喘护理

1. 一般护理

（1）保持病室空气新鲜、阳光充足，环境安静、舒适，室内避免放置花、鸟、羽毛等易引起过敏的物质。

（2）保证休息，做好心理护理，鼓励锻炼，提高活动耐力。

（3）饮食宜选清淡易消化饮食，鼓励多饮水。避免致哮喘发作的食物，如奶、蛋、鱼、虾等。

（4）哮喘发作时给予半卧位，保持呼吸道通畅。按医嘱用镇静剂、解痉剂以及氧气吸入或氧喷治疗，并观察疗效。

2. 病情观察

严密观察患儿面色、呼吸、脉搏，如有心力衰竭现象应立即与医师联系处理。各种处理后症状不见改善，而出现意识不清、发绀、呼吸浅、呼吸暂停等呼吸衰竭征象时，立即做人工呼吸，并通知医师，做好气管内插管的一切准备工作。

3. 健康教育

教导疾病知识，鼓励锻炼，提高活动耐力。寻找哮喘发作因素，去除各种诱发因素。

（二）原发性血小板减少性紫癜护理

1. 一般护理

（1）按儿科疾病护理常规进行护理。

（2）急性期应卧床休息，血小板低于 20×10^9/L 时常有自发性出血，应绝对卧床休息。

（3）给予高蛋白、高热量、多维生素饮食，禁食坚硬及带刺食物，牙龈出血、消化道出血者应给予温凉流质饮食，出血量多时应禁食。

（4）做好患儿及家属心理护理，消除恐惧。

2. 病情观察

（1）观察生命体征变化。

（2）注意有无出血倾向，如皮肤黏膜、消化道、泌尿道、颅内出血等症状。

（3）监测血小板数量变化。

3. 避免出血

（1）限制剧烈活动，忌玩锐利玩具，以免碰伤、刺伤、摔伤。

（2）减少肌内注射，以免发生深部血肿。

（3）尽量避免哭闹，以免加重出血。

4.健康教育

（1）教会患儿及家属压迫止血方法。

（2）掌握自我防护方法，防止上呼吸道感染。

（3）避免使用阿司匹林等抗凝药，以免加重出血。

（三）风湿热的护理

1.一般护理

（1）按儿科疾病护理常规进行护理。

（2）保持居室阳光充足，注意保暖，避免寒冷和潮湿。

（3）绝对卧床休息。无心肌炎者休息2周，轻者休息4周，重者休息6～12周；伴心力衰竭者待心功能恢复后再卧床休息3～4周。血沉接近正常时方可逐渐下床活动，活动量应根据心率、心音、呼吸、有无疲劳而调整。

（4）高蛋白、多维生素、高热量易消化饮食。伴心力衰竭者适当限制钠盐，少食多餐。

（5）对舞蹈病患儿应采取必要安全保护措施，防止跌伤。

2.病情观察

（1）观察心率、心律及心音变化，警惕烦躁不安、面色苍白、多汗、气急等心衰表现。

（2）伴心房颤动者注意有无偏瘫、失语、腰痛及肢体疼痛，以便早期发现脑、肾、肺及肢体等部位栓塞现象。

（3）密切观察药物不良反应。如长期服用水杨酸制剂及肾上腺皮质激素时应注意有无胃肠道症状、消化道出血及感染倾向等，并应饭后服用以减少反应。

3.健康教育

（1）避免受凉，以防止呼吸道感染。

（2）注意休息，避免过度活动。

（3）坚持长期治疗，定期复查。

五、小儿血液病护理

（一）缺铁性贫血的护理

1. 护理要点

关键是去除病因和铁剂治疗，严重贫血者可少量多次输注浓缩红细胞或压积红细胞，以尽快改善贫血症状。

2. 护理措施

（1）重症患者应加强护理，避免感染，注意休息，保护心脏功能。

（2）对饮食不当者应合理安排饮食，纠正不良的饮食习惯和食物组成。

（3）做好喂养指导，提倡母乳喂养，及时添加含铁丰富且高吸收率食品，如肝、瘦肉及鱼，注意合理搭配膳食。婴儿如以牛乳喂养，需经加热处理，以减少因过敏引起肠道失血。

（4）婴幼儿食品，如牛奶制品、谷类制品等可加入适量铁剂进行强化。

（5）对早产儿、低体重儿宜自2个月左右即给予铁剂预防。

3. 用药及注意事项

（1）口服铁剂。二价铁盐服用后易吸收，常用的制剂有硫酸亚铁（含铁20%）、富马酸亚铁（含铁30%）、葡萄糖酸亚铁（含铁11%）等。口服剂量以元素铁计算，一般为每次1 ~ 2mg/kg，每天2 ~ 3次。最好于两餐之间服药，既减少对胃黏膜的刺激，又利于吸收。同时口服维生素C能促进铁的吸收。

铁剂应继续服用至血红蛋白达正常水平后2个月左右再停药，以补足铁贮存量。如口服3周仍无效，应考虑是否有诊断错误或其他影响疗效的原因。

（2）注射铁剂。应少用，因较易出现不良反应，常在不能口服铁的情况下使用。常用注射用铁剂有右旋糖酐铁、山梨醇枸橼酸铁复合物（均含铁50mg/mL，可肌内注射，前者还可静脉注射）、含糖氧化铁、葡聚糖铁等。如能肌注，则尽量不用静脉注射。治疗约 2 周后血红蛋白相应增加，临床症状亦随之好转。

（3）输血治疗。一般病例无须输血。重症并发心功能不全或明显感染者可输浓缩红细胞，以尽快改善贫血状态。贫血愈重每次输血量应愈小，速度应愈慢，以免加重心功能不全。

4. 健康指导

做好卫生宣教工作，使家长认识到本病对小儿的危害性及做好预防工作的重要性。强调贫血纠正后，仍要坚持合理安排小儿膳食，培养良好饮食习惯。这是防止复发及保证正常生长发育的关键。因缺铁性贫血致智力减低、成绩下降者，应加强教育与训练，减轻自卑心理。

（二）急性白血病护理

1. 一般护理

（1）按儿科疾病一般护理常规进行护理。

（2）据病情适当休息，有高热、严重贫血、出血症状及在化疗过程中应绝对卧床休息。

（3）给予高蛋白、高热量、多维生素、易消化饮食，鼓励患儿进食，化疗期间多饮水。

（4）中枢神经系统白血病，鞘内注射后，需去枕平卧 8 小时。

2. 病情观察

（1）观察体温变化。

（2）注意口腔、咽喉、肛周皮肤有无异常。

（3）观察皮肤黏膜、消化道、泌尿道及颅内有无出血倾向。

（4）注意有无白血病细胞浸润脑膜的表现。

（5）高热时按高热护理常规，忌用酒精擦浴。

3. 防止出血

（1）保持口腔清洁，忌食坚硬食物，防止牙龈出血。牙龈出血时可用吸收性明胶海绵贴敷或肾上腺素棉球压迫止血。

（2）勿用手挖鼻。鼻出血时可用 1% 麻黄素或 0.1% 肾上腺素棉球填塞。

（3）有颅内出血征兆时应制动、头部罩冰枕、吸氧。

（4）消化道出血时，按消化道出血护理常规处理。

4. 预防感染

（1）保持病室环境整洁，每天空气消毒，限制探视。

（2）严格无菌技术操作，保持口腔、皮肤、肛周清洁。

（3）患儿白细胞低于 3.0×10^9/L，应行保护性隔离。

5. 药物护理

（1）观察化疗药的疗效及不良反应。

（2）化疗时应注意保护血管，防止药液外渗。如有外渗，立即用硫酸镁湿敷或用生理盐水加利多卡因及地塞米松局部封闭，外涂烫伤药。

6. 健康教育

（1）少去公共场所，防止上呼吸道感染。

（2）适当进行体育锻炼，增强抗病能力。

（3）定期复查。

六、儿科急重症护理

（一）惊厥

1. 护理要点

防止窒息及外伤，有效降温，密切观察病情变化。

2. 护理措施

（1）保持安静，避免一切不必要的刺激。

（2）保持呼吸道畅通，及时吸去咽喉部分泌物。头侧向一旁，以免将呕吐物、分泌物等吸入引起窒息或致吸入性肺炎。

（3）严重者给氧，以减少缺氧性脑损伤。

（4）高热者宜物理降温（25% ~ 50% 酒精擦浴，冷盐水灌肠，颈旁、腋下、腹股沟等大血管处置冰敷），也可用安乃近 10mg/kg 滴鼻、肌注或口服，退热作用较其他解热镇痛药强。

3.用药

按医嘱用药，一般用于抗惊厥或对症治疗、预防复发等。

4.健康指导

高热惊厥患儿在日后发热时容易惊厥，应指导并教家属进行物理降温和及时使用安乃近滴鼻，帮助家长掌握止痉的紧急措施及物理降温方法。

（二）充血性心力衰竭

1.护理要点

除对病因或原发病进行积极的治疗外，还要改善心功能、除去过量潴留的钠和水，降低氧耗和纠正代谢紊乱。

2.护理措施

（1）休息。卧床休息可减轻心脏负担，可取平卧或半卧位。应尽量避免患儿烦躁、哭闹，必要时可遵医嘱适当应用苯巴比妥等镇静剂或吗啡（一般 0.05mg/kg）皮下或肌内注射，常能取得满意效果，但需警惕呼吸抑制。

（2）饮食。给予易消化和富营养食物，每次进食量应少些。婴儿喂奶宜少量多次；年长儿钠盐摄入量每天应控制在 0.5 ~ 1.0g 以下，这对水肿和呼吸困难者尤为重要。

（3）限制入液量。重症及进液量不足婴儿可给予静脉补液，每天总量宜控制在 75mL/kg 且以 10% 葡萄糖液为主。电解质则根据生理需要及血液中电解质浓度而定，于 24 小时内均匀补充。心衰常伴有酸中毒，应给予碱性药物纠正，一般应用常规计算量的一半即可。

（4）吸氧。对气急和发绀的患儿应及时给予吸氧，改善气体交换。急性肺水肿如吐粉红色泡沫痰时，可将氧气湿化瓶中放入 30% 酒精，间歇吸入，每次 10 ~ 20 分钟，间隔 15 ~ 30 分钟，重复 1 ~ 2 次。因乙醇吸入后可使泡沫表面张力减低而致泡沫破裂，增加气体与肺泡壁接触，改善气体交换。

3. 用药

按医嘱用药。常用洋地黄类药物，还有利尿剂、多巴胺、血管扩张剂等。

4. 转院诊治

严重者酌情转专科医院治疗。可根据患儿的病情轻重、对治疗的反应并结合自身的医疗条件选择转院时机。

参考文献

[1] 王天有，申昆玲，等．诸福棠实用儿科学 [M]. 9 版．北京：人民卫生出版社，2022.
[2] 谢幸，孔北华，等．妇产科学 [M]. 9 版．北京：人民卫生出版社，2018.
[3] 安力彬，陆虹，等．妇产科护理学 [M]. 7 版．北京：人民卫生出版社，2022.
[4] 王卫平，孙锟，等．儿科学 [M]. 9 版．北京：人民卫生出版社，2018.
[5] 关铮．微创妇科学 [M]. 2 版．北京：科学出版社，2017.
[6] 王蒙荷，斯琴，等．现代医学基础与操作：妇幼医学 [M]. 北京：华龄出版社，2016.
[7] 郑跃，赵丽杰，等．当代医学与临床：妇幼医学 [M]. 北京：华龄出版社，2015.
[8] 李风芝，李淑丽，等．现代医学基础与临床：护理学 [M]. 北京：华龄出版社，2015.
[9] 莫晓琼，张娜，等．现代医学与临床：护理学 [M]. 北京：华龄出版社，2015.
[10] 张月娥，任佳伟，等．当代医学基础与临床：中医学 [M]. 北京：华龄出版社，2015.
[11] 王松峰，张杨，等．实用医学诊疗：妇幼医学 [M] 北京：华龄出版社，2014.
[12] 李冬华，王伟烈，等．现代临床疾病诊疗：妇幼医学 [M] 北京：知识产权出版社，2014.
[13] 陈玉铭，鲁海龙，等．现代临床医学诊疗：中医学 [M]. 北京：中医古籍出版社，2014.
[14] 鲁小华，张建芳，等．临床医学研究：妇幼医学 [M]. 北京：知识产权出版社，2013.
[15] 司丽云，张忠霞，等．实用临床医学：护理学 [M]. 北京：知识产权出版社，2013.
[16] 陈蕾，郑春梅，等．临床医学：肿瘤学 [M]. 北京：中医古籍出版社，2012.